全国中等医药卫生职业教育"十二五"规划教材

应用物理基础

（供药剂、医学检验、护理、助产、
康复技术、农村医学及相关专业用）

主　编　王震宇（甘肃省定西市卫生学校）

副主编　王玉仓（河南省南阳医学高等专科学校）

　　　　宋国英（黑龙江省哈尔滨市卫生学校）

　　　　何　炯（甘肃省两当疗养院）

　　　　杜　宏（甘肃省陇南市卫生学校）

编　委　万东海（河南省郑州市卫生学校）

　　　　王玉仓（河南省南阳医学高等专科学校）

　　　　王守芹（黑龙江省牡丹江市卫生学校）

　　　　王震宇（甘肃省定西市卫生学校）

　　　　朱正平（甘肃省定西师范高等专科学校）

　　　　杜　宏（甘肃省陇南市卫生学校）

　　　　何　炯（甘肃省两当疗养院）

　　　　宋国英（黑龙江省哈尔滨市卫生学校）

中国中医药出版社

·北京·

图书在版编目(CIP)数据

应用物理基础／王震宇编 . —北京：中国中医药出版社，2013. 9
全国中等医药卫生职业教育"十二五"规划教材
ISBN 978-7 – 5132 – 1490 – 2

Ⅰ . 应… Ⅱ . ①王… Ⅲ . 应用物理学 – 中等专业学校 – 教材 Ⅳ . ①O59

中国版本图书馆 CIP 数据核字(2013)第 129127 号

中 国 中 医 药 出 版 社 出 版
北京市朝阳区北三环东路 28 号易亨大厦 16 层
邮政编码 100013
传真 010 64405750
廊坊市祥丰印刷有限公司印刷
各地新华书店经销
＊
开本 787×1092 1/16 印张 17 字数 384 千字
2013 年 9 月第 1 版 2013 年 9 月第 1 次印刷
书 号 ISBN 978 – 7 – 5132 – 1490 – 2
＊
定价 45. 00 元
网址 www. cptcm. com

如有印装质量问题请与本社出版部调换
版权专有 侵权必究
社长热线 010 64405720
购书热线 010 64065415 010 64065413
书店网址 csln. net／qksd／
官方微博 http：∥e. weibo. com／cptcm

前　言

"全国中等医药卫生职业教育'十二五'规划教材"由中国职业技术教育学会教材工作委员会中等医药卫生职业教育教材建设研究会组织,全国120余所高等和中等医药卫生院校及相关医院、医药企业联合编写,中国中医药出版社出版。主要供全国中等医药卫生职业学校护理、助产、药剂、医学检验技术、口腔修复工艺专业使用。

《国家中长期教育改革和发展规划纲要(2010－2020年)》中明确提出,要大力发展职业教育,并将职业教育纳入经济社会发展和产业发展规划,使之成为推动经济发展、促进就业、改善民生、解决"三农"问题的重要途径。中等职业教育旨在满足社会对高素质劳动者和技能型人才的需求,其教材是教学的依据,在人才培养上具有举足轻重的作用。为了更好地适应我国医药卫生体制改革,适应中等医药卫生职业教育的教学发展和需求,体现国家对中等职业教育的最新教学要求,突出中等医药卫生职业教育的特色,中国职业技术教育学会教材工作委员会中等医药卫生职业教育教材建设研究会精心组织并完成了系列教材的建设工作。

本系列教材采用了"政府指导、学会主办、院校联办、出版社协办"的建设机制。2011年,在教育部宏观指导下,成立了中国职业技术教育学会教材工作委员会中等医药卫生职业教育教材建设研究会,将办公室设在中国中医药出版社,于同年即开展了系列规划教材的规划、组织工作。通过广泛调研、全国范围内主编遴选,历时近2年的时间,经过主编会议、全体编委会议、定稿会议,在700多位编者的共同努力下,完成了5个专业61本规划教材的编写工作。

本系列教材具有以下特点:

1. 以学生为中心,强调以就业为导向、以能力为本位、以岗位需求为标准的原则,按照技能型、服务型高素质劳动者的培养目标进行编写,体现"工学结合"的人才培养模式。

2. 教材内容充分体现中等医药卫生职业教育的特色,以教育部新的教学指导意见为纲领,注重针对性、适用性以及实用性,贴近学生、贴近岗位、贴近社会,符合中职教学实际。

3. 强化质量意识、精品意识,从教材内容结构、知识点、规范化、标准化、编写技巧、语言文字等方面加以改革,具备"精品教材"特质。

4. 教材内容与教学大纲一致,教材内容涵盖资格考试全部内容及所有考试要求的知识点,注重满足学生获得"双证书"及相关工作岗位需求,以利于学生就业,突出中等医药卫生职业教育的要求。

5. 创新教材呈现形式,图文并茂,版式设计新颖、活泼,符合中职学生认知规律及特点,以利于增强学习兴趣。

6. 配有相应的教学大纲,指导教与学,相关内容可在中国中医药出版社网站

（www. cptcm. com）上进行下载。本系列教材在编写过程中得到了教育部、中国职业技术教育学会教材工作委员会有关领导以及各院校的大力支持和高度关注，我们衷心希望本系列规划教材能在相关课程的教学中发挥积极的作用，通过教学实践的检验不断改进和完善。敬请各教学单位、教学人员以及广大学生多提宝贵意见，以便再版时予以修正，使教材质量不断提升。

中等医药卫生职业教育教材建设研究会
中国中医药出版社
2013 年 7 月

编写说明

本教材是为全面贯彻落实《国家中长期教育改革和发展规划纲要(2010－2020年)》、《国家中长期人才发展规划纲要(2010－2020年)》文件精神，以及"全国中等职业教育教学改革创新工作会议"精神，为适应我国中等医药卫生职业教育发展的需要，全面推行素质教育，以培养为卫生事业发展服务的技能型高素质劳动者为宗旨，以教育部新的教学指导意见为纲领，根据新时期卫生职业岗位的实际需求而编的。本教材介绍了与医药卫生类专业有关的力、热、声、光、电、原子物理，以及现代科技方面的物理知识，适用于中等医药卫生类学校三年制药剂、医学检验、护理、助产、康复技术、农村医学及相关专业使用，也可作为医药卫生类专业技术人员的参考用书。本教材具有以下特点：

1. 本教材以学生为中心，强调"以就业为导向、以能力为本位、以岗位需求为标准"的原则，以技能型、服务型高素质劳动者为培养目标，体现"学中做，做中学"，理论实践一体化的人才培养模式。

2. 本教材内容紧扣教育部新的教学指导意见，围绕医药卫生类专业知识学习和职业技能培养，注重实用性，贴近学生、贴近岗位、贴近社会，充分体现中等卫生职业教育的特色。

3. 教材理论知识体现了"必须、够用"的原则，既充分考虑了中等卫生职业教育生源的特点和卫生职业岗位的需求，又反映了新知识、新技术、新方法在临床工作及生活中的应用。重点突出，简明扼要。在内容的组织上，依据中职学生的认知特点、心理特征和技能形成规律，力求概念的提出情境化、公式的导出简单化、知识的呈现直观化，贴近实际，通俗易懂，降低学习难度。在编排形式上，图文并茂，版式新颖。

4. 教材每章由知识要点、正文、本章小结、同步训练四个部分组成。正文中插入了"实践与观察"、"阅读与思考"、"知识链接"、"课堂互动"等栏目，有利于激发学生的学习兴趣，开拓学习的视野，了解课程所学知识在医学相关领域及实际中的应用。

本书具体编写分工如下：王震宇编写绪论、第四章；杜宏编写第一章；朱正平编写第二章；宋国英编写第三章；王守芹编写第五章；王玉仓编写第六章；何炯编写第七章；万东海编写第八章。物理实验的编写分工详见各实验。

主编负责统稿，对各章及其实验内容均进行了认真审阅，并作了不同程度的删减、增加和修改。本教材从编写到出版，得到了中国中医药出版社的指导和相关学校领导的大力支持，在此一并表示衷心的感谢。

本教材编写过程中借鉴和参考了有关专家、学者的论著、教材和文献，特将参考文献附于书后，在此向这些作者表示诚挚的谢意。

由于编者水平有限，书中可能存在不妥之处，恳请广大读者提出宝贵意见，以便再版时修订提高。

王震宇

2013年6月

目　录

四、力学单位制 …………… 26

第五节　匀速圆周运动 ………… 27

一、匀速圆周运动的概念 …… 27

二、周期和频率　线速度和角速度
………………………… 28

三、向心力 ………………… 29

四、向心加速度 …………… 30

五、离心现象 ……………… 30

第二章　功和机械能及其应用

第一节　功　功率 ……………… 40

一、功 ……………………… 40

二、功率 …………………… 42

第二节　动能　动能定理 ……… 44

一、功和能 ………………… 44

二、动能 …………………… 44

三、动能定理 ……………… 45

第三节　势能 …………………… 46

一、重力势能 ……………… 47

二、弹性势能 ……………… 48

第四节　机械能转化与守恒定律
………………………… 49

一、机械能及其转化 ……… 49

二、机械能转化与守恒定律 … 49

三、功和能的关系 ………… 51

第三章　振动和波及其应用

第一节　机械振动 ……………… 56

一、简谐振动 ……………… 57

二、描述振动特征的物理量 … 59

三、受迫振动 ……………… 60

四、共振及其医学应用 …… 60

第二节　机械波 ………………… 62

一、机械波的概念 ………… 62

二、横波和纵波 …………… 62

三、波长、频率和波速的关系 …… 64

第三节　声波 …………………… 66

一、声波的概念 …………… 66

绪论

一、物理学的研究对象 ……… 1

二、物理学的研究方法与学习方法
………………………… 2

三、物理学与医学的关系 …… 3

第一章　力与运动及其应用

第一节　几种常见的力及其医学应用
………………………… 5

一、力　几种常见的力 …… 5

二、共点力的合成与分解 …… 12

三、物体的平衡 …………… 14

第二节　运动的描述 ………… 15

一、参考系　质点 ………… 15

二、时间和时刻 …………… 16

三、路程与位移 …………… 17

四、速率和速率 …………… 17

五、标量和矢量 …………… 17

第三节　匀变速直线运动 ……… 18

一、匀变速直线运动的速度 … 18

二、加速度 ………………… 19

三、匀变速直线运动的公式 … 19

四、自由落体运动 ………… 22

第四节　牛顿运动定律 ………… 23

一、牛顿第一定律 ………… 23

二、牛顿第三定律 ………… 24

三、牛顿第二定律 ………… 25

二、描述声波的物理量 ……… 66

三、声波的性质 ……… 68

四、乐音、噪声与健康 ……… 68

五、叩诊与听诊 ……… 70

第四节 超声波及其医学应用 … 71

一、超声波的性质与作用 … 71

二、超声波在医学中的应用 … 73

第四章 液体的表面性质与流动及其应用

第一节 液体的表面性质及其应用

……… 84

一、液体的表面张力 ……… 84

二、弯曲液面的附加压强 ……… 87

三、浸润现象和不浸润现象 ……… 89

四、毛细现象 ……… 90

五、气体栓塞 ……… 91

六、表面活性物质及其在医药领域中的应用 ……… 92

第二节 理想液体的流动及其应用

……… 93

一、理想液体 ……… 93

二、稳定流动 ……… 94

三、液体的连续性原理 ……… 94

四、流动液体的压强与流速的关系

……… 96

第三节 实际液体的流动及其应用

……… 98

一、液体的黏滞性 ……… 98

二、泊肃叶公式 ……… 99

第四节 血液的流动 血压计

……… 101

一、血液循环的物理模型 …… 101

二、血液的黏度 ……… 102

三、血液的压强 ……… 103

四、血压计 ……… 104

第五章 热学基础知识及其应用

第一节 物体的内能 ……… 109

一、分子动理论 ……… 109

二、内能的概念 ……… 111

三、改变内能的方式 ……… 112

第二节 热力学第一定律及其应用

……… 112

一、热力学第一定律 ……… 112

二、能量转化与守恒定律 …… 113

第三节 理想气体的状态方程

……… 114

一、气体的状态参量 ……… 114

二、理想气体状态方程 ……… 115

三、道尔顿分压定律 ……… 116

第四节 大气压 正压 负压

……… 118

一、大气压 虹吸现象 ……… 118

二、正压、负压及其医学应用

……… 119

第五节 空气的湿度 ……… 120

一、饱和汽与饱和汽压 ……… 120

二、温度和湿度对人体的影响

……… 121

三、湿度计 ……… 123

第六章 电场与磁场及其应用

第一节 电场 电场强度 ……… 129

一、点电荷 库仑定律 ……… 129

二、电场 电场强度 ……… 131

三、电场线 匀强电场 ……… 132

第二节 电势能 电势 电势差

……… 134

一、电势能 ……… 134

二、电势 电势差 ……… 135

三、匀强电场中电场强度与电势差的关系 ……… 137

第三节 直流电 ……… 138

一、直流电路 ……… 138

二、电源电动势 闭合电路欧姆定律 ……… 140

三、人体电现象与医学 ……… 142

第四节　磁场　磁感应强度
………………………144

一、磁场　磁感应线 ……… 144

二、磁感应强度 ……… 146

三、匀强磁场 ……… 146

四、磁通量 ……… 147

五、电流的磁场 ……… 148

第五节　磁场对电流的作用 …… 148

一、左手定则 ……… 149

二、安培定律 ……… 149

第六节　电磁感应 ……… 149

一、电磁感应现象 ……… 149

二、右手定则 ……… 150

三、法拉第电磁感应定律 …… 150

第七节　交流电 ……… 152

一、正弦交流电的产生 ……… 152

二、交流电的周期和频率、最
大值和有效值 ……… 153

第八节　电磁现象在医学上的应用
………………………154

一、电疗 ……… 154

二、磁疗 ……… 155

三、安全用电 ……… 156

第七章　光学基础知识及其应用

第一节　光的折射　全反射 ……… 163

一、光的折射 ……… 163

二、全反射 ……… 166

第二节　透镜成像规律 ……… 168

一、透镜 ……… 168

二、透镜的焦度 ……… 169

三、透镜成像的几何作图方法
………………………170

四、透镜成像公式 ……… 171

第三节　眼的成像原理和异常眼
的矫正 ……… 172

一、眼睛的光学结构 ……… 172

二、眼睛的成像原理与调节
作用 ……… 172

三、视角与视力 ……… 173

四、异常眼及其矫正 ……… 174

第四节　几种医用光学仪器 ……… 176

一、放大镜 ……… 176

二、光学显微镜 ……… 177

三、分光光度计 ……… 178

四、纤维内镜 ……… 180

第八章　原子物理基础知识及其应用

第一节　原子结构　玻尔原子理论
………………………186

一、原子核式结构 ……… 186

二、玻尔原子理论 ……… 187

三、原子能级和原子发光原理
………………………187

四、原子光谱 ……… 188

第二节　激光及其应用 ……… 189

一、激光的产生 ……… 189

二、激光的特性 ……… 192

三、激光的生物效应 ……… 192

四、激光在医学上的应用及其防护
………………………193

第三节　X 射线及其应用 ……… 195

一、X 射线的产生 ……… 195

二、X 射线的特性 ……… 196

三、X 射线的强度和硬度 …… 197

四、X 射线在医学上的应用与防护
………………………197

第四节　原子核和放射性及其应用
………………………200

一、原子核的组成 ……… 200

二、原子核的电荷数与质量数
………………………201

三、核素和同位素 ……… 202

四、放射性及三种放射线的性质
………………………202

五、放射性核素在医学上的应用

　　　　…………………… 203

第五节　原子核能及其应用 …… 205

一、核能和质量亏损 ……… 205

二、重核的裂变 …………… 206

三、轻核的聚变 …………… 207

第六节　核磁共振 ………… 208

一、核磁共振的概念 ……… 208

二、核磁共振谱 …………… 208

三、核磁共振成像 ………… 209

物理实验

实验一　误差与有效数字 …… 219

实验二　长度的测量 ……… 222

实验三　听觉的测试 ……… 225

实验四　表面张力系数的测定

　　　　…………………… 227

实验五　液体黏滞系数的测定

　　　　…………………… 230

实验六　血压计的使用 …… 232

实验七　空气湿度的测量 … 234

实验八　多用电表的使用 … 235

实验九　室内电路的检修 … 238

实验十　观察电磁感应现象 …… 240

实验十一　洗胃器、吸痰器和

　　　　　呼吸机 ……… 242

实验十二　心电监护仪和心电除

　　　　　颤器的原理 … 246

实验十三　凸透镜焦距的测定和透镜

　　　　　成像规律的研究 …… 250

实验十四　分光光度计的使用

　　　　　…………………… 252

实验十五　X射线检查与X-CT检查

　　　　　…………………… 253

附录

附录一　国际制基本单位 … 258

附录二　常见物理量的国际单位制

　　　　…………………… 258

附录三　常用物理常数与数据

　　　　…………………… 259

附录四　希腊字母表 ……… 260

附录五　十进制数的倍数和分数的

　　　　词头名称与符号 …… 261

参考文献 …………………… 262

绪 论

没有今日的基础科学，就没有明日的科技应用……可以想象，我们现在的基础科学将怎样地影响 21 世纪的科技文明。

——李政道

一、物理学的研究对象

人类赖以生存和发展的自然界是物质的。世界上形形色色、千差万别的事物和现象都是物质的不同表现形态。尽管物质是多种多样的，但可分为两种基本形态：实物和场。实物是作用于人的感官而引起感觉的客观实在，如大至宇宙天体、日月星辰，小至分子、原子、中子、质子、夸克等微观粒子；场则是一种特殊物质，它看不见摸不着，但可通过客观现象或科学实验间接地感觉到它的存在，例如，地球周围存在着重力场，电荷周围存在着电场，磁体和电流周围存在着磁场等。实物与场这两类物质不可分割地联系在一起，场是实物之间相互作用的传递媒质，如两电荷之间的相互作用是通过两电荷周围电场的相互作用来实现的。

物质是运动的。一切物质都处于永恒不停止的运动之中，如天体的运行，江水的奔流，电磁波的传播，生物的新陈代谢，心脏的跳动，血液的循环，以及人的大脑思维等都在运动。运动是物质的固有属性。物质的运动形式是多种多样的，如机械运动、热运动、电磁运动、原子和原子核的运动等。物质运动的各种形式是相互联系的、相互渗透的，在一定条件下可以相互转化。如机械运动可转化为热运动，热运动又可转化为机械运动；电磁运动可转化为机械运动，机械运动又可转化为电磁运动；生命运动也包含了机械运动、热运动和电现象以及能量的转化与交换等。这些复杂运动既遵循普遍规律，又有各自的运动特点，对物质各种不同运动形式的研究，就构成了自然科学的各门学科。

物理学是自然科学的基础。物理学的研究对象是物质的内部结构和物质最基本、最普遍的运动规律。

知识链接

物理思想与方法的贡献

大量事实表明，物理思想与方法不仅对物理学本身有重要价值，而且对整个自然科学、社会科学的发展都有着重要的贡献。据不完全统计，自 20 世纪中叶以来，在诺贝尔化学奖、生物及医学奖，甚至经济学奖的获得者中，有一半以上的人具有物理学的背景，这就意味着他们从物理学中吸取了一些思想和方法，转而在其他领域里获得了举世瞩目的成就。反过来，却从未发现有非物理专业出身的科学家问及诺贝尔物理学奖的事例。

二、物理学的研究方法与学习方法

1. 物理学的研究方法　物理学对物质的结构及其运动规律的研究，经过了千余年的积累，特别是近300多年人类的努力，已形成了一整套完备的思想方法体系。学习掌握这些思想和方法其意义就更加重大。物理学的理论是通过观察、实验、抽象和假说等研究方法并经实践检验而建立起来的。观察和实验是物理学研究的基础。观察是对所研究的对象，在不改变自然条件的情况下，有目的地观测和考察其原来情况的方法。实验是在人为控制条件下，使所研究的现象反复重现而进行观测研究的方法。抽象是根据所研究的问题，抓住主要矛盾，忽略次要因素，建立理想模型进行研究的方法。假说是在观察和实验所获得的大量资料的基础上，经过进一步的整理、分析、概括、判断和推理等过程，得出关于事物的基本论点。经过实践的反复验证和不断修改补充完善，在一定范围内可正确反映客观规律的假说，最后上升为理论。

物理学的研究方法，也是一种学习方法。我们通过对《应用物理基础》课程的学习，学会和熟练掌握这些方法，将终身受益。

2. 如何学好物理知识　《应用物理基础》是中等医药卫生职业学校一门必修的基础课程，作为现代的医药卫生工作者要胜任本职工作，必须具备一定的物理基础知识。我们这本教材不是系统介绍物理知识的物理教材，而是根据现代医药卫生类专业岗位的实际需要，有选择地专门讲述与医药卫生直接关联的内容，注重在医药领域中的应用，为后续课程的学习乃至将来从事医药卫生工作奠定良好的基础。我们虽然在初中学习了一些物理知识，但还远远满足不了医药卫生工作的需要。为此，必须学习掌握必要的物理知识。那么，怎样才能学好这门课程呢？

(1) 做好课前预习　预习是学生课前的自主学习。对新的学习内容事先进行主动地学习、领悟、探索和研究，可以寻找到新旧知识间的联系，扫除知识上的障碍；可以知道那些概念和原理基本理解了、那些还有疑问、那些还悬而未决，以这样的思维状态再去听老师讲课，会增强学习的主动性，减少盲目性，提高听课的质量。

(2) 上课专心听讲，积极思考，重在理解　学习是一种大脑高度集中又十分复杂的思维活动过程。学习时要积极开动脑筋，敞开思维的大门，对所学的内容要有自己的见解，并能和老师、同学进行共同讨论，这样对知识的理解才深刻、记忆才牢固。学习物理是通过对现象的分析、研究和概括，形成概念，在理解的基础上掌握规律。对于物理概念要正确理解；对于物理量要弄清它的物理意义，其大小与哪些因素有关；对于物理规律的掌握，要明确各物理量之间的关系以及该规律的适用范围和条件，并能运用这些规律去解释现象、分析和解决实际问题。

(3) 做好课后复习，认真做好练习　课后复习能使学生对所学的概念更加深刻理解，对规律的掌握更加牢固，运用更加自如。做练习可以加深对所学知识的理解和巩固，培养分析问题和解决问题的能力，提高科学思维能力。做练习一定要审清题意，正确分析解题所依据的物理原理，合理地选择物理公式，不要生搬硬套。

（4）做好物理实验实训，学习掌握实验实训技能　物理学是一门实验性很强的基础科学。物理知识来源于生活和生产实践，更是来源于人们有目的的观察和实验。因此，学习物理要仔细观察物理对象，分析和研究物理现象，分析物理现象产生的原因和条件；要认真做好实验，认清实验仪器的设计特点，掌握实验原理和实验操作技能，学会使用仪器，还要学会用科学的方法处理实验数据，并得出合理的结论。

物理实验是学好物理知识的重要环节，也是培养动手能力，发现规律的好方法，更是培养探索精神的重要途径。

三、物理学与医学的关系

医学是以人体生命活动作为研究对象，人体生命活动是一种高级的、复杂的物质运动形态。物理学与医学有着密切的关系。

1. 人体的生理过程与物理过程密切相关　例如人的骨骼、关节、胃肠、心脏等的运动以及人的行走等运动与机械运动相联系；血压、血液的流速、血液黏度、血管弹性及形成栓塞的原因等与力学和流体力学相联系；体温的调节、能量的转化等与热学现象相联系；人的心电、脑电、肌电、神经传导等与电现象相联系；眼睛的成像原理与光学相联系；听觉与声学相联系等等。可见，要正确理解生命现象的原因和领悟生命现象的本质，对正常、异常的生理过程进行理论解释，就需要学习掌握物理学方面的相关知识。

2. 物理学的研究成果推动了医学的不断发展　在医学的发展过程中，物理学的研究成果推动了医学的不断向前发展。例如，显微镜的发明，使医学研究由解剖水平进入细胞水平；电子显微镜的发明，使医学研究从细胞水平提高到亚细胞水平；X 射线衍射技术、波谱技术、电泳、色谱的应用，使医学研究从细胞水平进入到分子生物学水平，发现了脱氧核糖核酸的双螺旋结构，揭示了生命活动的微观本质。由此可见，物理学对医学科学的发展起着巨大的推动作用。

3. 应用物理学的原理、技术和方法研发的医用仪器，为疾病的预防、诊断、检查、治疗以及药品的研制与生产提供了崭新的途径　例如生化分析仪、血细胞分析仪、血气分析仪、紫外 – 可见分光光度计、红外线分光光度计、超声雾化器、多普勒血流显像仪、心电图机、脑电图机、超声诊断仪（V – CT）、介入性超声技术、频谱电疗仪、磁疗仪、激光器、纤维内镜、γ 刀、X 射线计算机断层摄影（X – CT）、放射性核素计算机断层摄影（R – CT）、核磁共振仪（NMR – CT）等先进的医疗设备不断地应用于临床，为医学研究、诊疗疾病提供了崭新的技术，从而使诊断和治疗疾病的水平得以显著提高；高剪切分散乳化机、超声波清洗机、口服液灌装机、全自动胶囊填充剂、旋转式多冲压片机、高速粉碎机、离心机等设备的使用，开辟了药品研制和生产的新途径，使药品的生产效率和质量得以显著提高。

4. 从事临床医学工作必须具备一定的物理知识　例如在移运患者的过程中要用到力学和运动学的知识；对高烧患者进行物理降温时要用到热学的知识；对做腹腔、盆腔手术的患者进行清洁灌肠要用到液体压强的知识；对神经系统患者进行康复治疗时要用到摩擦力和电学的知识；对重症患者进行输氧，对神经系统疾病患者进行高压氧治疗时要用到气体压强的知识；在药品生产中要用到液体表面张力、流体力学和电学的知识；在药品监定、医学检验中要用到光学的知识；在 X 透视、X 摄影检查中要用到电子技术和 X 射线方面的知识；在放、化疗过程中要用到原子核物理的知识等。

可见，物理学与医学有着密切的关系。物理学是医学发展与进步的基础、工具和阶梯。作为一名医护工作者，在医学科学迅速发展的今天，掌握必要的物理知识和技术，了解先进的医疗设备的用途，不仅是医学科学本身发展的客观要求，也是提高自身文化科学素质和综合职业能力的迫切需要。

知识链接

纳米医学（$1nm = 10^{-9}m$）

纳米医学是在分子水平上，利用分子工具和人体分子知识，开发相应的科学技术，并将其运用于疾病的诊断、治疗、预防、保健以及改善人体健康状况等医学领域。随着纳米医学的发展，人们将在分子水平上研究自己，开发并利用纳米装置或结构来防病治病，改善人类的整个生命系统。

应用纳米技术可将微型的诊断仪器植入人体，可随着血液在体内漫游，一方面实时将体内信息传送到体外的显示或记录装置，使医生的诊断更加准确；另一面可通过巡航探测，及时发现病毒、细菌的入侵，并予以歼灭，从而消除传染病。另外，利用纳米技术还可将常规治疗药物纳米化，从而提高药效，减小用量，降低副作用，使治疗更有效。

可见，纳米技术已成为一种防病治病的新武器。

【思考题】

1. 物理学研究的对象是什么？
2. 为什么说物理学是医学发展与进步的基础？
3. 怎样学好物理学？

第一章 力与运动及其应用

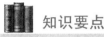 知识要点

◆ 掌握几种常见的力及力的合成与分解（平行四边形法则）、匀变速直线运动的公式、牛顿第二定律、匀速圆周运动的周期和频率及线速度和角速度、离心运动等。

◆ 熟悉物体的平衡、描述运动的几个物理量、匀变速直线运动的速度和加速度、牛顿第一和第三定律、力学单位制、匀速圆周运动的概念及向心力和向心加速度等。

◆ 了解人体的力学知识、自由落体运动等。

自然界是由物质组成的。无论是宏观物体，还是微观粒子，都受到力的作用。力无处不有，无处不在。力引导走进了物质世界。

力学是物理学的一个重要组成部分，它研究的中心课题是力与运动的关系。力学既是物理学的基础，也是学习临床医学、生物科学和医药器械的基础。

本章主要介绍力及其合成与分解、几种常见的力（重力、弹力、摩擦力）、描述运动的几个物理量、牛顿运动定律、匀变速直线运动的规律、人体力学知识，以及这些知识在临床工作的应用。

第一节 几种常见的力及其医学应用

一、力 几种常见的力

（一）力的概念

人们最初对力的认识是来源于日常生活、学习和工作之中。例如穿衣戴帽、吃饭、写字、扛重物、推车子、拉弹簧、提书包，以及在临床工作中给患者打针、测血压和移动患者等都离不开力。像这样的实际例子还很多，这些例子讲的都是个别的、特殊的、具体的力。我们通过对这些个别的、特殊的、具体的力的研究归纳得出：力是物体间的相互作用。物体间的相互作用，可以产生于相互接触的物体之间，如放在桌面上的书，

书对桌面有向下的压力，桌面又对书有向上的支持力；也可以产生于没有接触的物体之间，如磁体与磁针之间的相互作用，等等。

1. 力的作用效果 用力拉或压弹簧，弹簧就会伸长或缩短；火车从车站开出时，在机车牵引力的作用下，其速度逐渐加快；火车在进站前，在制动力的作用下，其速度逐渐减缓，最后为零；护士给患者打针用力推针管活塞时，活塞和药液由静止变为运动；医生给颈椎或腰椎患者进行牵引，使患者颈椎或腰椎病变部位舒展复位；沿直线滚动的铁质小球在经过侧旁磁体时，因受到磁体的吸引力而改变运动方向等等。

可见，力作用于物体产生的效果是：①力可以使物体发生形变；②力可以改变物体的运动状态。

2. 力的基本特性 ①力不能脱离物体而单独存在：一个物体受到力的作用，一定有另一个物体施加这种作用。前者为受力物体，后者为施力物体。力是物体间的相互作用。②力总是成对出现：当甲物体受到乙物体的作用时，乙物体一定同时受到甲物体的作用，力总是成对出现。③力不仅有大小而且有方向和作用点：用同样大小的力作用在物体上，会因力的方向或作用点不同而其效果不同。

力的大小、方向和作用点叫做力的三要素。力的大小可用测力计（弹簧秤）称量。在国际单位制中，力的单位是牛顿，简称牛，符号为 N。

3. 力的图示 为了直观地表示物体受力的情况，可用一条带箭头的线段表示一

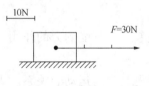

图 1-1 力的图示

个力，按一定比例画出的线段其长度表示力的大小，其箭头指向表示力的方向，线段的起点（或终点）表示力的作用点，箭头所在的直线叫做力的作用线。这种表示力的方法，叫做力的图示。如图 1-1 所示的是作用在物块上 30N 力的图示。

（二）常见的几种力

在自然界中，由于物体之间相互作用的方式不同，其性质也不同。根据力的性质不同通常将力分为重力、弹力、摩擦力、电场力、磁场力、分子力等类型。其中常见的力有重力、弹力和摩擦力。

1. 重力 一切物体之间都存在着吸引力，地球上的所有物体都会受到地球的吸引力。由于地球的吸引而使物体受到的力叫做重力。通常用符号 G 表示。

（1）重力的方向总是竖直向下的 在地球的同一地点，物体的重力 G 的大小跟它的质量 m 成正比，其关系式为

$$G = mg \qquad\qquad (1-1)$$

式中 g 叫做重力加速度，用来描述物体自由下落时速度增加快慢的情况。在地球的不同地方，g 的数值略有不同，但为了简化问题，在一般计算中取 g 为 9.8 米/秒^2（m/s^2）。

（2）重力的大小可用弹簧秤称量 一个物体的各部分都要受到地球的作用，为了使问题简化，经等效处理，通常认为重力的作用集中于物体的一点上，这一点叫做物体的重心。

一般物体的重心位置，常常取决于它的几何形状和质量分布情况。形状规则、质量分布均匀的物体，其重心位于几何体的中心；形状不规则、质量分布不均匀的物体，其重心的位置可由实验方法确定（可通过二次悬挂法确定，即在物体上任选两个悬挂点，在两次悬挂中，力的作用线或其延长线的交点就是该物体的重心）。

重力的作用效果是使物体向地面降落，或者使物体有向地面降落的趋势。例如抛出去的物体最终要落回地面，放在斜面上的物块有下滑的趋势，等等。此外，重力还可以改变物体的形状。例如在植物叶片上的较大水珠，由于重力的作用向下塌陷，常为扁球形。

知识链接

物体的重心与其稳定性的关系

物体的重心与其稳定性有着密切的关系。物体的重心越低，其稳定性越高。如不倒翁就是根据这个原理制成的。当不倒翁在竖立状态处于平衡时，重心和接触点的距离最小，即重心最低。偏离平衡位置后，重心总是升高的。因此，这种状态的平衡是稳定平衡。所以不倒翁无论如何摇摆，总是不倒的。所以生活中我们为了增加物体的稳定性，常常增加下面的重量，如电风扇底座，电视机底座等。

实践与观察

调查了解生活、生产及临床工作中所用弹簧的形状和使用目的，从而知道如何获得弹力。

2. 弹力　我们在生活中常会遇到这样的情形：用力拉橡皮筋时，橡皮筋就会伸长且变细；用力拉或压弹簧时，弹簧就会伸长或缩短；用细长的竹竿顶住水中移动的木头时，竹竿就会弯曲等等。从这些现象可以看出，不同的物体在外力的作用下，都会发生形变，只是有的形变比较明显，有的不太明显而已。与此同时还发现，发生形变的某些物体，一旦撤去外力，就会恢复原状，如压缩后的弹簧、弯曲了的弓弦等。像这种在外力停止作用能够恢复到原来形状的形变，叫做弹性形变。然而物体的这种形变是有条件的，若施加在物体上的作用力超过一定的限度，撤去作用力后物体就不能恢复到原来的形状，弹性形变就转化为塑性变形（形变物体在撤去外力后不能够恢复到原状的形变），这个限度就叫做弹性限度。

发生形变的物体，由于要恢复原状，就会对引起它形变的物体产生力的作用，这种力叫做弹力。

弹力是一种接触力，它只能产生于直接接触且发生形变的物体之间。弹力的范畴很广，实际上，我们平常所说的拉力、压力、支持力都属于弹力。

弹力的方向总是与引起形变的外力方向相反。

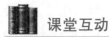 课堂互动

　　大家想一想，假如我们现在拉一根弹簧，用力越大，弹簧的形变也越大吗？那么压弹簧呢？说说弹簧弹力的大小与形变大小之间的关系。

　　一般物体的弹力大小与形变之间的关系是比较复杂的，但弹簧的弹力与形变的关系比较简单。实验证明，在弹性限度内，弹簧弹力的大小 F 跟弹簧伸长（或缩短）的长度 x 成正比，则有

$$F = -kx \qquad\qquad (1-2)$$

　　式中的 k 称为弹簧的劲度系数，它与弹簧的材料、长度、粗细等因素有关。在国际单位制中，k 的单位是牛/米，符号为 N/m。式中的负号为方向符号，它表示弹力方向与形变方向相反。因这一规律是英国物理学家胡克（1635—1703 年）首先发现的，所以又叫做胡克定律。

　　例题 1-1　已知一弹簧的劲度系数是 300N/m，受到一拉力作用而伸长 6cm，求该弹簧产生的弹力的大小。

　　已知：$k = 300$N/m，$x = 60$cm $= 0.06$m

　　求：$F = ?$

　　解：$F = -kx = -300 \times 0.06 = -18(\text{N})$

　　答：该弹簧产生的弹力的大小是 18N，负号表示弹力的方向与形变的方向相反。

　　3. 摩擦力　以某一速度抛出的小球，在地面上滚动一段距离后就会停下来；放在斜面上的物体总有沿斜面下滑的趋势，但只有在一定条件下才能保持静止。这就表明，一个物体在另一个物体表面上有相对运动或相对运动趋势时，总要受到一个阻碍它运动的力，这个力叫做摩擦力。

　　摩擦力的方向总是跟接触面相切，并且与物体相对运动的方向或相对运动趋势的方向相反。

　　摩擦力通常分为两种：动摩擦力和静摩擦力，动摩擦力又分为滑动摩擦力和滚动摩擦力。这里只研究滑动摩擦力和静摩擦力。

　　一个物体相对于另一个物体有相对运动趋势时，其接触面间产生的摩擦力叫做静摩擦力。静摩擦力的方向总与接触面相切，并且与相对运动趋势方向相反。静摩擦力的大小随着外力的增大而增大，但当外力达到某一数值时，物体将要由静止变为滑动，但此刻还未滑动，这时的静摩擦力达到最大值，叫做最大静摩擦力。当外力再增大时，物体就开始滑动，摩擦力发生质的飞跃，由静摩擦力变为滑动摩擦力。

　　一个物体相对于另一个物体滑动时，其接触面之间产生的摩擦力，叫做滑动摩擦力。滑动摩擦力略小于最大静摩擦力。滑动摩擦力的方向总是跟接触面相切，并且跟物体相对滑动的方向相反。

　　实验表明：滑动摩擦力的大小 f 跟两物体之间的正压力 N 成正比，即

$$f = \mu N \qquad\qquad (1-3)$$

式中的 μ 是滑动摩擦因数，它与相互接触的两物体的材料及表面的粗糙程度等因素有关。

表 1-1　几种常见材料的滑动摩擦因数

材　料	滑动摩擦因数 μ	材　料	滑动摩擦因数 μ
木—木	0.30	木—冰	0.03
钢—钢	0.25	钢—冰	0.02
木—金属	0.20	皮革—铸铁	0.395
橡胶轮胎—干燥路面	0.71	正常的骨关节	0.003

摩擦力总是产生于两个物体的接触面之间，其效果是阻碍物体间的相对运动。摩擦力有时起阻力作用（如升空飞行的火箭，其箭身与空气之间摩擦力是阻力），有时起动力作用（如人行走时，脚底与地面之间的摩擦力是动力）。

 课堂互动

根据生活经历，说出一些利用摩擦力或减小摩擦力的实例，并总结减小摩擦力的方法。

例题 1-2　一质量为 5000kg 的汽车在平直的公路上匀速行驶，假定路面是干燥的，已知橡胶轮胎与地面之间的摩擦系数是 0.71，试求汽车受到的摩擦力。

已知：$m = 5000\text{kg}$，$\mu = 0.71$

求：$f = ?$

解：汽车重力的大小为

$$G = mg = 5000 \times 9.8 = 49000(\text{N})$$

汽车对地面的压力和重力的大小相等，则有

$$N = G = 49000\text{N}$$

汽车受到的摩擦力大小为

$$f = \mu N = 0.71 \times 49000 = 34790(\text{N})$$

答：汽车受到的摩擦力的大小是 34790N，其方向与汽车行驶的方向相反。

（三）人体力学知识

人体的骨骼、肌肉及心血管等系统，都有着独特的形态生理结构，包含着力学性质和原理。

1. 骨骼的力学性质与原理　人体骨骼系统具有保护内脏器官、支持人体平衡和完成机械运动等功能。骨骼的形态结构不同，其力学性质就不同。

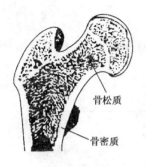

图1-2 骨骼的结构

骨骼由骨密质和骨松质构成，如图1-2所示。

骨密质　结构致密、坚硬，有抵抗较大压力和一定的扭曲变形的能力，构成骨的表面和长骨的骨干。

骨松质　结构疏松，呈海绵状，由大量细小片状或针状的骨小梁连接而成，对外力具有很好的缓冲和承受能力。

人体骨骼既坚硬又具有一定的弹性和韧性，骨的这种物理特性主要取决于它的化学成分。骨的化学成分包括有机质和无机质两类。有机质主要是骨胶原纤维，使骨具有弹性和韧性；无机质主要是碱性碳酸钙，使骨坚硬。骨的化学成分随着年龄的变化而变化，其物理性质也随之变化。青壮年人骨的有机质约占1/3，无机质约占2/3，骨十分坚硬又具有一定的弹性和韧性。幼儿骨的有机质含量较多，骨的弹性和韧性较大，受外力作用时易弯曲变形，但不易发生完全性骨折。老年人骨的有机质含量减少，无机质含量相对增多，骨的脆性较大，易因外力作用而引起骨折。

人在活动或劳动中，其骨骼常因受外力作用而发生形变。骨骼形变因受外力不同而不同，主要有：拉伸、压缩、弯曲、剪切和扭转等，如图1-3所示。

拉伸是指骨骼受到外力合力的作用线与骨骼的轴线重合，自骨骼表面向外的拉力作用而产生的变形。骨骼因受拉会变细变长，拉力过大可能发生骨断裂。

压缩是指骨骼受到外力合力的作用线与骨骼轴线重合，加于骨表面向内的压力作用而产生的变形。人体骨骼有较强的承压能力，适度的压缩能够刺激骨骼的生长，但长时间承受较大压力会使骨骼缩短变粗。

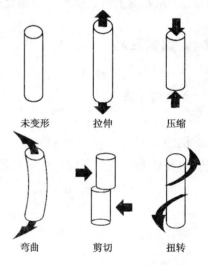

图1-3 不同外力作用下骨骼形变的示意图

弯曲是指骨骼受到垂直于骨骼轴线的横向外力作用而引起骨骼轴线的弯曲变形。骨骼发生弯曲变形时，其凹侧面受压，凸侧面受拉。

剪切是指骨骼两侧面上受到与骨骼轴线垂直的一对大小相等、方向相反、作用线相距很近的力，使骨骼沿剪切面发生相对错动的形变。如意外事故中出现的骨折就是剪切形变。

扭转是指骨骼两端受到一对大小相等、方向相反、且作用平面垂直于骨骼轴线的力偶，使骨骼绕其轴线发生相对转动的形变。扭转是最容易造成骨折的一种形变。

2. 肌肉的力学性质与原理　肌肉一般是由中间的肌性部分和两端的肌腱部分组成。肌性部分多呈梭形，主要由骨骼肌纤维聚集成的肌束构成，具有收缩性。腱由致密结缔组织构成，非常坚韧，无收缩性，肌借助腱附着于骨骼上。

（1）肌肉具有较好的伸展性和弹性 ①肌肉的伸展性是指肌肉在外力作用下能伸长的性质。②肌肉的弹性是指在外力作用下伸长的肌肉，在撤去外力后又能恢复原长的性质。

（2）肌肉收缩分为缩短收缩、等长收缩和伸长收缩 ①缩短收缩是指肌肉收缩时其内部张力大于外力，使肌肉缩短的现象。肌肉的缩短收缩可牵引骨骼做出相应运动。②等长收缩是指肌肉收缩时其内部张力与外力保持基本相等的现象。肌肉的等长收缩可支持、固定和维持人体的姿势。③伸长收缩是指肌肉收缩时其内部张力小于外力，使肌肉被动伸长的现象。肌肉的伸长收缩可起到减速、制动和缓冲等作用。

（3）肌肉在伸长或收缩时，其内部分子间存在一定的摩擦力 摩擦作用会使体温升高，减小肌肉的摩擦力，有利于提高肌肉收缩和放松的速度，增强肌肉的运动能力，还可以减少肌肉拉伤。

3. 心血管的力学性质和原理 心血管系统是由心脏和血管组成的管道动力系统。心脏是中空泵血肌性动力器官，它能主动地、有节律地收缩和舒张，从而推动血液沿心血管系统周而复始地流动。在心脏的房室之间、心脏与血管的连接处有瓣膜，瓣膜非常薄，分凹凸面，可在一定范围内摆动。血管分为动脉血管、静脉血管和毛细血管。血管系统是遍布人体全身的管道系统，为机体提供营养物质和氧气，并将代谢终产物运回肾、肺等器官排出体外。

动脉管壁较厚，富有弹性和收缩性；静脉管壁较薄，管腔较大；毛细血管管径很小，管壁非常薄。

心血管系统在工作过程中，心肌、瓣膜及血管都会发生周期性的形变。

（1）心肌的形变 心肌自主有规律地收缩和舒张，使心脏内的压强大小呈周期性的变化。当心肌收缩时，心脏内部的空间变小，压强变大，心脏内的血液冲开与动脉之间的瓣膜进入动脉，同时心脏与静脉之间的瓣膜将被压闭，避免血液流向静脉。当心脏舒张时，心脏内的空间变大，压强变小，静脉中的血液将冲开瓣膜进入心脏，同时心脏与动脉间的瓣膜则会被压闭，避免动脉血反流。

（2）瓣膜的形变 是指由于血液流动时产生的压力，使瓣膜沿着血流的方向摆动，同时发生张开或收缩的形变。瓣膜发生形变时，会使通道关闭或开启，以确保血液能够单向流动。

当血液对着瓣膜的凹面流动时，瓣膜向血流方向摆动且同时舒张，关闭通道，阻止血液流动。当血液对着瓣膜的凸面流动时，瓣膜向血流方向摆动且同时收缩，通道开放，血流畅通。

心脏瓣膜的摆动和形变就像似一个单向阀门，可以确保血液向着一个方向流动。由于某种原因，出现瓣膜关闭不全时，会造成血液反流，致使心脏的负担加重。

（3）血管的形变 健康机体的血管，一般具有一定的弹性，在血液压力的作用下，其容积增大而不会破裂，表现出一定的顺应性。

在心脏收缩时，动脉血管接受大量来自心脏的血液，在较高的血压下，会发生扩张。发生扩张的动脉血管，既可以容纳较多的血液，又可以缓解较高的血压。在心肌舒张时，心脏不再向动脉血管供给血液，血压下降，血管收缩，推动血液继续向前流动。

如果动脉出现硬化，其弹性降低，形变量减小，因此对血压的缓解能力减弱。其大动脉的弹性下降，会导致收缩压（即高压）升高，而小动脉的弹性下降，会导致舒张压（即低压）升高。

静脉血管的管腔较大，管壁较薄，有一定的弹性形变。毛细血管管壁非常薄，其弹性形变较差，在外力作用下，很容易发生破裂出血。

二、共点力的合成与分解

在大多数实际问题中，一个物体往往不只受到一个力的作用，而常常是同时受到几个力的作用。一个物体受到几个力的作用时，我们总可以找出这样一个力，这个力所产生的效果与几个力共同作用的效果相同，那么这个力就叫做那几个力的合力，而那几个力就叫做这个力的分力。求几个已知力的合力叫做力的合成；求一个已知力的分力叫做力的分解。

物体同时受到几个力的作用，如果这几个力作用于物体的同一点，或者它们的作用线相交于一点，我们把这几个力叫做共点力。

（一）共点力的合成

如果两个共点力作用于同一直线上时，可以用带正、负号的数值把这两个力的大小和方向都表示出来，沿着力所在的直线选一个正方向，规定凡是方向跟正方向相同的力取正值；凡是方向跟正方向相反的力取负值，这样作用于同一直线上力的合成运算就简化为求代数和的运算。即其合力的大小就是两个力的代数和，合力的方向与较大分力的方向一致，如图1－4所示。例如拔河时，两队的拉力不等，绳子将沿着力较大的方向移动。如果同作用于一条直线上的两力大小相等、方向相反时，其合力等于零，物体就保持其原状态。例如拔河时两队拉力相等时，绳子就静止不动，处于二力平衡状态。

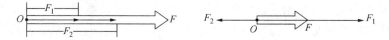

图1－4　作用于同一直线上力的合成

如果两个共点力不在同一直线上时，如图1－5所示。其合力的大小和方向可用平行四边形法则来求。这个法则是：两个互成角度的共点力的合力，可以用表示这两个力的线段为邻边作平行四边形，其对角线的大小和方向就表示合力的大小和方向。

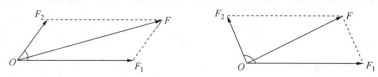

图1－5　互成角度的两个力的合成

如果有两个以上的力作用在物体上，可连续应用平行四边形法则来求。其步骤是：

先求出任意两个力的合力，然后再求出这个合力与第三个力的合力，以此类推，直到求出所有共点力的合力为止，如图1-6所示。

实践证明，平行四边形法则不仅适用于力的合成，而且也适用于其他矢量的合成。

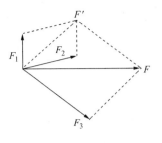

图1-6　两个以上共点力的合成

（二）共点力的分解

在许多实际问题中，常常需要求一个力的分力，这时就要进行力的分解。力的分解是力的合成的逆运算。在对一个已知力进行分解时，同样要用平行四边形法则。在具体分解某一个力时，应当把已知力作为平行四边形的对角线，平行四边形的两个邻边就表示这个已知力的两个分力。

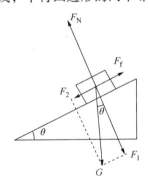

图1-7　重力在斜面上的分解

已知一条对角线，可以作出无数个不同的平行四边形，因此，一个力可以分解成无数对大小、方向不同的分力。那么，对于一个已知的力究竟应该怎样分解呢？这要根据这个力对物体产生的实际效果来决定。一般来说，要具体确定一个力的分解结果，必须具备下列两个条件之一。两个条件是：①已知两个分力的方向；②已知一个分力的大小和方向。

下面以重力在斜面上的分解为例来说明力的分解问题。

如图1-7所示，根据重力的作用效果，重力在斜面上可分为两个分力：一个是垂直斜面使物体压向斜面的力 F_1，另一个是平行于斜面使物体下滑的力 F_2。设斜面的倾角为 θ，则两个分力分别是：

$$F_1 = G\cos\theta, \quad F_2 = G\sin\theta$$

由此可知 F_1 和 F_2 的大小跟斜面的倾角有关，斜面的倾角增大时，F_1 减小，F_2 增大。在车辆上坡或上桥时，力 F_2 阻碍车辆前进；在车辆下坡或下桥时，力 F_2 使车辆运动加快。因此，在修建道路或高大桥梁时，要适当增加坡长或引桥的长度，来减小路面或桥面的倾角，使行车省力又安全。

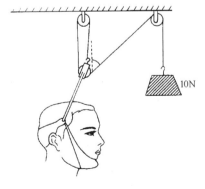

图1-8　颈椎牵引示意图

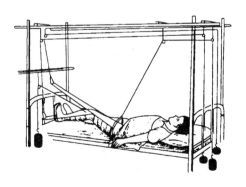

图1-9　股骨干骨折平衡牵引示意图

在临床上常常应用力学的有关知识进行康复治疗。如对颈椎骨质增生、腰椎骨质增生、腰椎椎间盘突出、骨折和关节脱臼等疾病，常常通过牵引、固定或定位等方法进行康复治疗，如图 1-8、图 1-9 分别是颈椎牵引示意图和股骨干骨折平衡牵引示意图。

三、物体的平衡

物体的平衡问题，是我们在生产和生活中常见的一个力学问题。如果一个物体同时受到几个共点力的作用时，而这些力的合力等于零，物体会保持静止状态或匀速直线运动状态，这时我们就说，物体处于平衡状态。

（一）力矩

转动是一种常见的运动形式。例如我们在开、关门窗时，会发现门、窗都是可以绕着竖直的转轴转动的，日常生活经验告诉我们：用同样大小的力在离转动轴较远的地方推门要比离转动轴近的地方容易些，所以，门上的把手都是安装在离转动轴尽可能远的地方。

从上面的例子可看出，力使物体转动的效果不仅跟力的大小有关，而且与转动轴到力的作用线的垂直距离有关。

从转轴到力的作用线的垂直距离叫做这个力的力臂。例如在皮带转动时，作用到皮带上的力，它的力臂就是轮的半径。

力与力臂的乘积叫做力对转动轴的力矩。

如果用 F 表示力的大小，L 表示力臂，M 表示力矩，则有

$$M = FL \tag{1-4}$$

在国际单位制中，力矩的单位是牛顿·米，符号为 N·m。

使物体转动的力矩与方向有关，为了研究的方便，通常规定使物体逆时针方向转动的力矩为正，顺时针方向转动的力矩为负。

力矩是物体转动状态改变的原因，力矩越大，物体转动状态改变越大。例如在拧螺帽时，常用扳手，就是为了增大力矩，使物体容易转动。如果力的作用线通过转动轴，这时，不管作用力多大，由于力臂大小等于零，则力矩等于零，因此，力不能改变物体的转动状态。

（二）有固定转动轴的物体的平衡条件

门、窗、仪表指针或天平横杆的摆动、柴油机的飞轮、电动机的转子等，都是有转动轴的物体，有固定转动轴的物体在什么条件下处于平衡状态呢？

下面我们利用图 1-10 所示的力矩盘来研究这个问题。力矩盘可以绕通过中心 O 并垂直于盘面的轴转动。由于力矩盘的重心在 O 点，所以，重力对力矩盘没有力矩作用，而力 F_1、F_2、F_3 和 F_4 都对力矩盘有力矩作用。力矩盘在这四个力的作用下，处于平衡状态。那么，力矩盘的平衡与所受的这几个力矩有什么样的关系呢？

量出力臂 L_1、L_2、L_2 和 L_4，并分别计算出力矩：

$$M_1 = F_1 L_1, \quad M_2 = F_2 L_2$$

$$M_3 = F_3 L_3, \quad M_4 = F_4 L_4$$

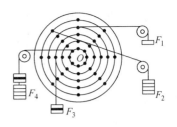

研究发现：使力矩盘沿逆时针方向转动的力矩之和等于使力矩盘沿顺时针方向转动的力矩之和，即

$$M_1 + M_2 = M_3 + M_4$$

图 1-10　力矩盘的示意图

实验得出结论：有固定转动轴的物体的平衡条件是作用在物体上的各个力的力矩的代数和等于零。即

$$M_1 + M_2 + M_3 + M_4 + \cdots\cdots + M_n = 0 \tag{1-5}$$

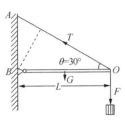

图 1-11

例 1-3　如图 1-11 所示，BO 是一根横梁，一端安装在轴 B 上，另一端用钢丝绳 AO 拉着。在 O 点挂一重物，其重量是 240N。横梁是均匀的，它本身的重量是 80N。求钢丝绳的拉力。

已知：$F = 240N$，$G = 80N$，$\theta = 30°$

求：$T = ?$

解：根据题意，取横梁 BO 为研究对象，并设横梁 BO 的长度为 L。横梁的一端安装在轴 B 上，是一个有固定转动轴的物体。力 F 的力矩是 FL，T 的力矩是 $TL\sin\theta$，横梁自重的力矩是 $\frac{1}{2}GL$。由有固定转动轴的物体的平衡条件得到：

$$TL\sin\theta - \frac{1}{2}GL - FL = 0$$

$$T = \frac{G + 2F}{2\sin\theta} = \frac{80 + 2 \times 240}{2\sin 30°} = 560(\text{N})$$

答：钢丝绳的拉力是 560N。

第二节　运动的描述

一、参考系　质点

1. **参考系**　自然界的一切物体都处于不断的运动当中，要描述一个物体的运动往往需要事先选择一个假定不动的物体作为参考，这个被选择参考的物体叫做参考系。参考系被选定后如果一个物体相对于参考系的空间位置没有发生变化，则这个物体相对于参考系是静止的；如果一个物体相对于参考系有空间位置的变化，则这个物体相对于参考系是运动的。因此在描述一个物体的运动时必须选择一个参考系。通常我们选择地面（地球）作为参考系。

当然，我们描述物体运动时，参考系可以任意选择，只是选择不同的参考系来描述同一物体的运动时结果不同。例如，坐在行驶的汽车里的人，如果以车厢为参考系，人是静止的；如果以地面为参考系，人又是运动的。在实际问题中我们选择参考系主要是以使研究问题方便，使运动的描述尽可能简单为原则。

2. 质点　研究物体的运动时，首先要确定物体的位置，物体都有一定的大小和形状，物体的各部分有不同的空间位置，物体运动时，物体各部分的位置变化也各不相同，这样就使得问题变得十分复杂。

但在某些情况下却可以不考虑物体的形状大小，例如，当研究地球的公转时，由于地球的半径(约 6.4×10^3 km)比地球到太阳间的距离(约 1.5×10^8 km)小得多，这时地球的形状大小已经对研究的问题影响很小了，进而我们就可以将地球看作是一个只具有质量的点了。

为了研究问题的方便，我们可以将物体用一个理想化的模型来代替，这个理想化的物理模型忽略了物体的体积和形状，而只是具有物体全部质量的一个点，它就是质点。质点是理想化的实体模型。

一个物体能不能将其看成质点，是有条件的，当物体的体积和形状与所研究的问题无关或者对研究问题的影响很小时就可以将这个物体看成质点，例如，运动员在长跑时，由于运动员的形状对比赛时间没有影响，就可以将其看作质点，而对正在参加比赛的体操运动员来说，自身的动作是打分的依据，所以不能将其看成质点，因为一个点是没有任何形状，不能反映其动作形态的。再比如，研究地球公转时，将地球可以看成质点，而研究地球自转时则不行了。

知识链接

　　质点是一种物理模型，所谓模型就是人们为了某种特定的目的而对认识的对象所做的一种简化描述。物理学中常常把所研究的客观实体抽象为理想化实体模型，把所研究的物理过程抽象为理想化过程模型。这种理想化模型的方法，能将研究对象简化，抓住它的主要特征，舍弃大量具体细节，使物理研究得以轻装前进。

二、时间和时刻

生活中经常用到"时间"一词，如火车到站时间是 11 时 32 分，开出时间是 11 时 40 分，在本站停留时间是 8 分钟。前两句中的时间与第三句中的时间的含义是不相同的。下面我们来区分在物理学中经常用到时间和时刻两个概念。

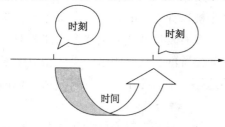

图 1 – 12　时间与时刻

平常所说的"时间"，有时指时间，有时指时刻，时刻表示的是某一个瞬时，时间则是指两时刻间的间隔，如前面的 11 时 32 分到 11 时 40 分之间的这 8 分钟就是时间，而 11 时 32 分和 11 时 40 分都指时刻。如果用一维坐标轴来表示时间轴，时刻是时间轴上是一个点，而时间则对应的是一段。

三、路程与位移

研究物体的运动时，通常要知道物体经过的路程，路程指物体实际运动轨迹的长度，如图 1 - 13 所示，物体由 A 点出发经 BCD 运动一周后又回到 A 点时，所经过的路程就是圆的周长。在初中学过路程没有方向，只有大小。其单位是长度单位米，用 m 表示。

但是在研究物体运动时，有时更关心的是运动物体的初、末位置和空间位置的变化，如图 1 - 13 所示，物体从 A 点出发运动一周又重新回到 A 点，虽然质点的路程存在，但它的空间位置并没有变化，这时就用路程无法描述了。为了描述物体空间位置的变化就要引入一个新的物理量——位移。

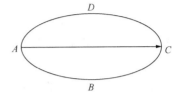

图 1 - 13　路程和位移

位移是从初位置到末位置的有向线段，既有大小，又有方向。既能表示物体的空间位置变化，也能表示变化前后的初末位置。如图 1 - 13 所示，物体从 A 运动到 C，位移的大小就是从 A 到 C 的直线距离，方向就是从 A 指向 C。位移用字母 s 表示，国际单位制中位移的单位也是长度单位米，用符号 m 表示，还有千米（km），$1km = 1000m$。

位移和路程虽然都是描述物体运动的物理量，但位移和路程是两个完全不同的物理量，只有当质点作方向不变的直线运动时，位移的大小才等于路程。

四、速度和速率

为了准确描述物体的运动，除了要知道物体运动的空间位置变化外，还需要知道物体位置变化的快慢，为此我们引入速度的概念，速度就是用来描述物体运动快慢的物理量，它等于物体运动的位移 s 跟发生这段位移所用时间 t 的比值，即

$$v = \frac{s}{t} \tag{1-6}$$

在国际单位制中，速度的单位是米/秒，其符号为 m/s。常用单位还有千米/小时，其符号为 km/h；厘米/秒，其符号为 cm/s 等。

速度不但有大小，而且有方向，其方向就是物体运动的方向，速度是一个矢量。

速度的大小称为速率，速率的单位是米/秒，其符号为 m/s。速率是标量。

五、标量和矢量

由前面学过的知识不难发现，有些物理量没有方向，只有大小，如温度、时间、路程、速率，而有些物理量既有大小又有方向，如前面刚学过的力、位移、速度，还有将来要学习的加速度、电场强度、磁感应强度等。

我们把只有大小、没有方向，计算时遵从算数计算法则的物理量叫标量；把既有大小又有方向，运算时遵从平行四边形法则（也叫三角形法则）的物理量叫做矢量。以后我们将要学习电流，电流是一个既有大小，又有方向的物理量，但电流在计算时服从的是算数计算法则，所以它是标量而非矢量。由此可见，标量必须用算数计算法则来计

算，而矢量必须用平行四边形法则来计算，所以要注意区分。

第三节　匀变速直线运动

一、匀变速直线运动的速度

物体在做直线运动时，如果在任意相等的时间内通过的位移相等，这种运动叫做匀速直线运动。匀速直线运动的速度是一个不变的量。如果在任意相等的时间内物体经过的位移不相等，这种运动叫做变速直线运动。例如火车进站时速度越来越小，出站时速度越来越快。所以变速直线运动的速度是变化的。

为了描述变速直线运动的平均快慢程度，就要用到平均速度，平均速度等于物体发生的位移 s 跟发生这段位移所用时间 t 的比值，用 $\bar{v}$ 表示，即

$$\bar{v} = \frac{s}{t} \tag{1-7}$$

平均速度也是矢量，其方向与 t 时间段内位移的方向相同。单位与速度单位一样。

不难看出，在变速运动中，所取的位移（时间）不同，平均速度的大小也不同，所以平均速度只能粗略地描述物体做变速运动时的快慢，要精确描述就必须用瞬时速度。

运动物体经过某一时刻或某一位置时的速度叫做瞬时速度，又叫即时速度。瞬时速度也是矢量，既有大小又有方向，通常把瞬时速度的大小叫做瞬时速率，简称速率。方向就是物体经过这一位置（时刻）的运动方向。

知识链接

在汽车上都安装速度计用来测量瞬时速度，汽车速度改变时，速度计的示数也随着变化。为了保证交通安全，在公路上要设置限速标志，以限制汽车的瞬时速度。图1-14的标记牌表示该路段最高车速不得超过80km/h，交警可以通过雷达测速器来测量汽车的速度，以判定汽车是否超速。

一个物体从静止开始做直线运动，测得它在每一秒末的速度为

$$v_1 = 1\text{m/s}, \quad v_2 = 3\text{m/s},$$
$$v_3 = 5\text{m/s}, \quad v_4 = 7\text{m/s}, \quad v_5 = 9\text{m/s}\cdots$$

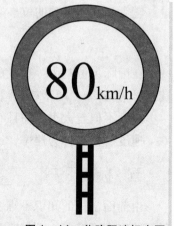

图1-14　公路限速标志图

观察发现物体的速度在每一秒内的增加量都是2m/s，即速度的变化量是恒定的。像这种在任意相等的时间内，速度的变化量都相等的运动叫做匀变速直线运动。如果物体的速度是均匀增加的就是匀加速直线运动。相反，如果物体的速度是均匀减小的就是匀减速直线运动。

二、加速度

不同的匀变速直线运动，速度的变化是有区别的。例如，汽车启动时，速度可以在 10s 内从 0 增加到 11m/s；飞机启动时，速度可以在 10s 内从 0 增加到 44m/s。可见飞机的速度变化比较快。为了描述物体速度变化的快慢，物理学引入了加速度的概念。

在匀变速直线运动中，物体速度的改变量与发生这个改变所用时间的比值，叫做匀变速直线运动的加速度，简称加速度，用 a 表示。设匀变速直线运动物体的初速度为 v_0，经时间 t 后，速度变为 v_t，则物体的加速度 a 为

$$a = \frac{v_t - v_0}{t} \tag{1-8}$$

在国际单位制中，加速度的单位是米/秒^2，读作米每二次方秒，其符号为 m/s^2。

加速度也是矢量，既有大小，又有方向，加速度的方向与物体速度改变量 $\Delta v(\Delta v = v_t - v_0)$ 的方向一致。若物体做匀加速直线运动，$v_t > v_0$，a 为正值，加速度方向与初速度方向一致；若物体做匀减速直线运动，$v_t < v_0$，a 为负值，负号表示加速度方向与初速度方向相反。

对于某一匀变速直线运动，如果物体在任意相等的时间内速度的改变量 Δv 都相同，那么物体的加速度是恒定的。

例题 1-4　火车原来的速度是 10m/s，经过 200s 后的速度增加到 15m/s，求火车在这段时间内的加速度。

已知：$v_0 = 10$m/s，$v_t = 15$m/s，$t = 200$s

求：$a = ?$

解：$a = \dfrac{v_t - v_0}{t} = \dfrac{15 - 10}{200} = 0.025\,(\text{m/s}^2)$

答：火车在这段时间内的加速度是 0.025m/s^2。

例题 1-5　汽车在以 12m/s 的速度在平直的公路上行驶，遇到紧急情况突然刹车，经 3s 后静止在路面上，求司机刹车时汽车的加速度是多少？

已知：$v_0 = 12$m/s，$v_t = 0$m/s，$t = 3$s

求：$a = ?$

解：$a = \dfrac{v_t - v_0}{t} = \dfrac{0 - 12}{3} = -4\,(\text{m/s}^2)$

答：司机刹车时汽车的加速度是 4m/s^2，负号表示加速度的方向与汽车初速度的方向相反。

三、匀变速直线运动的公式

1. 速度公式　由加速度公式 $a = \dfrac{v_t - v_0}{t}$ 可得

$$v_t = v_0 + at \tag{1-9}$$

式 1-9 说明了匀变速直线运动的速度 v_t 随时间 t 变化的规律，这就是匀变速直线

运动的速度公式。如果已知物体做匀变速直线运动的初速度 v_0 和加速度 a，就可以计算出任意时刻的速度 v_t 了。

例题 1-6 一辆汽车在平直公路上以 20m/s 的速度匀速行驶看到红灯后开始减速，加速度的大小为 4m/s²，从减速开始 2s 后的车速是多大？从减速开始经过多长时间才能停下来？

已知：$v_0 = 20$m/s，$a = -4$m/s²，$t_1 = 2$s

求：$v_1 = ?$，$t_2 = ?$

解：由速度公式 $v_t = v_0 + at$，得

$$v_1 = v_0 + at_1 = 20 + (-4) \times 2 = 12(\text{m/s})$$

因为汽车完全静止后，速度变为 0，由 $v_t = v_0 + at$ 得

$$t = \frac{v_t - v_0}{a} = \frac{0 - 20}{-4} = 5(\text{s})$$

答：经过 2 秒后汽车的速度减为 12m/s；汽车从刹车开始到完全静止需要 5s。

2. 位移公式 由于做匀变速直线运动的物体，其速度的变化是均匀的，所以，它在 t 时间内平均速度 $\bar{v}$ 就等于时间 t 内的初速度 v_0 与末速度 v_t 的平均值，即

$$\bar{v} = \frac{v_0 + v_t}{2} \tag{1-10}$$

将公式 (1-10) 代入 $s = \bar{v}t$ 中有

$$s = \frac{v_0 + v_t}{2} t \tag{1-11}$$

再将式 (1-9) 代入上式，消去末速度 v_t 得到

$$s = v_0 t + \frac{1}{2} at^2 \tag{1-12}$$

(1-12) 式说明了做匀变速直线运动的物体的位移 s 随时间 t 的变化关系，这就是匀变速直线运动的位移公式。如果已知物体的初速度 v_0 和加速度 a 就可以求得任一时间段物体的位移了。

例题 1-7 飞机起飞前先要在跑道上做匀加速滑行，经过 20s 后达到起飞速度 80m/s，那么飞机起飞滑行的跑道至少需要多长？

已知：$v_0 = 0$m/s，$v_t = 80$m/s，$t = 20$s

求：$s = ?$

解：由 $a = \frac{v_t - v_0}{t}$ 得

$$a = \frac{v_t - v_0}{t} = \frac{80 - 0}{20} = 4(\text{m/s}^2)$$

所以飞机加速滑行的位移是

$$s = v_0 t + \frac{1}{2} at^2 = 0 \times 20 + \frac{1}{2} \times 4 \times 20^2 = 800(\text{m})$$

答：飞机起飞滑行的跑道至少需要 800m 长。

例题 1-8 一物体的初速度为 20m/s，以 4m/s² 的加速度做匀减速直线运动，求物体从减速开始到完全静止经过的位移。

已知：$v_0 = 20\text{m/s}$，$v_t = 0\text{m/s}$，$a = -4\text{m/s}^2$

求：$s = ?$

解：从减速到静止的时间为

$$t = \frac{v_t - v_0}{a} = \frac{0 - 20}{-4} = 5(\text{s})$$

从减速到静止经过的位移是

$$s = v_0 t + \frac{1}{2}at^2 = 20 \times 5 + \frac{1}{2} \times (-4) \times (5)^2 = 50(\text{m})$$

答：物体从减速开始到完全静止经过的位移是 50m，其方向与初速度的方向相同。

3. **位移与速度的关系**　匀变速直线运动满足

$$\bar{v} = \frac{s}{t} \tag{1-13}$$

$$a = \frac{v_t - v_0}{t} \tag{1-14}$$

$$\bar{v} = \frac{v_0 + v_t}{2} \tag{1-15}$$

由 $a = \dfrac{v_t - v_0}{t}$ 可得，$t = \dfrac{v_t - v_0}{a}$

由 $\bar{v} = \dfrac{s}{t}$ 可得，$s = \bar{v}t$

分别将 $\bar{v} = \dfrac{v_t + v_0}{2}$ 与 $t = \dfrac{v_t - v_0}{a}$ 代入式 $s = \bar{v}t$ 中有

$$s = \frac{v_t + v_0}{2} \cdot \frac{v_t - v_0}{a} = \frac{v_t^2 - v_0^2}{2a}$$

即

$$v_t^2 - v_0^2 = 2as \tag{1-16}$$

式（1-16）说明了做匀变速直线运动的物体的位移 s 与速度 v_t 之间的关系，这就是匀变速直线运动的位移与速度的关系式。

对例题 1-8，如果使用公式（1-16），就变得更加简单了。

已知：$v_0 = 20\text{m/s}$，$v_t = 0\text{m/s}$，$a = -4\text{m/s}^2$

求：$s = ?$

解：由 $v_t^2 - v_0^2 = 2as$ 得

$$s = \frac{v_t^2 - v_0^2}{2a} = \frac{0 - 20}{2 \times (-4)} = 50(\text{m})$$

答：物体从减速开始到完全静止经过的位移是 50m，其方向与初速度的方向相同。

如果物体做初速度为零的匀变速直线运动，则匀变速直线运动的公式

$$\begin{cases} v_t = v_0 + at \\ s = v_0 t + \dfrac{1}{2}at^2 \\ v_t^2 - v_0^2 = 2as \end{cases}$$

将变为

$$\begin{cases} v = at \\ s = \dfrac{1}{2}at^2 \\ v^2 = 2as \end{cases} \qquad (1-17)$$

式（1-17）就是初速度为零的匀变速直线运动的公式。

四、自由落体运动

实践与观察

轻重不同的物体下落的快慢一样吗？

拿一根铁钉和一根羽毛，从同一高度处无初速度释放，观察下落的快慢是否一致？再拿一个粉笔头和一张纸做同样的实验，看情况有何变化？

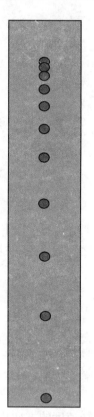

图1-15　自由落体闪光照片

地面高处的物体，从静止开始下落，如果空气阻力影响较大时，下落的快慢不同；而空气阻力对物体的影响很小甚至可以忽略时，下落的快慢相同。

在没有空气阻力时，物体仅在重力作用下，从静止开始下落的运动叫做自由落体运动。

物体下落时总是沿竖直方向加速下降，所以自由落体运动是一种变速直线运动，但它到底是哪种类型的变速直线运动呢？为了研究自由落体，我们用闪光照片记录了小球做自由落体的下落过程。

从照片上可以看出任一时间段中，小球的位移不同，通过位移我们得到了任一时刻的速度，发现在任一时间段内的速度的增量都相等，这就说明自由落体是匀加速直线运动，而且是初速度为零的匀加速直线运动。

任何物体在做自由落体运动时速度的变化情况完全相同，说明自由落体在同一地点具有相同的加速度，这个加速度叫做重力加速度或自由落体加速度，用 g 表示。

在地球上同一地点重力加速度的值相同，不同的地方随纬度的不同略有差异，表1-2中给出了地球上一些地方的重力加速度的大小。

表1-2　地球上几个不同地点的重力加速度

地点	赤道	上海	北京	纽约	北极
g 值（m/s²）	9.780	9.794	9.801	9.803	9.832

一般计算中，通常取 $g = 9.8\,\text{m/s}^2$，在粗略计算中取 $g = 10\,\text{m/s}^2$。

由于自由落体运动是初速度为零的匀加速直线运动，所以它的运动公式只需把公式

$$v = at \qquad s = \frac{1}{2}at^2 \qquad v^2 = 2as$$

中的 a 用重力加速度 g 替换，s 用物体下落的高度 h 替换即可，所以自由落体运动的公式可以表示为

$$\begin{cases} v = gt \\ h = \dfrac{1}{2}gt^2 \\ v^2 = 2gh \end{cases} \qquad (1-18)$$

例题 1-9　一小球在某一高度由静止开始下落，求从开始下落经过 5s 时小球的速度和下降的高度（$g = 10\text{m/s}^2$）。

已知：$t = 5\text{s}$，$g = 10\text{m/s}^2$

求：$v = ?$　　$h = ?$

解：5s 后的速度 $v = gt = 10 \times 5 = 50(\text{m/s})$

$$下落的高度 \ h = \frac{1}{2}gt^2 = \frac{1}{2} \times 10 \times 5^2 = 125(\text{m})$$

答：小球下落经过 5s 时速度是 50m/s，下落的高度是 125m。

知识链接

滴水法测重力加速度

在无风的情况下，水滴的下落过程可看成自由落体运动，打开水龙头让水慢慢下落，我们测出水龙头到地面的距离 h，用秒表测出水滴从开始下落到落地的时间 t，就可以利用自由落体的公式 $h = \dfrac{1}{2}gt^2$ 计算出当地的重力加速度的值。多测量几组时间结果会更精确。

第四节　牛顿运动定律

早在两千多年前，人们就提出力与运动的关系问题。17 世纪末以前，人们普遍认为力是维持物体运动的原因，因为生活中我们常见到这样一个情景：用力推一个物体，物体才能运动。当停止用力时，物体就会停止运动，那么物体的运动真的需要力来维持吗？本节我们就来探讨这个问题。

一、牛顿第一定律

一静止在操场上的足球，如果用脚踢它，它将会飞出去，我们要使运动的足球停止运动时可以用手抓住它。从这个现象中我们不难发现，用脚踢足球时，其实是给足球一个力的作用，正因为这个力才使得足球从静止变成了运动；当足球离开脚飞出后，就不

在受人脚的力的作用，只受重力和阻力作用，而重力和阻力只会阻碍足球的运动，不能推动足球的运动，所以此时没有任何的力来维持足球的运动。当我们用手接住足球时，其实是给足球一个力，使足球从运动变成了静止。所以，物体的运动不需要力来维持，力是改变物体运动状态的原因。

一切物体总保持静止状态或匀速直线运动状态，直到有外力迫使它改变这种状态为止，这就是牛顿第一定律。牛顿第一定律揭示了物体所具有的一种属性，即物体具有保持静止状态或匀速直线运动状态的性质，我们把物体保持静止或匀速直线运动状态的性质叫做惯性，因此牛顿第一定律也叫做惯性定律。

 课堂互动

请同学们说说：在交通规则中，为什么规定坐在前排的乘客要系安全带？

惯性现象在生活中随处可见。当汽车启动时，汽车里的人由于惯性要保持以前的静止状态，所以身体会向后倾；当汽车突然刹车时，汽车里的人由于惯性要保持以前的向前运动状态，所以身体会向前倾。

一切物体都具有惯性，惯性是物体的固有属性。不论物体处于什么样的运动状态和受什么力的作用其惯性都存在。那么惯性的大小和什么因素有关呢？

推动一辆自行车要比一辆汽车容易得多，抛一个足球要比一个铅球容易得多。这些生活常识表明质量大的物体比质量小的物体的运动状态难以改变，即质量大的物体惯性大，质量小的物体惯性小，所以质量是物体惯性大小的量度。

二、牛顿第三定律

力是物体与物体间的相互作用，一个力必须牵扯到两个物体，一个物体对另一个物体有力的作用，另一个物体必然对这个物体也有力的作用。物理学中将物体之间的这一对作用力叫做作用力和反作用力。那么作用力与反作用力之间有什么样的关系呢？下面我们通过实验来研究。

【演示实验】

如图 1 - 16 所示，把两个弹簧秤相互勾住，然后让两同学水平地拉它们，可以看到，不论谁主动地拉，两弹簧秤的示数总是同时出现、同时变化、同时消失的。

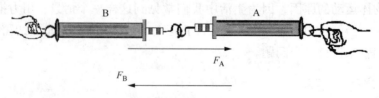

图 1 - 16　作用力与反作用力

物体间的作用力和反作用力总是大小相等，方向相反，作用在同一直线上，这就是牛顿第三定律。其数学表达式为

$$F_1 = -F_2 \qquad\qquad (1-19)$$

式中的负号表示 F_1 的方向与 F_2 的方向相反。

牛顿第三定律揭示了物体间相互作用力的关系。

在应用牛顿第三定律分析问题时，必须注意以下几点：

（1）作用力和反作用力总是同时产生，同时存在，同时消失，同时对等变化。

（2）作用力和反作用力总是同性质的力，即作用力为弹力或摩擦力时，反作用力也必定是弹力或摩擦力。

（3）作用力和反作用力分别作用在两个物体上，不是平衡力，不能互相抵消。

牛顿第三定律在生活、生产和科学技术上的应用非常广泛。例如，人走路用脚蹬地时，脚给地面一个作用力，同时地面对脚一个等大的反作用力，使人前行。又如，汽车驱动、游泳划水、跳高、火箭升空等都是作用力和反作用力应用的实例。另外，在临床护理中移动病人时，常常让病人仰卧，用双手紧握床头，双腿屈膝，这时用双脚向床尾蹬踩，靠反作用力使病人移向床头，等等。

牛顿运动定律只适用于解决宏观物体的低速运动问题，不适用于解决微观的高速运动问题。

三、牛顿第二定律

牛顿第一定律揭示了力与运动的关系，力是改变物体运动状态的原因，即力是产生加速度的原因。那么物体的加速度和力之间到底是什么关系呢？

为了定量地研究力与加速度之间的数量关系，我们进行以下实验。

【演示实验】

将质量为 M 的滑块放在气垫导轨上，在滑块上系一细线，跨过定滑轮拴上质量为 m 的砝码，如图 1-17 所示。导轨上有两个光电门，滑块在砝码的拉力 $F(F=G)$ 作用下由静止开始运动（砝码的重力 G 可有弹簧秤测出）。用计时器测出宽为 s 的挡光条分别通过两个光电门的时间 t_1 和 t_2，以及滑块在两个光电门之间的运动时间 t，计算出滑块分别通过两个光电门的瞬时速度 $v_1 = \dfrac{s}{t_1}$，$v_2 = \dfrac{s}{t_2}$，再计算出物体在两个光电门间运动的

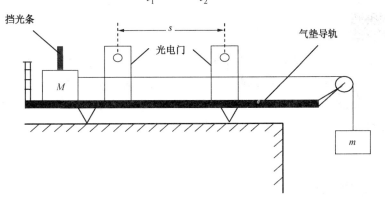

图 1-17　探究力与加速度的关系

加速度 $a = \dfrac{v_2 - v_1}{t}$。改变砝码的质量 m，重做几次实验，记录下数据。

将砝码的质量 m 固定，向物体中加砝码，改变物体的质量 M，重做以上实验，看又会得到什么结论？

实验结论发现：当物体质量一定时，物体的加速度 a 与外力 F 成正比；当物体所受外力一定时，加速度与自身质量成反比。

如果将上述实验结论用关系式来表示，可以写成 $F = kma$，k 是比例系数，当该式中各量都采用国际单位制时，比例系数 $k = 1$，即

$$F = ma \tag{1-20}$$

如果物体受到多个力的作用时，上式中的 F 表示合力，则上式可变为

$$F_合 = ma \tag{1-21}$$

物体的加速度跟物体所受的合外力成正比，跟物体的质量成反比，加速度的方向跟合外力的方向相同，这就是牛顿第二定律。

牛顿第二定律不但确定了加速度与力之间的关系，而且还确定了他们之间的方向关系，加速度的方向始终跟产生这个加速度的力的方向一致。这个关系不仅适用于直线运动，也适用于曲线运动。

例题 1-10　一质量为20kg的物体受到100N的水平拉力作用沿水平面前进，已知物体与水平面间的动摩擦因数是0.2，求物体运动的加速度（$g = 10 \text{kg/s}^2$）。

已知：$m = 20 \text{kg}$，$F = 100 \text{N}$，$\mu = 0.2$

求：$a = ?$

解：物体受到的摩擦力 $f = mg\mu = 20 \times 10 \times 0.2 = 40(\text{N})$

物体受到的合力为 $F_合 = F - f = 100 - 40 = 60(\text{N})$

由牛顿第二定律 $F_合 = ma$ 得

$$a = \frac{F_合}{m} = \frac{60}{20} = 3(\text{m/s}^2)$$

答：物体的加速度大小是 3m/s^2，方向与物体前进的方向一致。

知识链接

人体内血液循环的动力来源是心肌的收缩，这个动力使血液能从心脏中以一定的加速度射入血管里流动，如果心力衰竭，心肌的收缩力下降，甚至为零时，血液从心脏射出的加速度就会降低甚至为零，血液循环就会发生障碍甚至停止。

四、力学单位制

力学是研究物体运动变化过程中力与运动关系的一门学科，因此联系物体自身性质

的量(质量)和空间尺度的量(长度)以及时间,必然与物体受力后运动变化的联系最为紧密,所以在力学中时间、长度和质量是最基本的物理量,因此在力学中,选定时间(s)、长度(m)和质量(kg)这三个物理量的单位为基本单位。

时间单位有:秒(s)、分(min)、时(h)等。

长度单位有:厘米(cm)、米(m)、千米(km)等。

质量单位有:克(g)、千克(kg)等。

在物理学中,共有七个物理量的单位被选定为基本单位,然后由这七个物理量根据物理公式和基本物理量之间的关系再推导出其他物理量的单位,叫导出单位。由导出单位和基本单位一起就构成了力学单位制。

例如,我们选定时间单位为秒(s),位移单位为米(m),由 $v = \dfrac{s}{t}$ 推导可得到速度的单位是米每秒(m/s);如果再利用加速度的计算公式 $a = \dfrac{v_t - v_0}{t}$,就可以知道加速度的单位是米每二次方秒(m/s²)了。

1960 年第 11 届国际计量大会制订了一种国际通用的、包括一切计量领域的单位制叫做国际单位制,简称"SI"。国际单位制中的七个基本物理量和相应的国际单位制中的基本单位见附录一。

力学中的国际单位制主要有:

基本单位　长度单位:米(m);质量单位:千克(kg);时间单位:秒(s)。

导出单位　速度单位:米/秒(m/s);加速度单位:米/秒²(m/s²);力的单位:牛顿(N);功的单位:焦耳(J);压强的单位:帕斯卡(Pa)。

在物理计算中,如果已知的物理量都用同一单位制中的单位表示,计算结果就一定要用该单位制中的单位,所以在计算过程中就不必一一写出各个量的单位,直接在结果中写出所求物理量的单位并用圆括号括起来即可。在物理计算中,一般都采用国际单位制。

第五节　匀速圆周运动

一、匀速圆周运动的概念

生活中常常见到物体沿圆周运动的场景,例如风车、电风扇、齿轮等都在做圆周运动,它们的运动轨迹都是圆。

做圆周运动的物体,如果在相等的时间内通过的弧长都相等,叫做匀速圆周运动。匀速圆周运动是最简单的一种圆周运动。齿轮上每个齿的转动都是匀速圆周运动,卫星绕地球的转动也是匀速圆周运动。

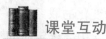 **课堂互动**

> 匀速圆周运动是一种曲线运动，我们知道以前用速度、位移和时间来描述直线运动，试讨论一下曲线运动能否也可以用这三个量来描述。

二、周期和频率　线速度和角速度

匀速圆周运动的快慢用周期、频率、线速度和角速度来描述。

物体沿圆周运动一周所用的时间叫圆周运动的周期，用符号 T 表示，单位是秒，符号为 s。物体绕一周所用的时间越短，周期越小，运动得越快；物体绕一周所用的时间越长，周期越大，运动得越慢。

物体在一秒内沿圆周运动的周数叫做频率，用符号 f 表示。物体在一秒内转过的周数越多，频率越大，物体运动得越快；物体在一秒内转过的周数越少，频率越小，物体运动得越慢。在国际单位制中频率的单位是赫兹，符号为 Hz。

如果一物体在一秒的时间内转动了 20 周，那么它的频率就是 $f=20\text{Hz}$，它转一周所用的时间就是 $\frac{1}{20}$s，即物体转动的周期 $T=\frac{1}{20}$s，所以周期和频率之间互为倒数关系

$$T=\frac{1}{f} \quad 或 f=\frac{1}{T} \tag{1-22}$$

做圆周运动的物体绕过的弧长 l 与绕过这段弧长所用时间 t 的比值也能表示圆周运动的快慢，叫做圆周运动的线速度，用 v 表示，即

$$v=\frac{l}{t} \tag{1-23}$$

线速度也是矢量，既有大小又有方向，它的方向与圆周上某一点的切线方向一致，匀速圆周运动的线速度大小时刻都相等，而方向则时刻在变化。如图 1-18 所示。

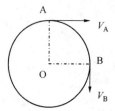
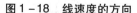

图 1-18　线速度的方向

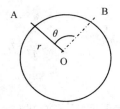

图 1-19　角速度对应的圆心角

如图 1-19 所示，物体做圆周运动的快慢也可以用物体沿圆周运动的半径绕过的圆心角 θ 与所用时间 t 的比值来表示，叫做圆周运动的角速度，用 ω 来表示，即

$$\omega=\frac{\theta}{t} \tag{1-24}$$

在国际单位制中，角度 θ 的单位是弧度(rad)，时间的单位是秒(s)，所以角速度的单位是弧度/秒，读作弧度每秒，其符号为 rad/s。

在圆周运动中，如果物体沿半径为 r 的圆周运动了一周，那么它所转过的弧长就是 $l = 2\pi r$，转过的圆心角的弧度数 $\theta = 2\pi$，所用的时间为一个周期 T，则物体的线速度为

$$v = \frac{2\pi r}{T} \qquad\qquad (1-25)$$

角速度为

$$\omega = \frac{2\pi}{T} \qquad\qquad (1-26)$$

式(1-25)与(1-26)又给出了计算圆周运动的线速度与角速度的公式，观察两式我们不难发现

$$v = \omega r \qquad\qquad (1-27)$$

上式给出了在匀速圆周运动中角速度和线速度之间的关系。

例题 2-11 一物体绕半径为 1m 的圆周做匀速圆周运动，在 4s 内转动了 20 圈，求该物体做匀速圆周运动的线速度和角速度。

已知：$r = 1\text{m}$，$T = \dfrac{4}{20} = 0.2\text{s}$

求：$v = ?$ 　　$\omega = ?$

解：因为周期 $T = \dfrac{4}{20} = 0.2\text{s}$

所以，线速度 $v = \dfrac{2\pi r}{T} = \dfrac{2 \times 3.14 \times 1}{0.2} = 31.4(\text{m/s})$

角速度 $\omega = \dfrac{2\pi}{T} = \dfrac{2\pi}{0.2} = 10\pi(\text{rad/s})$

答：该物体做匀速圆周运动的线速度和角速度分别是 31.4m/s 和 10πrad/s。

三、向心力

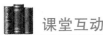 **课堂互动**

找一根细线，一端拴一个橡皮擦，另一端拿在手中。手持细线的一端抡起来，让橡皮擦做圆周运动，感觉一下这时橡皮擦通过绳子对手的拉力大小。想一想，如果减小拉力或增大拉力橡皮擦将如何运动呢？

要使物体做圆周运动，就必须有一个方向始终指向圆心的力的作用，这个力叫做向心力。向心力的方向始终沿半径指向圆心，总是跟物体的运动方向垂直。当物体所受外力的合力提供向心力时，物体才能够做匀速圆周运动。

实验表明：做匀速圆周运动的物体所需要的向心力 $F_{向}$ 跟物体的线速度 v、物体的质量 m 以及圆周运动的半径 r 有关系，具体为

$$F_{向} = m\frac{v^2}{r} \tag{1-28}$$

这就是向心力公式。

将 $v = \omega r$ 代入向心力公式可得用角速度表示的向心力公式

$$F_{向} = m\omega^2 r \tag{1-29}$$

向心力只是做匀速圆周运动的物体的需要，现实中并不存在，所以向心力是根据效果来命名的力，它可以是重力、弹力和摩擦力等中的任何一种力，也可以是它们的合力。

四、向心加速度

根据牛顿第二定律可知，有力必然会产生力的方向上的加速度，我们把向心力产生的加速度叫做向心加速度，其方向与向心力方向相同，始终沿半径指向圆心，如图 1-20 所示。

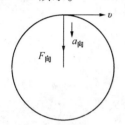

由牛顿第二定律 $F = ma$ 和向心力公式 $F_{向} = m\frac{v^2}{r}$ 或 $F_{向} = m\omega^2 r$ 可得向心加速度为

$$a_{向} = \frac{v^2}{r} \tag{1-30}$$

或

图 1-20 向心加速度的方向

$$a_{向} = \omega^2 r \tag{1-31}$$

以上两式就是向心加速度的计算公式。

向心加速度的本质也是加速度，其单位也是米/秒^2，只是在直线运动中加速度既可以改变速度的方向也可以改变其大小，而向心加速度却只改变速度的方向，不改变速度的大小。

例题 2-12 一汽车质量为 5t，拐弯时沿圆弧形轨道前进，轨道半径为 200m，通过弯道时的车速为 36km/h，这时汽车需要的向心力是多大？产生的向心加速度是多少？

已知：$m = 5t = 5000kg$，$v = 36km/h = 10m/s$，$r = 200m$

求：$F_{向} = ?$ $a_{向} = ?$

解：$a_{向} = \dfrac{v^2}{r} = \dfrac{10^2}{200} = 0.5(m/s^2)$

$\quad\quad F_{向} = ma_{向} = 5000 \times 0.5 = 2500(N)$

答：这时汽车所需要的向心力是 2500N，方向沿轨道半径指向圆心；产生的加速度是 0.5m/s^2。

五、离心现象

若使质量为 m 的物体在半径为 r 的圆周上以角速度 ω 做圆周运动，就必须使物体受到大小等于 $m\omega^2 r$ 的向心力作用。这个向心力也必须由物体所受的外力提供。

如图 1-21 所示，小球在绳子拉力作用下做圆周运动，当绳子拉力等于零时，小球沿圆周切线方向飞出；当拉力小于 $m\omega^2 r$ 时，小球将做远离圆心的运动；当拉力等于 $m\omega^2 r$ 时，小球做匀速圆周运动；当拉力大于 $m\omega^2 r$ 时小球做靠近圆心的运动。

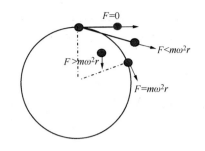

图 1–21 离心运动

做匀速圆周运动的物体，在合外力突然消失或者合外力不足以提供向心力时将做远离圆心的运动，叫做离心运动。

利用离心运动可以制成很多的离心器械，例如离心分离机、离心式水泵、离心脱水机等。

离心分离机是一种快速分离液体和悬浮微粒的装置，如图 1–22 所示。液体中的微粒做圆周运动时所需要的向心力是由液体内部与微粒间的摩擦力来提供的。随着转速的增大，微粒所需要的向心力也会增大，当摩擦力不足以提供微粒所需要的向心力时，就会做离心运动，从而达到分离的目的。

如图 1–23 所示，当分离机转动时，密度越大的微粒与液体内部的摩擦力越小，但它所需要的向心力越大，所以更容易发生离心运动，其沉淀就越靠近管底。因此分离管中从管底依次向上微粒的密度依次减小。

医学上常用离心分离机分离血液和尿液，以检测疾病。

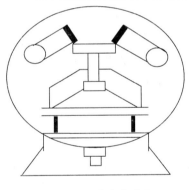

图 1–22 离心分离机

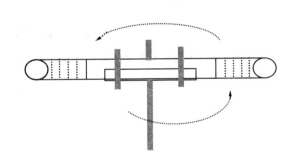

图 1–23 离心分离机的作用原理

本 章 小 结

一、几种常见的力及应用

（一）力 几种常见的力

1. 力 力是物体间的相互作用。力的单位是牛顿，符号为 N。

力的作用效果是使物体发生形变或使物体的运动状态发生改变。

力的特性是：①力不能脱离物体而单独存在；②力总是成对出现；③力不仅有大小，而且有方向和作用点。

2. 重力　由于地球的吸引而使物体受到的力叫做重力。一切物体有重力。

（1）大小　$G = mg$，其中 m 是物体的质量，g 是重力加速度，$g = 9.8 \mathrm{m/s}^2$。

（2）方向　竖直向下。

（3）作用点　重力的作用点叫做重心。几何形状规则、质量分布均匀的物体的重心就在其几何体的中心；形状不规则、质量分布不均匀的物体的重心，可用二次悬挂法测定。

3. 弹力　发生弹性形变的物体由于要恢复原状，对使它发生形变的物体产生的力叫做弹力。弹力的方向总是垂直于接触面而指向受力物体。

弹簧的弹力 $f = -kx$，式中比例系数 k 叫做弹簧的劲度系数，它与制作弹簧的材料、弹簧的长度以及弹簧的粗细等有关，单位是牛/米，符号为 N/m。负号表示弹力 f 的方向与弹簧的形变量 x 的方向相反。

4. 摩擦力　当一个物体在另一个物体表面做相对运动或有相对运动趋势时，接触面间总会产生一个阻碍其相对运动或阻碍其相对运动趋势的力，这个力叫做摩擦力。摩擦力的方向始终与两接触面相切，且与物体的相对运动的方向或相对运动趋势的方向相反。

（1）滑动摩擦力　如果两物体间有相对滑动时，两接触面间产生的摩擦力叫做滑动摩擦力。实验证明：滑动摩擦力的大小 f 跟两表面间的正压力 N 的大小成正比，即

$$f = \mu N$$

式中比例系数 μ 叫做动摩擦因数，其值与材料和接触面的粗糙程度有关。

（2）静摩擦力　两物体间只具有相对滑动的趋势时，产生阻碍相对滑动趋势的力就叫做静摩擦力。静摩擦力在没有达到最大静摩擦力之前，总与外力的大小相等，而方向与外力的方向相反。

（二）力的合成与分解

1. 合力与分力　如果一个力 F 的作用效果和几个力 F_1、F_2、F_3…的作用效果相同，那么这个力 F 就叫做力 F_1、F_2、F_3…的合力，F_1、F_2、F_3…叫做力 F 的分力。

2. 力的合成与分解　已知几个分力求合力的过程叫做力的合成；已知合力求分力的过程叫做力的分解。只有共点力才能进行力的合成与分解。

3. 力的合成与力的分解都遵循平行四边形法则　在力的合成中，以两个力为邻边作平行四边形，得到与这两个力共点的平行四边形的对角线的长度和方向，就是合力的大小和方向；在力的分解中，以一个力为平行四边形的对角线，可以作无数个平行四边形，也就是说，一个力可分解为无数对分力。但在实际问题中，力的分解要根据力的实际作用效果进行分解，其分力通常是确定的。

（三）物体的平衡

（1）平衡状态　物体静止，或作匀速直线运动状态，或绕固定转动轴匀速转动，就说物体处于平衡状态。

（2）共点力作用下物体的平衡条件是合力等于零。

（3）有固定转动轴的物体的平衡条件　从转动轴到力的作用线的垂直距离叫做力臂，力 F 与力臂 L 的乘积叫做力对转轴的力矩，即 $M = FL$。

力矩是使物体转动状态发生变化的原因。

有固定转动轴的物体的平衡条件是作用在物体上的合力矩等于零。

（四）人体力学知识

1. 骨骼的拉伸、压缩、弯曲、剪切、扭转。
2. 肌肉的缩短收缩、等长收缩、伸长收缩。
3. 心脏、血管的收缩和舒张。

二、运动的描述

（一）参考系　质点

1. **参考系**　为了描述物体的机械运动被选作参考的物体。理论上讲参考系的选取是任意的，但在实际中，选择参考系往往要考虑研究问题的方便，使运动的描述尽可能简单。
2. **质点**　具有物体全部质量的点叫质点，是理想化的物理模型。

（二）时间和时刻

1. **时刻**　是指某一个瞬时，在坐标轴上是一个点。
2. **时间**　是指两个时刻间的间隔，在时间轴上对应的是两点之间的一线段。

（三）路程和位移

1. **路程**　物体实际运动轨迹的长度，只有大小没有方向，是标量。
2. **位移**　从物体运动的初位置到末位置的有向线段，既有大小又有方向，是矢量。

（四）速度和速率

1. **速度**　表示物体运动快慢的物理量，大小等于物体运动的位移和所用时间的比值，方向与物体的运动方向一致。单位是米/秒，符号为 m/s。速度是矢量。
2. **速率**　速度的大小叫速率。单位是米/秒，符号为 m/s。速率是标量。

（五）标量和矢量

1. **标量**　我们把只有大小、没有方向，计算时遵从算数计算法则的物理量叫标量，如温度、时间、路程、速率等。
2. **矢量**　把既有大小又有方向，运算时遵从平行四边形法则（也叫三角形法则）的物理量叫做矢量，如力、位移、速度、加速度、电场强度、磁感应强度等。

标量必须用算数计算法则来计算，而矢量必须用平行四边形法则来计算，所以要注意区分。

三、匀变速直线运动

（一）匀变速直线运动的速度

物体做直线运动时，如果在任意相等的时间内速度的改变量相等，这种运动叫做匀变速直线运动。

（二）加速度

用来表示物体速度变化快慢的物理量，既有大小又有方向，是矢量，$a = \dfrac{v_t - v_0}{t}$，单位是米/秒^2，符号为 m/s^2。

（三）匀变速直线运动的公式

如果做匀变速直线运动的物体初速度为 v_0，末速度为 v_t，加速度为 a，运动的时间为 t，位移为 s，则

1. 匀变速直线运动的速度公式　$v_t = v_0 + at$

2. 匀变速直线运动的位移公式　$s = v_0 t + \dfrac{1}{2}at^2$

3. 速度与位移的关系　$v_t^2 - v_0^2 = 2as$

如果物体做初速度为零的匀变速直线运动，则有：

$$\begin{cases} v = at \\ s = \dfrac{1}{2}at^2 \\ v^2 = 2as \end{cases}$$

（四）自由落体运动

在没有空气阻力时，物体只有受重力作用，从静止开始下落的运动叫做自由落体运动，其公式为

$$v = gt \qquad h = \dfrac{1}{2}gt^2 \qquad v^2 = 2gh$$

四、牛顿运动定律

（一）牛顿第一定律

一切物体在没有受到外力的作用时，总保持静止或匀速直线运动状态，直到有外力迫使它改变这种状态为止。

　　牛顿第一定律揭示了力与运动的关系，物体的运动不需要力来维持，力是改变物体运动状态的原因，也是物体产生加速度的原因。

　　我们把物体保持静止或匀速直线运动状态的性质叫做惯性。一切物体都具有惯性，质量是惯性大小的量度。

（二）牛顿第二定律

　　物体的加速度跟物体所受的合外力成正比，跟物体的质量成反比，加速度的方向跟合外力的方向相同。即

$$F_合 = ma$$

（三）牛顿第三定律

　　物体间的作用力和反作用力总是大小相等，方向相反，作用在同一直线上，这就是牛顿第三定律。即

$$F_1 = -F_2$$

（四）力学单位制

　　在力学中，选定时间(s)、长度(m)和质量(kg)这三个物理量的单位为基本单位。

　　在物理学中，共有七个物理量的单位被选定为基本单位，然后由这七个物理量根据物理公式和基本物理量之间的关系再推导出其他物理量的单位，叫导出单位。由导出单位和基本单位一起就构成了力学单位制。

五、匀速圆周运动

（一）匀速圆周运动

　　物体在做圆周运动时，如果在任意相等的时间内绕过的弧长相等，这种运动叫做匀速圆周运动。匀速圆周运动是一种变速运动，速度的大小不变，而方向时刻在改变。

（二）描述圆周运动的几个物理量

　　1. 周期　　物体沿圆周运动一周所用的时间叫圆周运动的周期，用符号 T 表示周期，单位是秒(s)。

　　2. 频率　　物体在一秒内沿圆周运动的周数叫做频率，用符号 f 表示，单位是赫兹（Hz）。

　　周期和频率互为倒数 $T = \dfrac{1}{f}$ 　或 $f = \dfrac{1}{T}$

　　3. 线速度　　做圆周运动的物体绕过的弧长 l 与绕过这段弧长所用时间 t 的比值，叫做圆周运动的线速度，用 v 表示。即

$$v = \frac{l}{t} \qquad 或 \qquad v = \frac{2\pi r}{T}$$

线速度也能表示物体圆周运动的快慢。

4. 角速度 物体做圆周运动时半径绕过的圆心角 θ 与所用时间 t 的比值，叫做圆周运动的角速度，用 ω 来表示。即

$$\omega = \frac{\theta}{t} \qquad 或 \qquad \omega = \frac{2\pi}{T}$$

角速度也能表示物体圆周运动的快慢。

线速度与角速度的关系为 $v = \omega r$

（三）向心力和向心加速度

1. 向心力 做匀速圆周运动的物体受到沿半径指向圆心的合力叫做向心力，方向沿半径指向圆心。即

$$F_向 = m\frac{v^2}{r} \qquad 或 \qquad F_向 = m\omega^2 r$$

向心力并不是一种特殊的力，它的名称是根据力的作用效果命名的，它可以是重力、弹力、摩擦力，也可以是这几种力的合力。

2. 向心加速度 向心力产生的加速度叫向心加速度，方向沿半径指向圆心。即

$$a_向 = \frac{v^2}{r} \qquad 或 \qquad a_向 = \omega^2 r$$

（四）离心运动

1. 离心运动 做匀速圆周运动的物体，在合外力突然消失或者合外力不足以提供向心力时所做的远离圆心的运动，叫做离心运动。

2. 离心运动的应用 在医学上常使用离心分离机分离血液、尿液等。

同步训练

一、填空题

1. 力是一个物体对另一个物体的_____。

2. 物体重力的大小跟它的质量成_____，重力的方向总是_____；重力的作用效果是使物体向地面_____，或者是使物体有向地面_____。

3. 实验表明，在弹性限度内，弹簧产生弹力的大小与弹簧伸长（或压缩）的长度成_____，弹力的方向与弹簧的形变方向_____。

4. 加速度是用来表示_____的物理量，其大小是_____，其单位是_____。

5. 一物体做匀变速直线运动，如果加速度大于零表示物体做_____运动；如果加速度小于零，表示物体做_____运动；如果加速度等于零，表示物体_____。

6. 物体做自由落体运动的条件是_____。

7. 物体的运动不需要力来维持，力是_____。

8. 周期和频率的关系是_____。

9. 物体做匀速圆周运动的条件是必须有一个力来提供_____，其大小是_____，方向是_____。

10. 当_____时，就会发生离心运动。

二、选择题

11. 关于位移和路程，下列说法中正确的是（　　　）
    A. 物体通过的路程不同，但位移可能相同
    B. 物体沿直线向某一方向运动，通过的路程就是位移
    C. 物体的位移为零，说明物体没有运动
    D. 物体通过的路程就是位移的大小

12. 一个运动员在百米赛跑中，测得他在 50m 处的速度为 6m/s，16s 末到达终点时速度为 7.5m/s，则全程的平均速度为（　　　）
    A. 6m/s　　　　　B. 6.25m/s　　　　　C. 6.75m/s　　　　　D. 7.5m/s

13. 关于力的概念，下列说法不正确的是（　　　）
    A. 力是物体对物体的作用
    B. 没有物体力也能够客观存在
    C. 一个物体受到外力作用，一定有另一个物体对它施加这种作用
    D. 力是不能离开施力物体和受力物体而独立存在的

14. 下列关于重力、弹力和摩擦力的说法，不正确的是（　　　）
    A. 物体的重心并不一定在物体的几何中心上
    B. 任何物体形变以后都会产生弹力
    C. 动摩擦因数与滑动摩擦力成正比，与物体之间的正压力成反比
    D. 静摩擦力的大小是在零和最大静摩擦力之间发生变化

15. 作匀加速直线运动的物体，加速度为 $2m/s^2$，它的意义是（　　　）
    A. 物体在任一秒末的速度是该秒初的速度的两倍
    B. 物体在任一秒末速度比该秒初的速度大 2m/s
    C. 物体在任一秒的初速度比前一秒的末速度大 2m/s
    D. 物体在任一秒的位移都比前一秒内的位移增加 2m

16. 下面说法中错误的是（　　　）
    A. 力是物体产生加速度的原因
    B. 物体运动状态发生变化，一定有力作用在该物体上
    C. 物体运动速度的方向与它受到的合外力的方向总是一致的
    D. 物体受恒外力作用，它的加速度恒定；物体所受外力发生变化，它的加速度也变化。

17. 汽车上的车速里程表，其指针示数的意义是（　　　）
    A. 瞬时速率　　　B. 平均速率　　　　C. 位移　　　　　　D. 路程

18. 广州市出租汽车的起步价是 7.00 元/3 公里，其中的"3 公里"指的是(　　)

    A. 位移　　　　　　B. 路程　　　　　　C. 速度　　　　　　D. 加速度

19. 关于质点，以下说法正确的是(　　)

    A. 物体的大小和形状对所研究的问题没有影响或影响很小可忽略时，我们可把物体看作质点。

    B. 只有物体运动不是很快时，才可以把物体看作质点。

    C. 只有体积很小或质量很小的物体，才可以被看作质点。

    D. 质点是没有质量、没有形状和大小的点。

20. 关于速度和加速度的下列说法中，正确的是(　　)

    A. 速度为零，加速度必为零

    B. 加速度逐渐减小，速度必随之减小

    C. 加速度减小，速度可能增大

    D. 在直线运动中，加速度的方向一定跟位移的方向一致

21. 一个小球从 1.5m 高处自由落下，被水平地板弹回后，在 1m 高处被接住，则小球在整个过程中(　　)

    A. 位移是 2.5m　　B. 路程是 2.5m　　C. 位移是 1.5m　　D. 位移是 1m

22. 学校作息时间表中有这样的字样："第一节……7：40—8：20"，则(　　)

    A. 7：40 是时间　　　　　　　　　B. 8：20 是时间

    C. 7：40 是时刻，8：20 是时间　　D. 7：40 和 8：20 都是时刻

23. 在研究下列哪些运动时，物体可以被视为质点(　　)

    A. 研究地球自转运动时的地球　　　　B. 研究地球绕太阳公转时的地球

    C. 研究车轮自转情况时的车轮　　　　D. 从广州开往深圳的火车

24. 质点做匀速圆周运动时，保持不变的物理量是(　　)

    A. 速度　　　　　　B. 周期　　　　　　C. 角速度　　　　　D. 向心力

25. 如图所示，物体放在水平桌面上，在水平方向上共受三个力作用，即 F_1、F_2 和摩擦力作用，物块处于静止状态，其中 $F_1 = 10N$，$F_2 = 2N$，若撤去 F_1，则物块受到的摩擦力是(　　)

    A. 8N，方向向右　　　B. 8N，方向向左

    C. 2N，方向向右　　　D. 2N，方向向左

第 25 小题示意图

三、计算题

26. 某弹簧受到 100N 的拉力时，长度伸长 4cm，求该弹簧的劲度系数。

27. 已知木箱的质量是 50kg，如果把它放在冰面上并推它运动，需要克服多大的摩擦力？（木箱与冰面间的摩擦因数是 0.03）

28. 某护士用 35N 的水平推力，推着质量为 30kg 的护士车在楼道内行走，其车轮与地面间的摩擦力是 5N，问护士车产生的加速度多大？加速度的方向如何？

29. 飞机着陆以后以 6m/s² 的加速度做匀减速直线运动，若其着陆时速度为 60m/s，

求它着陆后 12s 内滑行的距离。

30. 从静止开始做匀加速直线运动的汽车，经过 $t=10s$，发生位移 $s=30m$。已知汽车的质量 $m=4\times10^3kg$，牵引力 $F=5.2\times10^3N$。求：

（1）汽车的加速度。

（2）汽车在运动中所受到的平均阻力。

四、简答题

31. 简述人体骨骼的力学性质。

32. 离心现象是怎样发生的？离心分离机的分离原理是什么？离心分离机在医学上有哪些应用？

第二章　功和机械能及其应用

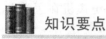 知识要点

◆ 掌握动能定理、机械能转化与守恒定律，并能进行简单的计算。

◆ 熟悉功的概念，知道做功的两个必要因素，并能用公式进行简单的计算；功率的概念、功率与速度的关系，并能用公式进行计算；动能和重力势能，并能进行简单计算；功和能的关系。

◆ 了解弹性势能、机械能及其转化，知道机械能是人类生活中最常见的能量形式，并能用机械能转化与守恒定律分析生产、生活及医学中的有关问题。

我们都知道，自然界中存在着各种形式的能量，而且各种形式的能量之间可以相互转化，并且做功就是能量转化的过程。功和能量转化与我们的日常生活和工作有着极为密切的联系，也是医学生必须具备的基础知识。本章学习的主要内容有功、功率、机械能（包括动能、重力势能和弹性势能）、动能定理和机械能转化与守恒定律。

第一节　功　功率

一、功

大家都知道，如果一个物体受到了力的作用，并且在力的方向上发生了一段位移，我们就说这个力对物体做了功。例如，护士推护士车前进，车子在推力的作用下发生一段位移，就说护士的推力对车子做了功。

如果用 F 表示恒力的大小，用 s 表示位移的大小，用 W 表示力对物体所做的功，那么计算功的公式可以表示为

$$W = Fs \qquad\qquad (2-1)$$

这个公式仅适用于力和物体的运动方向一致的情况，如图 2 – 1 所示。

功由力的大小和在力的方向上的位移的大小确定的。功没有方向，是一个标量。在国际单位制中，功的单位是焦耳，符号为 J。

1焦耳(J)＝1牛顿×1米(N·m)

由功的定义可知，力和物体在力的方向上的位移，是力对物体做功的两个不可缺少的因素。例如，一个人在水平面上推车前进，重力没有做功。因为重力的方向是竖直向下的，车只在水平

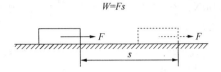

图2-1　力和物体的运动方向一致

方向上有位移，但竖直方向上没有位移，所以重力没有做功。又如，一个小球在光滑水平面上做匀速直线运动，因为小球只受到在竖直方向上的重力和支持力，水平方向上不受力。所以，没有力对小球做功。

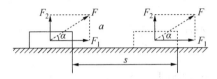

图2-2　物体运动的方向与
力的方向成某一角度

在大多数情况下，物体的运动方向和力的方向不一致而成某一角度 α，如图2-2所示。在这种情况下，功又如何计算呢？根据做功的两个因素可以把力分解为两个分力：跟位移方向一致的分力为 F_1，和跟位移方向垂直的分力为 F_2。设物体在力 F 的作用下发生位移的大小是 s，则分力

F_1 所做的功等于 F_1s，分力 F_2 的方向跟位移的方向垂直，物体在 F_2 的方向上没有发生位移，F_2 所做的功等于0。因此，力 F 对物体所做的功等于 F_1s，而 $F_1 = F\cos\alpha$，所以

$$W = Fs\cos\alpha \qquad\qquad (2-2)$$

上式说明，力对物体所做的功，等于力的大小、位移的大小、力与位移夹角的余弦这三者的乘积。

在公式 $W = Fs\cos\alpha$ 中，$0° \leqslant \alpha \leqslant 180°$。

现在讨论一下力对物体做功时可能出现的几种情形：

(1) 当 $\alpha = 0°$ 时，$W = Fs$，这时力的方向和位移的方向一致，力对物体做正功，且做功最多。

(2) 当 $0° < \alpha < 90°$ 时，$\cos\alpha > 0$，$W > 0$，这时力与位移之间成任意锐角，力对物体做正功。如人用斜向上的力拉车前进时，人的拉力对车做正功。

(3) 当 $\alpha = 90°$ 时，$\cos\alpha = 0$，$W = 0$，这时力与位移垂直，力对物体不做功。如物体在水平面上运动时，重力和支持力都不做功。

(4) 当 $90° < \alpha \leqslant 180°$ 时，$\cos\alpha < 0$，$W < 0$，这时力与位移之间成任意钝角，力对物体做负功。如推着小车跑动的人，到达目的地减速时，人斜着向后拉车的力对车做负功；汽车运动中受的摩擦力对车做负功。

可见，功的正负是表示动力对物体做功，还是阻力对物体做功。

当物体在几个力的共同作用下发生一段位移时，这几个力对物体所做的总功，等于各个力分别对物体所做功的代数和。可以证明，它也就是这几个力的合力对物体所做的功。即

$$W = W_1 + W_2 + W_3 + \cdots + W_n$$

物理学上关于功的定义也适用于人体肌肉收缩做功，其力是指肌肉张力，位移是指肌肉收缩时物体产生的位移。

例题2-1　一质量为150kg的物体，受到与水平方向成30°角斜着向上的拉力是

500N，在水平地面上移动了 5m，物体与地面间的滑动摩擦力是 100N。求力对物体所做的总功。

已知：$m = 150\text{kg}$，$\alpha = 30°$，$F = 500\text{N}$，$s = 5\text{m}$，$f = -100\text{N}$

求：$W_{总} = ?$

解：由题意可知，物体所受重力和支持力对物体不做功，只有拉力和摩擦力对物体做功。

拉力 F_1 对物体所做功为

$$W_1 = F_1 s \cos 30° = 500 \times 5 \times \cos 30° \approx 2165(\text{J})$$

摩擦力 f 对物体所做的功为

$$W_2 = -fs = -100 \times 5 = -500(\text{J})$$

力对物体所做的总功为

$$W_{总} = W_1 + W_2 = 2165 - 500 = 1665(\text{J})$$

答：力对物体所做的总功是 1665J。

二、功率

在做功的过程中，我们不仅要知道某力对物体做了多少功，还要知道做功的快慢程度。例如，有两部机器做相同的功，一部比另一部所用的时间短，显然用时间短的机器比用时间长的机器做功快。做功有快慢之分，工具的先进性，一个重要表现就是能够更快地做功。在物理学中，做功的快慢用功率表示。

功与完成这些功所用时间的比值叫做功率。如果用 P 表示功率，W 表示功，t 表示时间，则有

$$P = \frac{W}{t} \tag{2-3}$$

功率是标量，在国际单位制中，功率的单位是瓦特，简称瓦，符号为 W。$1\text{W} = 1\text{J/s}$。瓦这个单位比较小，技术上常用千瓦（kW）作功率的单位，$1\text{kW} = 1000\text{W}$。

机器对外所做的功叫做输出功率，也叫有用功率。机器正常工作时允许的最大输出功率，叫做额定功率，它就是在机器设备名牌或说明书上所标示的功率。机器工作时实际的输出功率，通常是小于额定功率，但不可长时间地超出额定功率。

功率还可以用力和速度来表示。在作用力方向和位移方向相同的情况下，$W = Fs$，

把此式代入功率的公式 $P = \dfrac{W}{t}$

而　　$v = \dfrac{s}{t}$

所以　　　　　　　　　　$P = Fv \tag{2-4}$

由此可见，在作用力的方向与速度方向一致的情况下，力 F 的功率等于力 F 与物体运动速度 v 的乘积。对发动机来说，当它的功率一定时，它的牵引力跟速度成反比。所以汽车上坡时，司机常用换挡的办法减小速度，以得到较大的牵引力。

在应用公式 $P = Fv$ 时，如果 v 表示物体在时间 t 内的平均速度，则 P 表示力 F 在这

段时间 t 内的平均功率；如果 v 表示物体在某一时刻的瞬时速度，则 P 表示该时刻的瞬时功率。

例题 2-2　一辆质量为 2000kg 的汽车，从静止出发在平直公路上行驶，设发动机的牵引力始终为 3000N，运动中受到的阻力始终为 600N，求：

（1）5s 内牵引力所做的功。

（2）5s 内阻力所做的功。

（3）5s 末发动机的瞬时功率。

已知：$m=2000\text{kg}$，$F=3000\text{N}$，$f=600\text{N}$

求：（1）$W_F=?$　（2）$W_f=?$　（3）$P=?$

解：根据题意，汽车做匀加速直线运动，故由牛顿第二定律得

$$a=\frac{F-f}{m}=\frac{3000-600}{2000}=1.2(\text{m/s}^2)$$

汽车做初速度为零的匀加速直线运动，在 5s 内发生的位移是

$$s=\frac{1}{2}at^2=\frac{1}{2}\times1.2\times5^2=15(\text{m})$$

（1）5s 内牵引力所做的功

$$W_F=Fs=3000\times15=4.5\times10^4(\text{J})$$

（2）5s 内阻力所做的功

$$W_f=fs\cos180^0=600\times15\times(-1)=-9\times10^3(\text{J})$$

负号表示阻力做功，即汽车克服阻力做了 $9\times10^3\text{J}$ 的功。

（3）汽车在 5s 末的瞬时速度是

$$v=at=1.2\times5=6(\text{m/s})$$

5s 末发动机的瞬时功率是

$$P=Fv=3000\times6=1.8\times10^4=18(\text{kW})$$

答：5s 内牵引力所做的功是 $4.5\times10^4\text{J}$，5s 内阻力所做的功 $9\times10^3\text{J}$，5s 末发动机的瞬时功率 18kW。

知识链接

人在维持生命活动以及从事各项活动时，就必须消耗能量做功，在不同情况下消耗的功率大小是不同的。

一个成年人在熟睡的时候，消耗的功率大约是 80W，这个功率用来维持其身体的代谢，因此把这个功率叫做基本代谢率。在进行一般脑力劳动时，例如学生在上课时，消耗的功率约为 150W，其中约 80W 为基本代谢率，约 40W 消耗在脑的活动中。在中等剧烈的运动中，例如以 5m/s 的速度骑自行车时，骑车人消耗的功率约为 500W。在比较剧烈的运动中，例如打篮球时，人消耗的功率约为 700W。在更加剧烈的运动情况下，例如在百米赛跑中，一个优秀运动员消耗的功率可超过 1000W。

第二节　动能　动能定理

一、功和能

在认识能量的历史过程中，人们建立了功的概念，因而功和能是两个密切联系的物理量。一个物体能够对外做功，就说这个物体具有能量。例如流动的河水、被举高的重锤、被压缩的弹簧都能对外做功，因而它们都具有能量。

自然界中有多种形式的能量，其中最基本的是机械能，它包括动能和势能（重力势能和弹性势能）。另外还有化学能、热能、电能、磁能、光能、原子能等形式。各种形式的能量之间都可以相互转化，而且在转化过程中，能的总量是守恒的。在各种不同形式的能量之间相互转化的过程中，功起着重要的作用。例如，举重运动员把重物举起来，对重物做了功，重物的重力势能增加，同时运动员消耗了体内的化学能。运动员做了多少功，就有多少化学能转化为重力势能。列车在机车的牵引下加速运动，牵引力对列车做功使其机械能增加，同时机车的热机消耗了内能。牵引力对列车做了多少功，就有多少内能转化为机械能。总之，做功的过程就是能量转化的过程，做了多少功，就有多少能量发生了转化。所以，功是能量转化的量度。知道了功和能的这种关系，就可以通过做功的多少，定量地研究能量及其转化的问题了。下面就来定量地研究机械能。

二、动能

我们知道，如果一个物体能对外界做功，我们就认为这个物体具有能。例如，飞行着的子弹在击中目标时，具有克服阻力做功的本领；高处的水流向低处时，可以冲击水轮机的叶片转动而做功，等等。由此可以得出，运动的物体具有能。所以，我们引入动能的概念。物体由于运动而具有的能叫做动能。那么动能的大小与哪些因素有关呢？

要使静止的物体获得一定的速度，就需要一个使物体加速的力。这个力对物体做了多少功，就表示有多少其他形式的能量转化为物体的动能。

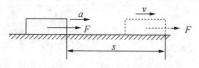

图2-3　在水平恒力 F 的作用下开始运动，经过一段位移 s 后速度到达 v

在光滑的水平面上有一个质量为 m 的静止物体，在恒定的水平外力 F 作用下开始运动，经过一段位移 s 后达到的速度是 v，如图2-3所示。在这过程中，外力 F 对物体所做的功是 $W = Fs$。如果用 E_K 表示物体的动能，就有 $E_K = Fs$。根据牛顿第二定律 $F = ma$ 和运动学公式 $v^2 = 2as$，可得

$$E_K = Fs = ma \times \frac{v^2}{2a}，\text{化简后，得}$$

$$E_K = \frac{1}{2}mv^2 \tag{2-5}$$

这就是说，物体的动能等于它的质量与它的速度平方的乘积的一半。

动能是标量，它的单位与功的单位相同，在国际单位制中都是焦耳，符号为 J。

例如，我国在 1970 年发射的第一颗人造地球卫星，质量为 173kg，轨道速度为 7.2km/s，它的动能是

$$E_K = \frac{1}{2}mv^2 = \frac{1}{2} \times 173 \times (7.2 \times 10^3)^2 = 4.48 \times 10^9 (\text{J})$$

三、动能定理

事实告诉我们，外力对物体做功，则物体的速度要发生变化，因而物体的动能也要发生变化。那么，外力对物体做功与物体动能变化之间有什么关系呢？

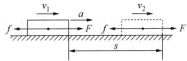

图 2 - 4 所示，质量为 m 的物体，初速度为 v_1，在恒定的水平推力 F 和恒定的水平阻力 f 的作用下，沿水平面向右运动。设物体的加速度为 a，经过位移 s 后，速度变为 v_2，作用到物体上的合外力 $(F-f)$ 对物体所做的功为

图 2-4　在恒定水平力 F 和 f 作用下，经位移 s 后，速度由 v_1 变为 v_2

$$W = (F-f)s$$

因为

$$F - f = ma, \quad s = \frac{v_2^2 - v_1^2}{2a}$$

所以

$$W_{\text{合}} = ma \times \frac{v_2^2 - v_1^2}{2a} = \frac{1}{2}mv_2^2 - \frac{1}{2}mv_1^2$$

上式中 $\frac{1}{2}mv_1^2$ 为物体的初动能 E_{K1}，$\frac{1}{2}mv_2^2$ 为物体的末动能 E_{K2}，二者的改变量为 ΔE_K，所以

$$W_{\text{合}} = E_{K2} - E_{K1} = \Delta E_K \tag{2-6}$$

这表明，合外力对物体所做的总功，等于物体动能的改变量。这个结论叫做动能定理。

由此可以看出：①当 $W_{\text{合}} = 0$ 时，$\Delta E_K = 0$，表示物体的动能不变；②当 $W_{\text{合}} > 0$ 时，$\Delta E_K > 0$，表示物体的动能增加；③当 $W_{\text{合}} < 0$ 时，$\Delta E_K < 0$，表示物体的动能减少。

动能定理是在物体受恒力作用，并且做直线运动的情况下得到的。但当物体在变力作用下做曲线运动时，动能定理同样也是适用的。

动能定理揭示了做功与物体动能改变量之间的定量关系。

应用动能定理解题步骤：

（1）确定研究对象和研究过程。

（2）分析物理过程，分析研究对象在运动过程中的受力情况，明确各力做功情况，即是否做功，是正功还是负功。

（3）找出研究过程中物体初、末状态的动能（或动能的变化量）。

（4）根据动能定理建立方程，代入数据求解，对结果进行分析、说明或讨论。

例题 2-3 一架喷气式飞机，质量是 $5.0 \times 10^3 kg$，从静止开始滑跑 $5.3 \times 10^2 m$ 时，达到起飞速度 60m/s。在此过程中飞机受到的平均阻力是飞机重量的 0.02 倍。求飞机受到的牵引力。

已知：$m = 5.0 \times 10^3 kg$，$s = 5.1 \times 10^2 m$，$v_0 = 0$，$v_t = 60m/s$，$f = 0.02G$

求：$F = ?$

解：取飞机为研究对象，对起飞过程进行研究，飞机受到重力 G、支持力 N、牵引力 F 和阻力 f 作用，如图 2-5 所示。

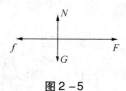

图 2-5

飞机起飞过程的初动能为 0，末动能为 $\frac{1}{2}mv_t^2$

合外力所做的总功为 $W = (F - f)s = Fs - fs = Fs - 0.02mgs$

根据动能定理得，

$$Fs - 0.02mgs = \frac{1}{2}mv_t^2 - 0$$

即 $F = 0.02mg + \frac{1}{2s}mv_t^2 = 0.02 \times 5.0 \times 10^3 \times 9.8 + \frac{1}{2 \times 5.1 \times 10^2} \times 5.0 \times 10^3 \times 60^2 \approx$

$1.86 \times 10^4 (N)$

答：飞机起飞时受到的牵引力是 $1.86 \times 10^4 N$。

例题 2-4 质量为 1kg 小球，从离地面 10m 高处落下，着地时小球的速度为 15m/s，求下落过程中空气对小球的平均阻力。

已知：$m = 1kg$，$h = 10m$，$v_0 = 0$，$v_t = 15m/s$

求：$f = ?$

解：小球从静止开始下落的过程中，只受重力 mg 和空气阻力 f 的作用，重力做正功，阻力做负功，外力的总功为 $(mg - f)h$。小球的初速度为零，它在下落过程中增加的动能，就等于它在末状态时的动能。

由动能定理得

$$(mg - f)h = \frac{1}{2}mv_t^2 - 0$$

$$f = mg - \frac{1}{2h}mv_t^2 = 1 \times 9.8 - \frac{1}{2 \times 10} \times 1 \times 15^2 = -1.45 (N)$$

答：小球下落过程中空气对小球的平均阻力是 1.45N，负号表示阻力与重力方向相反。

第三节　势　能

由物体间的相互作用力和物体间的相对位置决定的能量，叫做势能。被举高的重物、被拉伸或压缩的弹簧都具有做功的本领，所以它们都具有势能。根据物体间相互作用力的性质不同，势能可分为重力势能和弹性势能、分子势能和电势能等。下面讨论重力势能和弹性势能，分子势能和电势能将在后面的有关章节中学习。

一、重力势能

我们把由物体和地球的相互作用力以及它们的相对位置所决定的势能，叫做重力势能。例如打桩机的重锤从高处落下时可以把水泥桩打进地里而做功，因而它具有重力势能。经验告诉我们，重锤的质量越大，被举得越高，把水泥桩打进地里就越深。可见，物体的质量越大，高度越高，其重力势能就越大。

物体的高度发生变化时，重力要做功：物体被举高时，重力做负功，重力势能增加；物体下降时，重力做正功，重力势能减少。可见，重力势能的变化跟重力做功有着密切的关系。

设一个质量为 m 的物体，从高度是 h_1 的位置，竖直向下运动到高度是 h_2 的位置，如图 2-6 所示，这个过程中重力做的功是

$$W_G = mgh_1 - mgh_2 = mg(h_1 - h_2) = mg\Delta h$$

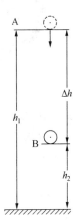

图 2-6

由上式知，重力做功 W_G 等于 mgh 这个量的变化。mgh 的变化由重力做的功决定，mgh 的大小是一个随着物体与地面高度变化而变化的量，把物理量 mgh 叫做物体的重力势能，用 E_P 表示，即

$$E_P = mgh \qquad (2-7)$$

上式表明，物体的重力势能等于它所受的重力与所处高度的乘积。

重力势能是标量，单位是焦耳，符号为 J。有了重力势能的表达式，重力做的功与重力势能的关系可写成：

$$W_G = E_{P1} - E_{P2} \qquad (2-8)$$

E_{P1} 表示物体在初位置的重力势能，E_{P2} 表示物体在末位置的重力势能。

当物体由高处运动到低处时，重力做正功，重力势能减少。重力势能减少的数量等于重力所做的功。当物体由低处运动到高处时，重力做负功（物体克服重力做功），重力势能增加。重力势能增加的数量等于物体克服重力所做的功。

物体的高度总是相对于某一参考面来说的，通常是把这个参考面的高度取为零。因此，对于物体的重力势能来说，这个参考面叫做零势能面。对不同的参考面，其高度不同，重力势能也不同，所以重力势能是一个相对的量，是对某一零势能面而言的。零势能面的选取是任意的，可根据所研究问题的方便而定。一般情况下，选地面为零势能面。

在零势能面上，物体的重力势能为零；在零势能面的上方，物体的重力势能为正；在零势能面的下方，物体的重力势能为负。重力势能是由地球和物体组成的系统共有的能量，而不是地球上的物体单独具有的。

二、弹性势能

我们知道，被拉或被压的弹簧在恢复平衡的过程中，可以使附在弹簧上的物体运动而做功，这就是说，被拉或被压的弹簧具有做功的本领，也就是说它具有势能。不只是弹簧，任何可发生形变的物体，如拉弯了的弓、被压弯了的弹性运动器材、正在支撑运动员起跳的撑杆，如图 2 - 7 所示，也都具有势能。

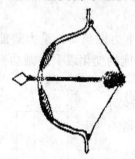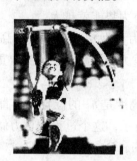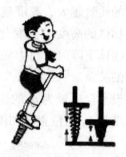

图 2 - 7　弹性势能的举例

弹力作用于物体，将使物体发生运动，弹力所做的功，是由弹性体各部分之间相对位置的变化来决定。由于弹性体各部分之间相对位置的改变而具有的势能，叫做弹性势能。

弹簧被拉伸或压缩某长度 x 时所具有的弹性势能为

$$E_P = \frac{1}{2}kx^2 \tag{2-9}$$

式中 k 为弹簧的劲度系数，它与弹簧的材料、长度、粗细等有关。

弹性势能也是标量。在国际单位制中，弹性势能的单位也是焦耳，符号为 J。

从上式可以看出，弹性势能跟形变的大小有关。例如，弹簧的弹性势能跟弹簧被拉伸或压缩的长度有关，被拉伸或压缩的长度越长，恢复原状时对外做的功就越多，弹簧的弹性势能就越大。

势能也叫位能，是由相互作用的物体的相对位置决定的，弹性势能由发生形变的物体各部分的相对位置决定。

弹性势能也具有相对性，所以在解决实际问题时，必须选取一个适当的零势能面，弹性势能才有确定的数值。

例题 2 - 5　质量是 2.5kg 的钢球，自由下落 1.0s，求：重力对它做了多少功？它的重力势能减少了多少？

已知：$m = 2.5\text{kg}$，$t = 1.0\text{s}$

求：$W_G = ?$　　$\Delta E_p = ?$

解：根据题意，钢球在 1.0s 内自由下落的高度是

$$h = \frac{1}{2}gt^2 = \frac{1}{2} \times 9.8 \times 1.0^2 = 4.9(\text{m})$$

重力对钢球做的功为

$$W_G = mgh = 2.5 \times 9.8 \times 4.9 = 120(\text{J})$$

钢球重力势能的减少等于重力对钢球做的功，即

$$\Delta E = E_{P1} - E_{P2} = mgh = 2.5 \times 9.8 \times 4.9 = 120(\text{J})$$

答：钢球自由下落 1.0s 重力对它做了 120J 的功，它的重力势能减少了 120J。

第四节　机械能转化与守恒定律

一、机械能及其转化

物体做机械运动时所具有的动能和势能统称为机械能，用 E 表示，即

$$E = E_K + E_P = \frac{1}{2}mv^2 + mgh$$

在机械运动中，不同形式的机械能之间可以相互转化。例如在物体自由下落中，重力势能转化为动能；在物体竖直上抛运动中，动能转化为重力势能；蹦床运动中重力势能、弹性势能、动能之间的相互转化；撑竿跳高，重力势能、弹性势能、动能之间的相互转化。由此可见，不同形式的能量之间是可以相互转化的。

二、机械能转化与守恒定律

动能和势能之间可以相互转化，在转化的过程中遵循什么规律呢？下面我们以自由落体运动为例来讨论机械能转化与守恒定律。

假设有一个质量为 m 的小球，从任意高度的 A 点自由下落并经过 B、C 两点，如图 2–8 所示。

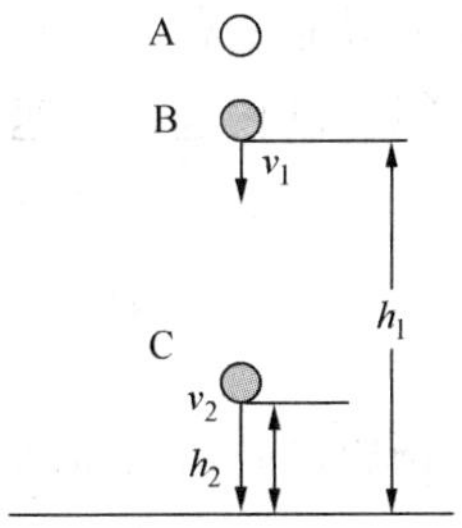

分析：小球运动过程中只受到重力的作用，所以依据动能定理可得

$$W_G = \frac{1}{2}mv_2^2 - \frac{1}{2}mv_1^2 \qquad ①$$

图 2–8　自由落体中
动能和势能的转换

另外，由重力做功和重力势能变化之间的关系可得，

$$W_G = mgh_1 - mgh_2 \qquad ②$$

由①、②可得，$\frac{1}{2}mv_2^2 - \frac{1}{2}mv_1^2 = mgh_1 - mgh_2$

所以　　　　　　　　$$mgh_1 + \frac{1}{2}mv_1^2 = mgh_2 + \frac{1}{2}mv_2^2$$

或　　　　　　　　　$$E_{P1} + E_{K1} = E_{P2} + E_{K2}$$

可见，$E_1 = E_2 = E$（或 $E_A = E_B = E$）

由此表明，在自由下落的过程中，物体总的机械能保持不变。

不论物体做什么运动，如果在动能和势能相互转化的过程中，只有重力（或物体克服重力）做功，物体的机械能保持不变。如果在动能和弹性势能的相互转化过程中，只有弹力（或物体克服弹力）做功，物体的机械能也保持不变。也就是说，在只有重力（或

弹力)做功的情况下，物体的动能和重力势能(或弹性势能)发生相互转化，而总的机械能保持不变，这个结论叫做机械能转化与守恒定律。

自然界还有各种不同形式的能，如光能、热能、化学能、电磁能、原子能等，这些能量跟机械能一样，在一定条件下都可以相互转化，在转化过程中，各种形式能量的总和保持不变。这就是说，它们都遵循能量守恒定律。

在解决力学问题时，应用机械能守恒定律，往往比其他方法简单。

例题 2 - 6   以 20m/s 的速度竖直向上抛出一个物体，不计空气阻力，它能达到的高度是多少？它上升到 10m 时的速度是多少？它返回地面时的速度是多少？

已知：$v_1 = 20\text{m/s}$，$h_2 = 10\text{m}$

求：$h_1 = ?$ $v_2 = ?$ $v_3 = ?$

解：竖直上抛运动可看作自由落体运动的逆运动，在运动过程中仅受重力的作用，因此机械能是守恒的，物体到达最高点时的势能等于它在抛出点的动能，所以

$$mgh_1 = \frac{1}{2}mv_1^2$$

变形得

$$h_1 = \frac{v_1^2}{2g} = \frac{20^2}{2 \times 9.8} = 20.4(\text{m})$$

物体上升到 10m 高处时，未达到最高点，这时它既有动能，又有重力势能，动能和重力势能之和等于它抛出点时的动能，物体达到最高点时的重力势能等于它在抛出点的动能，设它这时的速度为 v_2，高度是 h_2，根据机械能转化与守恒定律，得

$$mgh_2 + \frac{1}{2}mv_2^2 = \frac{1}{2}mv_1^2$$

$$v_2 = \sqrt{v_1^2 - 2gh_2} = \sqrt{20^2 - 2 \times 9.8 \times 10} = 14.3(\text{m/s})$$

物体返回地面时的动能跟它抛出时的动能相等，即

$$\frac{1}{2}mv_3^2 = \frac{1}{2}mv_1^2$$

$$v_3 = v_1 = 20(\text{m/s})$$

答：它能达到的高度是 20.4m，它上升到 10m 时的速度是 14.3m/s，它返回地面时的速度是 20m/s。

例题 2 - 7   运动员从地上拾起质量为 5kg 的铅球，把它向远方投去，铅球出手时的高度是 2m、速度是 20m/s，运动员对铅球做的功是多少？

已知：$m = 5\text{kg}$，$h = 2\text{m}$，$v = 20\text{m/s}$

求：$W = ?$

解：根据题意，运动员对铅球做的功转化为铅球出手时所具有的动能和重力势能，即

$$W = \frac{1}{2}mv^2 + mgh = \frac{1}{2} \times 5 \times 20^2 + 5 \times 9.8 \times 2 = 1098(\text{J})$$

答：运动员对铅球做的功是 1098J。

例题 2 - 8   一小车从 1m 高 3m 长的光滑斜面顶端滑下，然后在一水平面上前进。

如果小车与水平面之间的摩擦因数是 0.1，那么小车在水平面上能前进多远？

已知：$h=1\text{m}$，$L=3\text{m}$，$\mu=0.1$

求：$s=?$

解：由于斜面光滑不计摩擦力，小车在斜面上滑下的过程中只有重力做功，所以机械能守恒，即小车滑到水平面时的动能等于它在斜面顶端时的重力势能，然后小车在水平面上克服摩擦力做功，所做的功就等于它损失的动能，设小车在水平面上的摩擦力为 f，则有

$$fs=\mu mgs=\frac{1}{2}mv^2=mgh$$

$$s=\frac{h}{\mu}=\frac{1}{0.1}=10\,(\text{m})$$

答：小车在水平面上能前进 10m。

三、功和能的关系

功和能是两个联系密切的物理量。一个物体能够对外做功，则表明物体具有能量。能量的多少表示物体对外做功本领的大小。

能量有各种不同的形式，如机械能、热能、光能、化学能、电磁能、原子能等。各种不同形式的能量可以相互转化，并且在转化中能量总是守恒的。

各种形式的能量的相互转化，是通过做功来实现的。例如，护士推着护士车前进，是护士的推力克服车子与地面间摩擦力做功的过程，也就是护士身体的化学能转化为护士车动能的过程；护士给患者注射药液，护士推动针管的活塞对药液做功的过程，是护士身体的化学能转化为活塞和药液机械能的过程。

可见，做功的过程就是能量转化的过程。做了多少功，能量就转化了多少。因此，功是能量的量度。

功是一个过程量，能量是一个状态量。

本 章 小 结

一、功　功率

（一）功

力对物体所做的功，等于力的大小、位移的大小、力与位移夹角的余弦这三者的乘积。

在公式 $W=Fs\cos\alpha$ 中，α 是力 F 与物体位移 s 之间的夹角，$0°\leqslant\alpha\leqslant180°$。

（1）当 $0\leqslant\alpha<90°$ 时，力对物体做正功。

（2）当 $\alpha=90°$ 时，力对物体不做功。

（3）当 $90°<\alpha\leqslant180°$ 时，力对物体做负功。

正功表示动力对物体做功，负功表示阻力对物体做功。

（二）功率

功与完成这些功所用时间的比值叫做功率，其公式为 $P = \dfrac{W}{t}$。

功率又可以表示为 $P = Fv$，当 v 为平均速度时，功率为平均功率；当 v 为瞬时速度时，功率是瞬时功率。

二、动能　动能定理

（一）动能

物体由于运动而具有的能量叫做动能。用 E_K 表示。

$$E_K = \frac{1}{2}mv^2$$

（二）动能定理

合外力对物体所做的总功，等于物体动能的改变量，这一结论叫做动能定理。

$$W = \frac{1}{2}mv_2{}^2 - \frac{1}{2}mv_1{}^2 = E_{K2} - E_{K1} = \Delta E_K$$

三、势能

1. 重力势能　由物体和地球的相互作用以及它们的相对位置共同所决定的势能，叫做重力势能，用 E_P 表示。

$$E_P = mgh$$

2. 弹性势能　由于弹性体之间相对位置发生改变而具有的势能，叫做弹性势能，用 E_P 表示。

$$E_P = \frac{1}{2}kx^2$$

k 是弹簧的劲度系数，x 是位移的大小。

四、机械能转化与守恒定律

（一）机械能及其转化

物体做机械运动时所具有的动能和势能统称为机械能，用 E 表示。

$$E = E_K + E_P = \frac{1}{2}mv^2 + mgh$$

在机械运动中，不同形式的机械能之间可以相互转化。

（二）机械能转化与守恒定律

一个物体，只在重力（或弹力）做功的情况下，在动能和重力势能（或弹性势能）相互转化的过程中，机械能的总量保持不变，这个规律叫做机械能转化与守恒定律。

$$E_{K1} + E_{P1} = E_{K2} + E_{P2}$$

也可以写为 $mgh_1 + \dfrac{1}{2}mv_1^2 = mgh_2 + \dfrac{1}{2}mv_2^2$

机械能守恒的条件是：除重力或弹力做功外，其他力不做功（或所做的功为零）。

（三）功和能的关系

一个物体能够对外做功，则表明物体具有能量。能量的多少表示物体对外做功本领的大小。

各种不同形式的能量可以相互转化，并且在转化中能量总是守恒的。

做功的过程就是能量转化的过程。做了多少功，能量就转化了多少。功是能量的量度。

功是一个过程量，能量是一个状态量。

同步训练

一、填空题

1. 做功的两个不可缺少的因素是_____和_____。功是标量，但功有正负之分，正功表示_____对物体做功，负功表示_____对物体做功。

2. 功的计算公式是 $W = $ _____，功的国际单位是_____。

3. 功跟完成这些功所用_____的比值，叫做功率。功率是表示_____的物理量。功率的国际单位是_____，符号为_____。

4. 物体由于_____而具有的能量叫做动能，动能的表达式为_____。动能的国际单位是_____。

5. 由_____和_____之间相对位置决定的势能，叫做重力势能。用_____表示。物体重力势能的表达式为_____。

6. _____和_____统称为机械能，表示符号为_____。机械能守恒的条件是_____。

7. 当外力对物体做功时，物体的能量就会_____；当物体对外做功时，物体的能量就会_____。_____是物体能量的量度。

8. 一个重量 10N 的物体，从 5m 高处自由下落，下落距地面 1m 处的机械能是_____。

二、选择题

9. 在光滑水平面和粗糙水平面上推车，如果所用的推力相同并通过相同的路程，则推力对车所做的功是（　　）

　　A. 一样大　　　　　　　　　　　B. 在光滑水平面上所做功较多

C. 在粗糙水平面上所做功较多　　　　　D. 要由小车通过这段路程的时间来决定

10. 关于功率，下列各种说法正确的是（　　）

    A. 功率大说明物体做的功多

    B. 功率小说明物体做功少

    C. 由 $P = \dfrac{W}{t}$ 可知机器做功越多，其功率越大

    D. 单位时间内机器做功越多，其功率越大

11. 在光滑水平面上，质量为 2kg 的物体以 2m/s 的速度向东运动，当对它施加一向西的力使它停下来，则该外力对物体做的功是（　　）

    A. 16J　　　　　　　B. 8J　　　　　　　C. 4J　　　　　　　D. 0

12. 质量为 1kg 的铁质物体从离地面 10m 高处自由下落到 6m 高处，其重力势能的变化量是（　　）

    A. 58.8J　　　　　B. 98J　　　　　　C. 39.2J　　　　　D. 40J

13. 在下列实例中，系统机械能不守恒的是（　　）

    A. 物体在光滑的斜面自由下滑

    B. 物体做自由落体运动

    C. 物体沿光滑斜面向上加速运动

    D. 不计空气阻力，抛出体在空中的运动

14. 汽车在一平直公路上做匀加速直线运动。在它的速率由零增加到 10m/s 和由 10m/s 增加到 20m/s 的两个阶段中，假定牵引力和阻力都不变，那么（　　）

    A. 合外力在前段做的功小于在后段做的功

    B. 合外力在前段做的功大于在后段做的功

    C. 合外力在前段做的功等于在后段做的功

    D. 无法比较合外力在前后两段做的功的大小

三、计算题

15. 某人用与水平方向成 30° 角的拉力，把一重 50kg 的木箱加速拉了 15m，其拉力是 300N，木箱与地面间的摩擦因数为 0.3，求合外力对木箱所做的功。

16. 质量为 2kg 的物体，受到 24N 竖直向上的拉力，由静止开始运动，经过 5s，求 5s 内拉力对物体所做的功是多少？5s 内拉力的平均功率及 5s 末拉力的瞬时功率各是多少？（g 取 10m/s^2）

17. 如图所示，物体在离斜面底端 5m 处由静止开始下滑，然后在与斜面连接的水平面上滑动，若与斜面及水平面的摩擦因数均为 0.4，斜面倾角为 37°，则物体能在水平面上滑行多远？

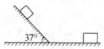

第 17 小题示意图

18. 体积为 150cm³ 的铁块，在离地面为 2m 高处时，它的势能是多少？（铁的密度为 7.8g/cm³）

19. 如图所示，光滑半球的半径 $R = 0.8$m，一小球从其顶端由静止开始滑下，球到达地面时的速率是多少？（g 取 10m/s²）

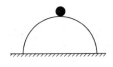

第 19 小题示意图

第三章　振动和波及其应用

知识要点

　　◆ 掌握简谐振动的概念及描述简谐振动的物理量振幅、周期和频率；产生共振的条件及其危害和在医学上的应用；波长、频率和波速的物理意义及其关系；声波的性质以及乐音和噪声与健康；超声波的性质和作用。

　　◆ 熟悉弹簧振子的运动特点；机械波产生的条件，横波和纵波；受迫振动的特点及应用；声强、听觉区域和声强级的概念及有关计算；声波的反射、折射及衰减等性质。

　　◆ 了解弹簧振子的运动，受迫振动，共振；声波，乐音和噪声，叩诊和听诊；超声波、超声波在医疗、制药等方面的应用等。

　　人类赖以生存的物质世界处于不停的运动之中，机械运动是最常见的运动，除了平动、转动外，振动也是一种常见的运动形式之一。例如，心脏的跳动、肺的呼吸、声带的运动、钟摆的摆动、琴弦的弹动、地震时大地的颤动、鼓膜和音叉的抖动、内燃机的转动曲轴、火车轮上联动轴的运动等都是振动。振动不只局限于机械运动范畴，像交流电中电流、电压的变化，电磁振荡等都是以机械振动为基础的。机械波的运动规律普遍适用于光波、电磁波、其他物质波等波动形式。本章主要讨论简谐振动和机械波的运动规律，简要介绍超声波的产生、性质及其在医学中的基本应用。

第一节　机械振动

　　我们知道物体做匀变速直线运动时，所受合力的大小和方向都不随时间变化。现在要学习物体的振动，物体振动时物体所受合力的大小和方向都是随时间作周期性变化的。

　　水面上漂浮物的上下浮动、秋千的前后摆动、树权的晃动、扁担的颤动，他们都有一个共同的特点，即物体（或物体的一部分）沿直线或弧线在某一位置附近来回往复地运动，这种运动叫做机械振动，简称振动。振动现象广泛存在于自然界和生产、生活中，它的运动形式多种多样，过程也很复杂，其中最简单、最基本的一种理想化振动形式就是简谐振动。

一、简谐振动

　　观察弹簧振子的运动，记录其振动的特点。

　　一根轻质螺旋弹簧穿在一根水平放置的光滑金属杆上，弹簧的左端固定，右端和一个质量为 m 的带孔金属小球（振子）连接，小球能在光滑的金属杆上自由滑动，这样就构成了一个弹簧振子。小球静止时的位置 O 称作平衡位置，把小球向右拉到最大位移处 B，然后放开，小球就在最大位移处 C、B 之间左右运动起来，如图 3 - 1 所示。

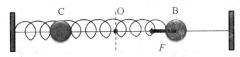

图 3 - 1　弹簧振子

　　物理学中的弹簧振子是一个理想化的实体模型，弹簧的质量可以忽略，金属杆与弹簧和振子之间没有摩擦，空气阻力可以忽略。在实际情况中，这样的条件是不存在的。我们把摩擦力很小，弹簧的质量相对于振子的质量可以忽略，这样的装置就可近似看作成弹簧振子。

　　1. 弹簧振子的振动过程　如图 3 - 2 弹簧振子被拉到 B 点时，弹簧发生了弹性形变，此时弹簧振子受到弹簧向左指向平衡位置的弹力，松手后弹簧振子在这个弹力的作用下，向平衡位置做加速运动，由于振子从最大位移 B 处向平衡位置 O 的运动过程中，随着弹簧振子离平衡位置越来越近，弹簧的形变就越来越小，弹力也随之越来越小，加速度也越来越小，在这个运动过程中，振子受到的弹力、加速度和运动方向相同，因此弹簧振子做加速运动，直至弹簧振子到达平衡位置，弹簧的形变消失，弹簧振子位移、弹力、加速度为零，振子的速度不再增加达到最大值，动能也达到最大值，相对应的弹性势能减为零。

　　由于惯性弹簧振子继续向左运动，由平衡位置 O 向最大位移 C 处运动，弹簧逐渐被压缩，振子的位移逐渐增大，作用在振子上的弹力逐渐增大，振子的加速度也逐渐增大，在这个运动过程中，弹簧振子的弹力、加速度与运动方向相反，因此弹簧振子做减速运动，直至到达最大位移 C 处，弹簧的形变最大，振子的位移、弹力、加速度达到最大值，振子的速度却减为零，同时动能也为零，相对应的弹性势能达到最大值。

　　弹簧振子在弹力的作用下由最大位移 C 处向平衡位置 O 运动，振子受到弹簧向右指向平衡位置的弹力，在这个力的作用下，向平衡位置做加速运动，振子从最大位移 C 处向平衡位置 O 的运动过程中，随着弹簧振子离平衡位置越来越近，弹簧的形变就越来越小，弹力也随之越来越小，加速度也越来越小，在这个运动过程中，振子受到的弹力、加速度和运动方向相同，因此弹簧振子做加速运动，直至弹簧振子到达平衡位置，弹簧的形变消失，弹簧振子位移、弹力、加速度为零，振子的速度不再增加达到最大值，动能也达到最大值，相应的弹性势能减为零。

　　由于惯性弹簧振子继续向右运动,由平衡位置 O 向最大位移 B 处运动,弹簧逐渐被压缩,振子的位移逐渐增大,作用在振子上的弹力逐渐增大,振子的加速度也逐渐增大,在这个运动过程中,弹簧振子的弹力、加速度与运动方向相反,因此弹簧振子做减速运动,直至到达最大位移 B 处,弹簧的形变最大,振子的位移、弹力、加速度达到最大值,振子的速度却减为零,同时动能也为零,相对应的弹性势能达到最大值。如果没有任何阻力,振子将在 B、C 之间永不停止地振动。

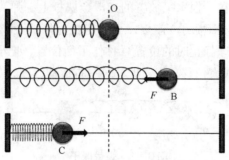

图 3-2　弹簧振子的振动

　　2. 弹簧振子的振动规律　弹簧振子在振动过程中,只要振子偏离平衡位置,就会受到一个跟振动位移方向相反,始终指向平衡位置,能让振子回到平衡位置的弹力。我们把这个始终指向平衡位置的力叫做回复力。

　　根据胡克定律,振子的回复力为

$$F = -kx \qquad (3-1)$$

式中 k 是比例常数,称为劲度系数,表示弹簧的一种属性,单位是牛顿/米,符号为 N/m。负号表示回复力与振子的位移方向相反。

　　像弹簧振子这样,物体受到大小跟位移成正比而方向相反的回复力作用下的振动,叫做简谐振动。根据牛顿第二定律 $F = ma$ 可得振动物体的加速度为

$$a = \frac{F}{m} = -\frac{k}{m}x \qquad (3-2)$$

表 3-1 对弹簧振子的振动规律作了总结。

表 3-1　弹簧振子的振动规律

振子的运动方向	B→O	O→C	C→O	O→B
位移 x 的方向	O→B	O→C	O→C	O→B
位移 x 的大小	逐渐减小	逐渐增大	逐渐减小	逐渐增大
回复力 F、加速度 a 的方向	B→O	C→O	C→O	B→O
回复力 F、加速度 a 的大小	逐渐减小	逐渐增大	逐渐减小	逐渐增大
速度 v 的方向	B→O	O→C	C→O	O→B
速度 v 的大小	逐渐增大	逐渐减小	逐渐增大	逐渐减小
运动性质	加速运动	减速运动	加速运动	减速运动
振子的动能 E_k	逐渐增大	逐渐减小	逐渐增大	逐渐减小
振子的势能 E_P	逐渐减小	逐渐增大	逐渐减小	逐渐增大

二、描述简谐振动特征的物理量

振动物体的振动具有周期性，经过相同的时间就重复原来的运动，每重复一次就叫做完成一次全振动。

1. **振幅**　振动物体离开平衡位置最大位移的大小，叫振动的振幅。用符号 A 表示，单位是米，符号为 m。图 3 - 1 中的 $OB = OC = A$，振幅是用来描述物体振动强弱的物理量。

2. **周期**　物体完成一次全振动所用的时间，叫振动的周期。用符号 T 表示，单位是秒，符号为 s。周期是表示物体振动快慢的物理量。

3. **频率**　物体在单位时间内完成全振动的次数，叫振动的频率。频率用符号 f 表示，单位是赫兹，符号为 Hz。频率也是表示物体振动快慢的物理量。

周期 T 和频率 f 互为倒数关系，即

$$T = \frac{1}{f} \quad \text{或} \quad f = \frac{1}{T} \tag{3-3}$$

对于一个确定的振动系统，振幅可以改变，周期（或频率）是不变的，是由系统本身的性质决定的，这种由振动系统本身性质决定的周期和频率叫做振动系统的固有周期和固有频率。

4. **振动图像**　物体振动的情况，可以用图像表示。下面我们用实验来研究简谐振动的图像。用漏斗做一个单摆，把它吊在支架上，在漏斗的下方放一块长方形硬纸板，如图 3 -3(a)所示。在纸板上画一条直线 Ot（这条线在纸板的中央），漏斗在平衡位置时，O 点恰好在它的下方。然后，在漏斗中装入细砂，将漏斗拉离平衡位置，放开后它就左右摆动，同时沿着跟摆动垂直的方向匀速拉动硬纸板，在硬纸板上就得到细砂描绘的一条曲线，这就是单摆的振动图像，如图 3 -3(b)所示。该图像表示了漏斗对平衡位置的位移 x 随时间 t 的变化规律。它的振幅 A 等于图中 x 的最大值，完成一次全振动所需的时间，就是周期 T。可见，简谐振动的振动图像是一条正弦（或余弦）曲线。

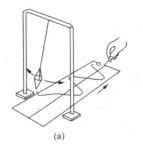
(a)

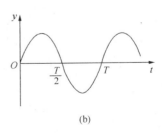
(b)

图 3 -3　振动图像

三、受迫振动

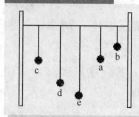

　　如左图所示，在一根张紧的水平绳上，悬挂有a、b、c、d、e五个单摆，让a摆略偏离平衡位置后无初速释放，在垂直纸面的平面内振动；接着其余各摆也开始振动。各摆的振动周期如何？哪个摆动最强烈，振幅最大？

　　弹簧振子在回复力作用下的振动，如果没有摩擦力和空气阻力，振动过程中的机械能守恒，振幅保持不变，这种振动叫等幅振动，亦称自由振动，它是一种理想化的振动，实际上弹簧振子在振动的过程中要不断克服外界阻力做功而消耗机械能，振子的振幅逐渐减小，最终停止振动，这种振幅越来越小的振动叫阻尼振动，如图3-4所示。

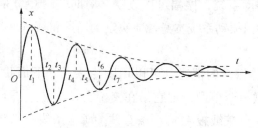

图3-4　阻尼振动

　　为了使周期性的振动持续下去，就得施加周期性的外力不停地做功，来补偿振子克服阻力所消耗的能量。这个周期性的外力叫驱动力，亦称策动力。物体在驱动力作用下的振动叫做受迫振动。例如，扬声器纸盆的振动，耳机中膜片的振动，汽缸中活塞的振动等都受到外来驱动力的持续作用，振动频率都与驱动力的频率有关，与其自身的固有频率无关。

四、共振及其医学应用

　　1. 共振　1906年的一天，一队沙俄骑兵通过彼得堡封塔克河上的爱纪毕特桥，指挥官为了向路边的行人炫耀自己队伍的精悍，命令士兵们以整齐的步伐前进。可是不幸得很，当骑兵刚走到桥心时，突然间桥竟自动地裂成数段坠入河内，很多人和马还因此而落入水中。事情发生后，政府派了专人进行调查。调查的结果表明，当骑兵队通过这座大桥时，人与马匹对桥的压力并没有超过桥能负担的重量，坍毁前桥也没有任何损伤。那是什么原因呢？

　　物体做受迫振动一边克服阻力做功，输出能量，一边从驱动力的做功中输入能量。当驱动力输入系统的能量等于物体克服阻力做功输出的能量时，系统的能量达到动态平衡，总量保持不变，振幅保持不变，做等幅振动。当周期性驱动力的频率和物体的固有频率相等时振幅达到最大，这种现象叫做共振。声音的共振叫做共鸣。

爱纪毕特桥之所以坍塌，是由于骑兵队的整齐步伐和桥的固有频率相等，和桥产生共振，导致了悲剧的发生。因此常采用减小受迫振动来避免共振的发生。受迫振动是由周期性变化的驱动力所引起的，其振动频率等于驱动力的频率（或为驱动力频率的倍数），可根据振动频率找出振源，并采取适当的措施加以消除。主要途径包括：①减少驱动力；②调整振源频率；③采取隔振措施；④采用减振装置。反之，需要共振时驱动力的频率就要接近于振动物体的固有频率。

2. 共振的应用与防止 共振现象极为普遍，在声学、光学、无线电、原子物理及工程技术中都有应用。

人耳中的鼓膜就是一个共振系统，所以人才能够听到声音，适度的有节奏和有规律的声波会引起人体组织细胞发生和谐共振现象，能直接影响人的脑电波、心率、呼吸节奏等，使细胞体产生轻度共振，使人有一种舒适、安逸感，音律的变化使人的身体有一种充实、流畅的感觉。它活化了体内的细胞，加快了血液的流动，激活了人的物理层次的生命潜能。当人处在优美悦耳的音乐环境中，可以改善精神系统、心血管系统、内分泌系统和消化系统的功能，促使人体分泌一种有利健康的活性物质，提高大脑皮层的兴奋性，振奋人的精神，让人们的心灵得到陶冶和升华。所以，运用音乐产生的共振，来缓解人们由于各种因素造成的紧张、焦虑、忧郁等不良心理状态，而且还能用于治疗人的一些心理和生理上的疾病。

共振吸脂减肥仪 利用高压气源振动，模拟人手抽吸动作，使与之相连的吸脂管产生往复振动，从而将脂肪组织破碎并同时吸出，加快了脂肪破坏效率，大大缩短了手术时间。

核磁共振 核磁共振层析术能显示 X 射线成像看不到的细节，并且对病人无辐射，有着广阔的应用前景。

人们用机械共振原理制造出地震仪，来监测地震灾害的影响。收音机也是利用共振现象来进行调谐选台。许多乐器都利用声源和空气柱共鸣来增强乐器的发声。用双手去摩擦"洗耳"（"洗"是中国古代用来盛水或洗东西的盆形器具，是用铜制作的，在其两侧各有一个环形提手，叫做"洗耳"）的顶部，当摩擦力引起的振动频率和"洗"壁振动的固有频率相等或接近时，"洗"壁产生共振，振动幅度急剧增大。"洗"会发出蜂鸣声，并有水花四溅。微波炉加热也是利用了共振原理，食物中水分子的振动频率约为2500MHz，具有大致相同频率的"微波"加热食品时，炉内产生很强的振荡电磁场，使食物中的水分子做受迫振动，发生共振，将电磁辐射能转化为内能，从而使食物的温度迅速升高。微波加热是对物体内部的整体加热，极大地提高了加热效率，完全改变了人类加热物体的方式。医学上的听诊、叩诊就是共振的具体体现。

在建造桥梁时，应该使铁路桥梁的固有频率远离车轮撞击的频率，而且火车过桥时要减速慢行；在攀登雪山时，雪山的勘察队员、登山队员不能大声说话，以免空气的振动而引起山体共振产生雪崩。次声武器是利用频率低于20Hz的次声波与人体发生共振，使共振的器官或部位发生位移和形变造成人体损伤以至死亡的一种武器，它能使人心烦意乱、头晕目眩、恶心呕吐、神志不清，甚至癫狂，丧失战斗力。

通过观察机器设备的运转情况，了解共振的危害及防止方法。

第二节　机 械 波

一、机械波的概念

波动是一种重要而普遍的物质运动形式，例如绳子上传播的波，空气中传播的声波，水面波等，它们都是机械振动在弹性介质中的传播形成的，这类波称为机械波。波动并不限于机械波，无线电波、光波等也是物质的一种波动形式，这类波是交变电磁场在空间的传播，通称为电磁波。

机械振动在介质中的传播叫做机械波，简称波。

机械波是怎样产生的呢？机械波的产生首先要有做机械振动的物体，即波源，也称振源。例如抖动绳子的手、被石子击中的水首先振动起来。其次，要有传播机械波的介质，例如空气、水、绳子等。

机械振动产生机械波，机械波的传递一定要有介质，有机械振动但不一定有机械波产生。波源和介质是机械波形成的必要条件。例如，真空中的闹钟无法发出声音。机械波在介质中的传播速率是由介质本身的固有性质决定的。在不同介质中，波速是不同的。振动是波动的成因，波动是振动的传播形式，是振动能量传播的重要方式。

二、横波和纵波

机械波与电磁波既有相似之处又有不同之处，机械波由机械振动产生，电磁波由电磁振荡产生；机械波的传播需要特定的介质，在不同介质中的传播速度也不同，在真空中不能传播，而电磁波（光波）可以在真空中传播；机械波可以是横波，也可以是纵波，但电磁波只能是横波；机械波与电磁波有许多相同的物理性质，如折射、反射等是一致的，描述它们的物理量也是相同的。常见的机械波有水波、声波、地震波等。

随着机械波的传播，介质中的质点振动起来。按照质点振动方向和波的传播方向之间的关系，我们把机械波分为横波和纵波。

为了说明机械波在传播时质点运动的特点，现以绳波图3-5为例进行介绍，其他形式的机械波同理。像绳波这样质点振动方向与波的传播方向垂直的波叫做横波。例如抖动绳子形成的波、旗帜飘动等都是横波。横波的特点是有起伏，凸凹相间，其中凸起的最高处称为波峰，凹下的最低处称为波谷。

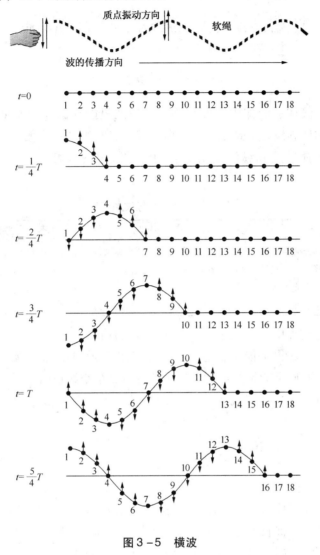

图 3-5　横波

　　绳波是连续不断地进行周期性上下抖动绳子所形成的。若把绳子分成许多小部分，每一小部分都看成一个质点，相邻两个质点间，有弹力的相互作用，即振动发生在弹性介质中，第一个质点在外力作用下振动后，就会带动第二个质点振动，只是质点 2 的振动比前者（质点 1）落后。这样，前一个质点的振动带动后一个质点的振动，依次带动下去，振动也就由近及远地向外传递出去，形成了绳波。如果在绳子上任取一点做上标记，我们会发现，标记只是在上下振动，并没有随波迁移。由此，我们可以发现，介质中的每个质点，在波传播时，都只做简谐振动，机械波可以看成是一种运动形式的传播，质点本身不会沿着波的传播方向移动，这样振动就向周围的弹性介质中传播出去了。

　　物理学中把质点的振动方向与波的传播方向在同一直线上的波，叫做纵波。例如弹簧波、声波等，纵波又称疏密波。如图 3-6 所示的弹簧波，质点在纵波传播时来回振动，其中质点分布最密集的地方称为密部，质点分布最稀疏的地方称为疏部。

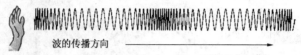

波的传播方向

图3-6 纵波

纵波在气体、液体、固体中都能传播，而横波只能在固体或水面传播。例如地震时，从震源发出的地震波在大地中传播，既有横波又有纵波；水面波中既有横波又有纵波。因此说能否传播横波和纵波是由介质的性质决定的。表3-2对横波和纵波做了比较。

表3-2 横波与纵波的区别

	横 波	纵 波
定 义	质点振动方向与波的传播方向垂直的波	质点振动方向和波的传播方向在同一直线上的波
波 形	凸为波峰，凹为波谷，又称凸凹波	疏部与密部相间，又称疏密波
传播条件	固体介质中或水面	气态、液态、固态各种介质中
实 例	绳波、水面波	弹簧波、声波

机械波传播的过程中，介质里本来相对静止的质点，随着机械波的传播而发生振动，这表明这些质点获得了能量，这个能量是从波源通过前面的质点依次传来的。所以，机械波传播的实质是能量的传播，这种能量可以很小，也可以很大，海洋的潮汐能甚至可以用来发电，这时维持机械波（水波）传播的能量转化成了电能。下面介绍描述机械波的物理量。

三、波长、频率和波速的关系

1. 波长 沿着波的传播方向，两个相邻的、相对平衡位置的位移和振动方向总是相同的质点间的距离叫做波长，常用 λ 表示。在横波中，波长等于相邻波峰或相邻波谷间的长度；在纵波中，波长等于相邻密部或相邻疏部间的长度。

2. 频率和周期 波上任意一个质点完成一次全振动所需时间称为周期，常用 T 表示，单位是秒，符号为 s；介质中的质点单位时间内完成全振动的次数叫做波的频率，常用 f 表示，单位是赫兹，符号为 Hz。频率和周期互为倒数。

即 $$f = \frac{1}{T} \qquad 或 \qquad T = \frac{1}{f} \qquad\qquad (3-4)$$

波动中每个质点的振动周期（或频率）都是相等的，都等于波源的振动周期（或频率），也叫波的周期（或频率）。

3. 波速 波速是单位时间内波在介质中传播的距离，波源完成一次全振动所用时间是一个周期 T，振动在介质中传播的距离恰好等于一个波长 λ，因此波速为

$$v = \frac{\lambda}{T} \qquad 或 \qquad v = \lambda f \qquad\qquad (3-5)$$

即波速等于波长与频率的乘积。这个关系式同样适用于电磁波。

波速与介质的性质、波的种类有关，与波的频率无关。当某一频率的波在不同介质中传播时，波的频率不变，波长和波速随着介质的变化而变化，且成正比；波在同种均匀介质中传播时，波速不变，波长与频率成反比。

4. 波动图像 如果在绳子波动的某个时刻拍下照片，就能得到该时刻的波形。这个波形是由同一时刻具有不同位移的绳上各质点组成的。如果在波形上添加一个坐标系，就可以得到该时刻这个波的图像。用横坐标 x 表示沿波传播方向上各个质点的平衡位置，用纵坐标 y 表示各个质点离开平衡位置的位移，规定位移方向向上为正值。在坐标平面上，以某一时刻各个质点的 x、y 值描出各对应点，再用光滑的曲线连接起来，就得到该时刻波的图像，也称波形曲线或波形。如图 3-7，在波的图像上，通常用箭头表示出波的传播方向。

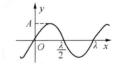

图 3-7 波动图像

波形曲线与振动图像有差别，振动图像是振动物体在不同时刻的位移，而波形曲线则是一个特定时刻所有质点的位移。

波形曲线上，我们可以读出同一时刻所有质点的位移、方向，以及波长、周期等物理量。下面对振动和波动图像做一比较。

表 3-3 波动图像与振动图像的区别

	振动图像	波动图像
图像		
研究内容	一个质点的位移随时间的变化规律	某一时刻所有质点的空间分布规律
图中物理量	横坐标为时间，纵坐标为质点到平衡位置的位移 振幅 A、周期 T、频率 f	横坐标表示介质中各质点的平衡位置，纵坐标表示各质点到平衡位置的位移 波长 λ、振幅 A、周期 $T\left(T=\dfrac{\lambda}{v}\right)$
图像随时间变化	图像随时间延伸，已有的图形不变	图像沿波的传播方向平移，图像随时间发生变化
运动规律	一个质点的简谐振动	介质中各质点的集体振动
类比	独舞的录像	集体舞某一时刻的照片

例题 3-1 频率为 1000Hz 的声音，在水中的声速为 1450m/s，求它在水中的波长是多少？若该声波在骨头中的速度为 3600m/s，它在骨头中的波长又是多少？

已知：$f=1000\text{Hz}$，$v_1=1450\text{m/s}$，$v_2=3600\text{m/s}$

求：$\lambda_1=?$ $\lambda_2=?$

解：由波长、频率和波速的关系 $v=\lambda f$

得

$$\lambda=\frac{v}{f}$$

所以
$$\lambda_1 = \frac{v_1}{f_1} = \frac{1450}{1000} = 1.45(\text{m})$$

$$\lambda_2 = \frac{v_2}{f_2} = \frac{3600}{1000} = 3.6(\text{m})$$

答：该频率的波在水中和骨头中的波长分别是 1.45m 和 3.6m。

第三节 声 波

一、声波的概念

人耳可以感觉到的频率一般在 20Hz 至 20000Hz 之间的机械波叫做可闻声波，简称声波。频率低于 20Hz 的声波叫做次声波，频率高于 20000Hz 声波叫做超声波。

声波是声音的传播形式，它是一种机械波，由物体（声源）振动产生，借助各种介质向四面八方传播。声波传播的空间就称为声场。在气体和液体介质中传播时是一种纵波，是弹性介质中传播着的压力振动，在固体介质中传播时可能混有横波。横波速度约为纵波速度的 50%~60%。在空气中的声波是纵波，因为气体和液体（统称流体）不能承受切应力，因此声波在流体中传播时不可能为横波；而固体既可承受压（张）应力，也可以承受切应力，因此在固体中可以同时有纵波和横波。

二、描述声波的物理量

1. 声速 声速也叫音速，指声波在介质中传播的速度。一般说来，声速与介质的性质和状态有关。声速的大小在固体中比在液体中大，在液体中又比在气体中大。

声波在不同介质中传播速度不同，表 3-4 是 20℃时声波在各种介质中的传播速度。

表 3-4 声波在介质中的传播速度（20℃）

介质	声速（m/s）	介质	声速（m/s）
空气	343	人脑	1350
水	1484	肌肉	1575-1585
脂肪	1476	肝、肾	1553-1559
钢	5050	骨	3360-3380

声音在空气中传播受温度影响较大，在干燥的空气中，每升高 1℃声速大约增加 0.6m/s，在固体和液体中声速受温度影响较小，一般可以忽略不计。

声波在传播的过程中会发生反射、折射、吸收等现象，反射回来的声波重新传入人耳，就听到了回声，当回声比原声滞后 0.1 秒以上，人耳就能把回声和原声区分开来。利用回声可以测声速和距离。17 世纪牛顿就利用回声测出了声音在空气中的传播速度。

2. 声强 声音传播时伴随着能量的传播。声音强度由振动幅度的大小决定，以能量来计算叫做声强。用单位时间内通过垂直于声波传播方向上单位面积的能量表示声音

的强度，简称声强，用 I 表示，

$$I = \frac{E}{S \cdot t} \tag{3-6}$$

式中，S 表示面积，t 表示时间，E 表示 t 时间内垂直通过 S 面的总能量。声强 I 的单位是瓦/平方米，符号为 W/m^2。例如，一个人说话的声强仅约 $10^{-6}W/m^2$，一千万个人同时说话声强也只有 $100W/m^2$。人们发声所消耗的能量绝大部分均转化为其他形式的能量。

3. 听觉区域　能引起人耳听觉反应的最小声音强度，叫做听觉阈，简称听阈。将各频率的听阈用线段连接，形成听阈曲线。若继续增加声音强度，刚能引起人耳不适或疼痛的最小刺激量，叫做痛觉阈，简称痛阈。将各频率的痛阈用线段连接，形成痛阈曲线。听阈曲线和痛阈曲线之间的范围，叫做听觉区域，如图 3-8 所示。从图中可以看出频率为 100Hz 声波的听阈是 $10^{-9}W/m^2$，频率为 1000Hz 声波的听阈是 $10^{-12}W/m^2$。图中最下面的一条曲线是听觉曲线，它表示正常人的听阈随声波频率变化的规律；图中最上面的一条曲线是痛觉曲线，它表示正常人的痛阈随声波频率变化的规律。

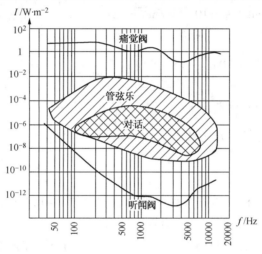

图 3-8　人耳听觉区域

人耳对不同频率声音的敏感性不同，以中频声音（1000Hz）最敏感，高频声音次之，对低频声音的敏感性最差。

4. 声强级　引起人耳听觉的声波，不仅在频率上有一定范围，而且声强上也有一定范围。人耳感觉到的声强范围很大，以频率 1000Hz 声波为例，声强从听阈 $10^{-12}W/m^2$ 到痛域 $1W/m^2$，声强的上下限相差 10^{12} 倍。把频率 1000Hz 的最低声强 $I_0 = 10^{-12}W/m^2$ 作为标准参考声强，叫做基准声强。经研究发现：人耳感觉到的声音强度跟该声强与基准声强之比的对数成正比。某一声波的声强 I 与基准声强 I_0 之比的常用对数，叫做该声波的声强级。声强级用 L 表示，则

$$L = \lg \frac{I}{I_0} \tag{3-7}$$

声强级 L 的单位是贝尔，符号为 B，贝尔这个单位太大，通常用分贝（dB），1B =

10dB，则以分贝为单位的声强级表示为

$$L = 10\lg\frac{I}{I_0} \qquad\qquad (3-8)$$

表 3-5 列出几种声波的声强、声强级和响度。

表 3-5 几种声音的声强、声强级、响度

声源	声强 10^{-12} W/m^2	声强级 dB	响度
听阈	10^{-12}	0	—
正常呼吸	10^{-11}	10	极轻
耳语	10^{-10}	20	轻
日常交谈	10^{-6}	60	正常
大声喊叫	10^{-5}	70	响
电锯、混凝土搅拌机	10^{-2}	100	极响
痛域	1	120	震耳

例题 3-2 教室中老师讲课时声音的强度是 10^{-5} W/m^2，声强级是多少？

已知：$I = 10^{-5}$ W/m^2，$I_0 = 10^{-12}$ W/m^2

求：$L = ?$

解：由声强级公式 $L = 10\lg\dfrac{I}{I_0}$ 可得

$$L = 10\lg\frac{10^{-5}}{10^{-12}} = 70\,(\text{dB})$$

答：老师上课时的声强级是 70dB。

三、声波的性质

1. **反射** 声波从一种介质进入另一种介质的分界面时，部分声波返回原介质的传播叫声波的反射，反射波也叫回声。对着远处的山崖大喊一声，一会儿就有了回声。北京天坛回音壁是世界著名的声学建筑之一，它就是利用声波在弧形墙壁上多次反射，使声音从一端传递到另一端。声波反射与光波反射一样遵循反射定律，声波反射原理是声学诊断的基础。

2. **折射** 声波在两种介质分界面上不但发生反射现象，还会发生折射现象。声波进入第二种介质后，一般传播方向改变且继续传播的现象，叫做声波的折射。例如，水下的人就能听到岸上人的说话声。声波的折射与光波同样遵守折射定律。

3. **衰减** 声波在介质中传播，它的强度在传播方向上会逐渐减弱，振幅越来越小的现象叫做声波的衰减。声波衰减的原因是，随着声波传播范围的扩大，单位面积通过波的能量减少，并且在传播过程中介质对声波吸收，将声能转化为内能。声波衰减的快慢与介质的性质和介质吸收能量的程度及声波传播的距离等因素有关。

四、乐音、噪声与健康

1. **乐音与噪音的区分** 声音是一种物理现象。它是由于物体受到振动而产生波，再由空气传到人的耳朵里，通过大脑反馈，听到的就是声音。物体的大小、薄厚与振动

的强弱不同，所产生音的高低也就不同，这样就形成了高音、低音、强音、弱音。声音大体又分为乐音与噪音两种。

从物理学角度区分，乐音是声源做周期性的、有规律的振动产生的声音，称为乐音。

噪音是声源做非周期性、无规律的振动产生的声音，称为噪音。如使用不慎，很多人会将打击乐与噪音画上等号。

在环境的角度上看，凡是让人在生活、工作等过程中感觉到心情舒畅、内心愉快等积极感的声音都可以称之为乐音。反之，让人感到厌恶、烦躁等消极感的声音则为噪音。

2. 乐音的特性　一般声源的振动都是复杂的振动，发出的声音称作复音，复音是由多种频率的单音组成，其中频率最低的单音叫基音，基音的频率叫基频。高于基频的声音叫泛音。泛音的频率是基音频率整数倍的声音叫谐音；泛音的频率不是基音频率整数倍的声音叫非谐音。乐音的三个特性是音调、响度和音色，叫做乐音的三要素。

音调　是指声音的高低。音调的高低取决于发声体基音的频率，基频高，音调高；基频低，音调低。一般情况女性的音调高于男性，儿童的音调高于成人。

响度　把人耳能感觉到的声音的强弱（大小）称为响度，俗称音量。对同一频率的声波，响度取决于声强，振动幅度越大，声强越大，响度越大；振动幅度越小，声强越小，响度越小。声强相同时，频率不同的声音响度也会不同。

音色　在听觉上区别具有相同响度和音调的两个声音的不同特征叫音色，也叫音品。两个人的音调、响度都相同，就要用音色来区分两个人的声音。乐团指挥在指挥乐团演奏一首曲子时，虽然不同乐器的基频都一样，但泛音的多少和频率是不同的，故音色不同。

3. 声音与健康　良好的声音环境有利于人体生理机能活动，有益于人们的工作、学习，并使人心情舒畅；而不良的噪声环境则干扰、影响正常学习、工作、休息，使人产生焦躁和烦恼情绪，在强噪声长期作用下，还会严重损害肌体健康，甚至诱发疾病。

乐音能促进人体的身心健康，经常听悦耳动听的声音能使人心情舒畅，释放压力，陶冶情操。如今乐音已作为医疗手段应用于临床。高血压患者、产妇听轻音乐，可使心情舒缓，压力减少，血压下降，利于分娩。优美的乐音能使人镇静，有镇痛、降压、安神、调节情绪等作用。

噪音是国际四大公害之一，它影响人的正常生活，干扰学习和工作，甚至引发诸多疾病，所以噪音的危害不可忽视。人长期生活在90dB以上噪音的环境中，会引起听觉疲劳、听力下降，出现耳聋耳鸣症状；110dB以上的噪音会使人耳产生痛感；140dB以上的噪音会引起耳膜破裂，双耳失聪，语言紊乱，神志不清，脑震荡，休克，死亡。噪音能引起人体一系列的生理变化，应有效控制噪音，营造安静的环境。

① 控制和消除噪声源。降低声源噪音，工业、交通运输业可以选用低噪音的生产设备和改进生产工艺，或者改变噪音源的运动方式，如用阻尼、隔振等措施降低固体发声体的振动，市区禁止燃放鞭炮，学校、医院、居民区禁止鸣笛。② 阻断噪声传播。在

传音途径上降低噪音，控制噪音的传播，改变声源已经发出的噪音传播途径，如采用吸音、隔音、音屏障、隔振、多栽树等措施，以及合理规划城市等。③在人耳处减弱噪声。对受音者或受音器官采取防护措施，如长期职业性噪音暴露的工人可以戴耳塞、耳罩或头盔等护耳器。

五、叩诊和听诊

实践与观察

1. 观察听诊器，了解听诊器的结构。

2. 观看录像，当一列快速行驶的火车鸣笛时，注意它在向你驶来和离你而去时笛声音调的变化。

叩诊是借助于手或叩诊锤，叩击身体某些部位，以引起该部位下面的脏器发出不同的共鸣音，并根据声音的性质及间隔时间来判断该部位的脏器是否正常的一种诊断方法。也可用于判断器官边界的病变情况。叩诊还常用于检查某些关节部位，用以诊断相应部位的神经反射是否正常。

根据叩诊的目的和叩诊的手法不同可分为直接叩诊法和间接叩诊法两种。

1. 直接叩诊法　医师右手中间三手指并拢，用其掌面直接拍击被检查部位，借助于拍击的反响和指下的振动感来判断病变情况的方法称为直接叩诊法。适用于胸部和腹部范围较广泛的病变，如胸膜粘连或增厚、大量胸水或腹水及气胸等。

2. 间接叩诊法　为应用最多的叩诊方法。医师将左手中指第二指节紧贴于叩诊部位，其他手指稍微抬起，勿与体表接触；右手指自然弯曲，用中指指端叩击左手中指末端指关节处或第二节指骨的远端，因为该处易与被检查部位紧密接触，而且对于被检查部位的振动较敏感。叩击方向应与叩诊部位的体表垂直。叩诊时应以腕关节与掌指关节的活动为主，避免肘关节和肩关节参与运动。叩击动作要灵活、短促、富有弹性。叩击后右手中指应立即抬起，以免影响对叩诊音的判断。在同一部位叩诊可连续叩击2～3下，若未获得明确印象，可再连续叩击2～3下。应避免不间断地连续地快速叩击，以免影响叩诊音的分辨。

叩诊时被叩击部位产生的反响称为叩诊音。叩诊音的不同取决于被叩击部位组织或器官的致密度、弹性、含气量及与体表的间距。叩诊音根据声音的性质、强弱，音调的高低及声音的长短等，在临床上分为清音、浊音、鼓音、实音、过清音五种。

清音　是正常肺部的叩诊音。它是一种频率约为100～128次/秒，振动持续时间较长，响度不甚一致的非乐性音。提示肺组织的弹性、含气量、致密度正常。

浊音　是一种音调较高，响度较弱，振动持续时间较短的非乐性叩诊音。当叩击被少量含气组织覆盖的实质脏器时产生，如叩击心或肝被肺段边缘所覆盖的部分，或在病理状态下如肺炎（肺组织含气量减少）的叩诊音。

鼓音　如同击鼓声，是一种和谐的乐音，响度比清音更强，振动持续时间也较长，在叩击含有大量气体的空腔脏器时出现。正常情况下可见于胃泡区和腹部，病理情况下可见于肺内空洞、气胸、气腹等。

实音 是一种音调较浊音更高，响度更弱，振动持续时间更短的一种非乐性音，如叩击心和肝等实质脏器所产生的音响。在病理状态下可见于大量胸腔积液或肺实变等。

过清音 介于鼓音与清音之间，是属于鼓音范畴的一种变音，音调较清音低，音响较清音强，为一种类乐性音，正常成年人是不会出现的一种病态叩击音。临床上常见于肺组织含气量增多、弹性减弱时，如肺气肿、正常儿童可叩出相对过清音。

表3-6 叩诊音及其特点

叩诊音	响度	音调	持续时间	正常可出现的部位
清音	强	低	长	正常肺
浊音	较强	较高	较短	心、肝被肺缘覆盖的部分
鼓音	强	高	较长	胃泡区和腹部
实音	弱	高	短	实质脏器部分
过清音	更强	更低	更长	肺气肿

听诊 是医生用听诊器探听人体内自行发出的声音来判断是否正常的一种诊断方法。听诊器是1816年由法国医师林奈克发明的，它由耳件、体件和软管三部分组成，其长度应与医师手臂长度相适应。听诊前应注意检查耳件的方向是否正确，硬管和软管管腔是否通畅。体件有钟式和膜式两种类型，钟式体件适用于听取低调声音，如二尖瓣狭窄的隆隆样舒张期杂音，使用时应轻触体表被检查部位，但应注意避免体件与皮肤摩擦而产生的附加音；膜式体件适用于听取高调声音，如主动脉瓣关闭不全的杂音及呼吸音、肠鸣音等，使用时应紧触体表被检查部位。医生使用听诊器听诊，是利用固体传声带动气体传声。听诊器前端的胸件有面积较大的空腔，被体检者体内的声波振动后，听诊器内的密闭气体随之振动，传到耳塞的一端，由于腔道狭窄，气体的振幅就比前端要大很多，医生听到传来的声音也就大了很多。就好像我们拿一个贝壳放到耳朵上能听到里面气流的声音。

第四节 超声波及其医学应用

一、超声波的性质及作用

超声波是频率高于20000Hz的机械波。它主要是利用某些晶体（如石英、酒石酸钾钠、锆钛酸铅等）的特殊物理性质——压电效应产生超声波。因为超声波的频率超过了人耳的听觉范围，所以人耳感觉不到声音。超声和可闻声本质上是一致的，它们的共同点都是一种机械振动模式，通常以纵波的方式在弹性介质内传播，是一种能量的传播形式，其不同点是超声波频率高，波长短，在一定距离内沿直线传播具有良好的束射性和方向性，超声波在媒质中的反射、折射、衍射、散射等传播规律，与可听声波的规律没有本质上的区别。超声波在界面反射后，剩余能量的超声波将进入第二介质，称为透射。如果两种介质中的声速相同，透射声束的方向将等于入射声束的方向。但如果两种介质中的声速不同，透射声束将发生方向的转折，称为折射。剩余能量将以某一中心向空间各个方向传播，称散射。散射后返回探头的回声信号强度明显减弱。超声波在体内传播的过程中，强度将随着所传深度的增加而进行性减弱，称衰减。超声波在体内衰减是由于超声波的反射、散射和超声波吸收而引起的。

（一）超声波的性质

超声波除了具有和声波一样的性质外，由于其频率高，还有一些特殊的性质。

1. 方向性好 超声波的频率高，波长短，像光一样沿直线传播，方向性好，穿透能力强，易于获得较集中的声能定向发射，在水中传播距离远，可用于测距、导航、探测、清洗、碎石、杀菌消毒等。

2. 强度大 理论研究表明，在振幅和介质相同的条件下，一个物体振动的声强与振动频率的平方成正比，超声波在介质中传播时，介质质点振动的频率很高，声强很大。如咽喉炎、气管炎等疾病，很难通过血流输送药物到达患病的部位。把超声波作用于药液中，剧烈的振动会使药液中的水破碎成许多小雾滴，即把药液雾化，让病人吸入，能够提高疗效。利用超声波巨大的能量还可以使人体内的结石做剧烈的受迫振动而破碎，从而减缓病痛，达到治愈的目的。

3. 对固体、液体穿透能力强 超声波在人体脂肪、软组织等固体和液体中传播时，能量衰减小，穿透本领强；在气体中传播时，容易被吸收，能量衰减很快，穿透性很弱。例如，1MHz 的超声波在空气中传播 0.5m，强度衰减一半，在水中传播数百米强度才减半；超声波还能穿透几十米厚的钢板，故超声技术主要应用于固体和液体中。

（二）超声波的作用

当超声波在介质中传播时，由于超声波与介质的相互作用，使介质发生物理的和化学的变化，而对介质产生一系列的超声效应，主要有以下三种作用：

1. 机械作用 超声波在介质中传播时使介质中微粒做高频受迫振动，振幅虽小，加速度却很大，可达重力加速度的几十万倍甚至几百万倍，这样强烈的振动既可破坏物质的结构，又可产生巨大的冲击力。因此可用于清洗牙结石、清洗玻璃、清洗树脂眼镜、清洗金属零件等。超声雾化器就是利用超声波的机械作用，将液态水分子结构打散而产生自然飘逸的水雾，易于吸入咽喉、支气管、肺泡，使药物直接作用于病灶。

2. 空化作用 超声波作用于液体以纵波的形式在液体中传播，液体就会被挤压或拉伸形成疏部和密部，液体耐受力差，疏部会被拉力撕开形成近乎真空的"真空腔"，瞬间又被压缩，局部产生高温、高压、放电的现象，称空化作用。利用超声波的空化作用，可使通常情况下不能混合的液体混合，即超声乳化。空化作用还可用以灭菌、促进化学反应。

3. 热效应 由于超声波频率高，能量大，进入介质中可使介质产生高频振动，粒子间相互摩擦温度升高。应用于临床使毛细血管扩张，血液循环加快，局部温度升高，达到治疗关节疼痛、腰肌劳损、软组织挫伤、神经炎等疾病。超声波声强越大，热作用越强。

超声波的作用是相互关联、相互影响的，可以控制超声波的频率和强度，突出某一作用，避免另一作用，达到应用目的。

实践与观察

在医院或有关卫生机构，了解超声技术在医疗中应用情况以及超声医疗仪器的使用情况。

二、超声波在医学中的应用

超声技术在医学领域中的应用只有短短的几十年，由于它具有无创伤、无放射性、无痛苦、灵敏度高、成本低等优点，已在诊断、治疗方面广泛应用，尤其是超声影像诊断已成为临床诊断方法的主要之一。

1. **超声诊断**　将超声波发射到人体内，当它在体内遇到界面时会发生反射及折射，并且在人体组织中可能被吸收而衰减。因为人体各种组织的形态与结构是不相同的，因此其反射与折射以及吸收超声波的程度也就不同，医生们正是通过仪器所反映出的波形或影像的特征来辨别它们。此外，再结合解剖学知识、正常与病理的改变，便可诊断所检查的器官是否正常。

目前，医生们应用的超声诊断方法有不同的形式，可分为 A 型、B 型、M 型及 D 型四大类。它们的基本原理相同，超声诊断仪由电源、高频信号发生器、探头（换能器）和显示器组成。高频信号发生器产生高频振动输送到探头，压电晶体产生超声波，探头向人体发射脉冲式超声波，发射间隙用于接收人体反射回来的超声波，再把接收到的回波转换成脉冲式交变电压，放大后输送给显示器，在显示屏上显示波形或图像。

A 型：是以波形来显示组织特征的方法，主要用于测量器官的径线，以判定其大小。可用来鉴别病变组织的一些物理特性，如实质性、液体或是气体是否存在等。

B 型：用平面图形的形式来显示被探查组织的具体情况。检查时，首先将人体界面的反射信号转变为强弱不同的光点，这些光点可通过荧光屏显现出来，这种方法直观性好，重复性强，可供前后对比，所以广泛用于妇产科及泌尿、消化及心血管等系统疾病的诊断。

M 型：又称超声心动测试仪，是用于观察活动界面随时间变化的一种方法。最适用于检查心脏的活动情况，其曲线的动态改变称为超声心动图，可以用来观察心脏各层结构的位置、活动状态、结构的状况等，多用于辅助心脏及大血管疾病的诊断。

D 型：是专门用来检测血液流动和器官活动的一种超声诊断方法，又称为彩色－多普勒超声诊断法。可确定血管是否通畅，管腔是否狭窄、闭塞以及病变部位。新一代的 D 型超声波能定量地测定管腔内血液的流量。近几年来科学家又发明了彩色编码多普勒系统，可在超声心动图解剖标志的指示下，以不同颜色显示血流的方向，色泽的深浅代表血流的流速。现在还有立体超声显像、超声CT、超声内窥镜等超声技术不断涌现出来，并且还可以与其他检查仪器结合使用，使疾病的诊断准确率大大提高。超声波技术正在医学界发挥着巨大的作用，随着科学的进步，它将更加完善，将更好地造福于人类。

2. 超声治疗　将超声波作用于人体以达到治疗目的的方法称为超声波疗法。频率500～2500kHz的超声波有一定的治疗作用，理疗中常用的频率一般为800～1000kHz。在超声作用下，可使组织pH值向碱性方面发展，缓解炎症所伴有的局部酸中毒。使白细胞移动，促进血管生成、胶原合成及成熟。促进或抑制损伤的修复和愈合过程，从而达到对受损细胞组织进行清理、激活、修复的过程。超声可使神经传导受抑制，肌肉兴奋性下降，从而收到镇痛与解痉挛的效果。超声能软化和消除瘢痕组织，常用于松解粘连，治疗增生性瘢痕、关节挛缩、外伤或手术后的粘连、肌腱和腱鞘炎性增厚等。能提高局部血流速度，提高膜的通透性，促进物质交换，提高代谢过程，促进病损组织的再生和修复，消退炎症引起的水肿，加速外伤或术后血肿的吸收。血管栓塞或血栓形成造成血液循环障碍，超声能改善局部血液循环，应用于心前区可治疗冠心病，应用于颅部可治疗脑血管意外后遗症。超声波能使局部组织温度升高，恶性肿瘤瘤体内血流量低于周围正常组织，采用超声使肿瘤内热量积蓄，温度升高，能达到杀伤恶性肿瘤细胞的目的。利用超声可将药物透入完整的黏膜和皮肤，消炎、消肿、止痛效果良好；超声还能把药液雾化，经呼吸道吸入，治疗呼吸道疾病。超声体外机械波碎石术和超声外科，更是结石症治疗史上的重大突破。

3. 超声波制药　注射用医药物质的分散：将磷脂类与胆固醇混合，用适当方法将药物混合在水溶液中，经超声分散，可以得到更小粒子($0.1\mu m$左右)供静脉注射。

草药提取：利用超声分散破坏植物组织，加速溶剂穿透组织，提高中草药有效成分提取率。如金鸡纳树皮中全部生物碱，用一般方法浸出需5小时以上，采用超声分散只要半小时即可完成。

制备混悬剂：在超声空化和强烈搅拌下，将一种固体药物分散在含有表面活性剂的水溶液中，可以形成$1\mu m$左右口服或静脉注射混悬剂。如"静注喜树碱混悬剂"、"肝脏造影剂"、"硫酸钡混悬剂"。

制备疫苗：将细胞或病毒借助于超声分散将其杀死以后，再用适当方法制成疫苗。

本 章 小 结

一、机械振动

(一) 简谐振动

1. 弹簧振子的振动过程　一根轻质螺旋弹簧穿在一根水平放置的光滑金属杆上，弹簧的左端固定，右端和一个质量为m的带孔金属小球(振子)连接，小球能在光滑的金属杆上自由滑动，这样就构成了一个弹簧振子。小球静止时的位置 O 称作平衡位置，把小球向右拉到最大位移处 B，然后放开，小球就在最大位移处 C、B 之间左右运动起来，如图 3 − 1 所示。

2. 弹簧振子的振动规律　物体受到大小跟位移成正比而方向相反的回复力的作用下的振动，叫做简谐振动。根据胡克定律，振子的回复力为

$$F = -kx$$

根据牛顿第二定律 $F = ma$ 可得振动物体的加速度为

$$a = \frac{F}{m} = -\frac{k}{m}x$$

（二）描述振动特征的物理量

1. 振幅　振动物体离开平衡位置最大位移的大小叫振动的振幅。用符号 A 表示，单位是米，符号为 m。

2. 周期　物体完成一次全振动所用的时间，叫振动的周期。用符号 T 表示，单位是秒，符号为 s。周期是表示物体振动快慢的物理量。

3. 频率　物体在单位时间内完成全振动的次数，叫振动的频率。频率用符号 f 表示，单位是赫兹，符号为 Hz。频率也是表示物体振动快慢的物理量。

周期 T 和频率 f 互为倒数关系，即

$$T = \frac{1}{f} \quad \text{或} f = \frac{1}{T}$$

（三）受迫振动

物体在驱动力作用下的振动叫受迫振动。受迫振动的频率等于驱动力的频率，与物体自身的固有频率无关。

（四）共振及其医学应用

1. 共振　当周期性驱动力（策动力）的频率和物体的固有频率相等时振幅达到最大，这种现象叫做共振。声音的共振也叫做共鸣。

2. 共振在医学上的应用　共振在诊断、治疗以及制药等方面都有应用。

二、机械波

（一）机械波

1. 机械波　机械振动在介质中的传播叫做机械波。

2. 产生机械波的条件　波源和介质。

（二）横波和纵波

1. 横波　质点振动方向与波的传播方向垂直的波叫做横波。

2. **纵波** 振动方向与波的传播方向在同一直线上的波，叫做纵波。

3. **横波与纵波的区别**

	横　波	纵　波
定义	质点振动方向与波的传播方向垂直的波	质点振动方向和波的传播方向在同一直线上的波
波形	凸为波峰，凹为波谷，又称凹凸波	疏部与密部相间，又称疏密波
传播条件	固体介质中或水面	气态、液态、固态的各种介质中
实例	绳波、水面波	声波、弹簧波

（三）波长、频率和波速的关系

1. **波长** 沿着波的传播方向，两个相邻的、相对平衡位置的位移和振动方向总是相同的质点间的距离叫做波长，常用 λ 表示，单位是米，符号为 m。

2. **频率和周期** 波上任意一个质点完成一次全振动所需时间叫做周期，常用 T 表示，单位是秒，符号为 s；介质中的质点单位时间内完成全振动的次数叫做波的频率，常用 f 表示，单位赫兹，符号为 Hz。频率与周期互为倒数。

$$f = \frac{1}{T} \qquad 或 \qquad T = \frac{1}{f}$$

3. **波速** 波速是单位时间内波在介质中传播的距离，波源完成一次全振动所用时间是一个周期 T，振动在介质中传播的距离恰好等于一个波长 λ，因此波速为

$$v = \frac{\lambda}{T} \qquad 或 \qquad v = \lambda f$$

即波速等于波长与频率的乘积。这个关系式同样适用于电磁波。波速与介质的性质、波的种类有关，与波的频率无关。当某一频率的波在不同介质中传播时，波的频率不变，波长和波速随着介质的变化而变化，且成正比；波在同种均匀介质中传播时，波速不变，波长与频率成反比。

三、声波

（一）声波

频率一般在 20 Hz 至 20000 Hz 之间的机械波叫做声波。

（二）描述声波的物理量

1. **声速** 声速也叫音速，指声波在介质中传播的速度。一般说来，声速与介质的性质和状态有关。声速的大小在固体中比在液体中大，在液体中又比在气体中大。

2. **声强** 声音传播时伴随着能量的传播。声音强度由振动幅度的大小决定，以能量来计算称声强。用单位时间内通过垂直于声波传播方向的单位面积上的能量表示声音的强度，简称声强，用 I 表示。即

$$I = \frac{E}{S \cdot t}$$

单位是瓦/平方米，符号为 W/m^2。

3. **听觉区域** 能引起人耳听觉反应的最小声音强度，叫做听阈。将各频率的听阈用线段连接，形成听阈曲线。若继续增加声音强度，刚能引起人耳不适或疼痛的最小刺激量，叫做痛阈。将各频率的痛阈用线段连接，形成痛阈曲线。听阈曲线和痛阈曲线之间的范围，叫做听觉区域。

4. **声强级** 某一声波的声强 I 与基准声强 I_0 之比的常用对数，叫做该声波的声强级。声强级用 L 表示，则

$$L = \lg \frac{I}{I_0}$$

单位是贝尔，符号为 B。贝尔单位比较大，所以通常用分贝这个单位。贝尔（B）和分贝（dB）的关系是：1B = 10dB，则以分贝为单位的声强级表示为

$$L = 10 \lg \frac{I}{I_0}$$

（三）声波的性质

1. **反射** 声波从一种介质进入另一种介质的分界面时，部分声波返回原介质的传播叫做声波的反射，反射波也叫回声。

2. **折射** 声波进入第二种介质后，一般传播方向改变且继续传播的现象，叫做声波的折射。

3. **衰减** 声波在介质中传播，它的强度在传播方向上会逐渐减弱，振幅越来越小的现象叫做声波的衰减。

（四）乐音、噪声与健康

1. **乐音与噪音的区分** 乐音是声源做周期性的、有规律的振动产生的声音，叫做乐音。

噪音是声源做非周期性、无规律的振动产生的声音，叫做噪音。

2. **乐音的特性**

音调 是指声音的高低。音调的高低取决于发声体基音的频率。

响度 俗称音量，把人耳能感觉到的声音的强弱（大小）叫做响度。对同一频率的声波，响度取决于声强，振动幅度越大，声强越大，响度越大；振动幅度越小，声强越小，响度越小。声强相同时，频率不同的声音响度也会不同。

音色 在听觉上区别具有相同响度和音调的两个声音的不同特征叫做音色。

3. **声音与健康** 乐音对人的健康有益，噪声对人的健康有害。

（五）叩诊和听诊

1. **叩诊** 是借助于手或叩诊锤，叩击身体某些部位，以引起该部位下面的脏器发出不同共鸣音，并根据声音的性质及间隔时间来判断该部位脏器是否正常。

2. **听诊** 是医生用听诊器来探听人体内自行发出的声音来判断是否正常的一种诊断方法。

四、超声波及其医学应用

（一）超声波

超声波是频率高于 20000Hz 的机械波。

（二）超声波的性质

1. **方向性好** 超声波的频率高，波长短，像光一样沿直线传播，方向性好，穿透能力强，易于获得较集中的声能定向发射，在水中传播距离远，可用于测距、导航、探测、清洗、碎石、杀菌消毒等。

2. **强度大** 理论研究表明，在振幅和介质相同的条件下，一个物体振动的声强与振动频率的平方成正比，超声波在介质中传播时，介质质点振动的频率很高，声强很大。

3. **对固体、液体穿透能力强** 超声波在人体脂肪、软组织等固体和液体中传播时，能量衰减小，穿透本领强；在气体中传播时，容易被吸收，能量衰减很快，穿透性很弱。

（三）超声波的作用

1. **机械作用** 超声波在介质中传播时使介质中微粒做高频受迫振动，振幅虽小，加速度却很大，可达重力加速度的几十万倍甚至几百万倍，这样强烈的振动既可破坏物质的结构，又可产生巨大的冲击力。

2. **空化作用** 超声波作用于液体以纵波的形式在液体中传播，液体就会被挤压或拉伸形成疏部和密部，液体耐受力差，疏部会被拉力撕开形成近乎真空的"真空腔"，瞬间又被压缩，局部产生高温、高压、放电的现象，称为空化作用。

3. **热作用** 由于超声波频率高，能量大，进入介质中可使介质产生高频振动，粒子间相互摩擦温度升高。应用于临床使毛细血管扩张，血液循环加快，局部温度升高，达到治疗关节疼痛、腰肌劳损、软组织挫伤、神经炎等疾病的目的。

（四）超声波在医学中的应用

1. **超声诊断** 将超声波发射到人体内，当它在体内遇到界面时会发生反射及折射，并且在人体组织中可能被吸收而衰减。因为人体各种组织的形态与结构是不相同的，因此其反射与折射以及吸收超声波的程度也就不同，医生们正是通过仪器所反映出的波形或影像的特征来辨别它们。

2. **超声治疗** 将超声波作用于人体以达到治疗目的的方法称为超声波疗法。频率为 500~2500kHz 的超声波有一定的治疗作用。现在理疗中常用的频率一般为 800~1000kHz。

3. 超声制药

同步训练

一、填空题

1. 物体做简谐振动，振动的能量与_____有关，随_____的增大而增大，振动系统的动能和势能相互转化，总机械能守恒。

2. 简谐振子的特点是质点所受的作用力跟_____成正比，而方向同_____相反。

3. 完成下列表格

振子的运动	位移大小的变化	回复力大小的变化	加速度大小的变化	速度大小的变化	动能变化	弹性势能变化
B→O	变小					
O→C		变大				变大
C→O			变小		变大	
O→B				变小		

4. 一弹簧振子的固有频率为 10Hz，在频率为 5Hz 的驱动力的作用下振动达到稳定状态时，弹簧振子振动的周期为_____s，为了使它振动最强烈，应把驱动力的周期变为_____s。

5. 振幅为 2.5cm 的质点振动时，则一周期内经过的路程为_____cm，如果该振动频率为 50Hz，它在 1s 内经过的路程为_____cm。

6. 一弹簧振子的频率为 f，振幅为 A，则振子在 n 秒内通过的路程为_____。

7. 做受迫振动的物体达到稳定的振动状态后，频率总是等于_____的频率，而跟其_____频率无关。

8. 一弹簧振子的固有频率为 10Hz，在频率为 5Hz 的驱动力的作用下振动达到稳定状态时，弹簧振子振动的周期为_____s；为了使它振动最强烈，驱动力的周期应为_____s。

9. 弹簧振子在振动过程中，_____能和_____能相互转换；在平衡位置_____能最大；在最大位移处_____能最大，_____守恒。

10. 一弹簧振子在做简谐振动的过程中，当振子到达最大位移处时，弹簧的弹性势能为 0.1J，若振子的质量为 50g，则当振子经过平衡位置时，振子的弹性势能为_____J，振子速度的大小为_____m/s。

11. 机械波是_____，形成机械波的条件是存在_____和_____。

12. 出现波峰和波谷的机械波是_____，出现密部和疏部的机械波是_____。

13. 已知空气中的声速是 340m/s，水中的声速是 1450m/s，在空气中波长为 1m 的声波，在水中传播时的波长为_____m，该声波在铁轨中传播时的波长为 15m，那么在铁轨中的声速为_____m/s。

14. 如图所示，这列横波的振幅为_____cm；波长为____m。经过 2 秒 A 质点第一次回到平衡位置，则这列波的周期为____s；频率为_____Hz；波速为_____m/s。

第 14 小题示意图

15. 机械波传播的是振动的形式和_____，质点在各自的平衡位置附近振动，并不随波迁移。介质中各质点的振动周期和波的传播周期都与_____相同。机械波的传播速度由_____决定。

16. 振动是波动的_____，波动是振动在媒质中的_____。

17. 波的频率是由_____的频率决定的，波速是由_____的性质决定的，而波长是由_____决定的；一列波，在不同介质中传播，频率_____，波长和波速要_____；两列波在同一介质中传播波速_____，波长和频率_____。

18. 乐音的三要素是：①_____，它是由_____决定；②_____，它是由_____决定；③_____，它是由_____决定。

19. 雷声的声强为 1 W/m²，声强级是_____dB。

20. 超声波和声音都是_____波，超声波的波长_____，沿_____传播性强，因而可以定向发射。遇到不同介质面时会发生_____和_____。它对液体和固体的_____都很强，在空气中损失快。

二、选择题

21. 关于振动，下列几种说法中，正确的是(　　)

A. 物体在变力作用下的运动一定是振动

B. 在简谐振动中，使物体振动的回复力一定是物体在振动方向上所受的合外力

C. 简谐振动一定是变速运动

D. 简谐振动中的回复力的功率在任何时刻都不为零

22. 做简谐振动的物体，由平衡位置向最大位移处运动的过程中，变小的物理量是(　　)

A. 位移　　　　B. 回复力　　　　C. 动能　　　　D. 势能

23. 一弹簧振子做简谐振动，则(　　)

A. 加速度最大时，速度最大　　　　B. 速度最大时，位移最大

C. 位移最大时，回复力最大　　　　D. 回复力最大时，动能最大

24. 简谐运动是一种(　　)

A. 匀速运动　　B. 匀加速运动　　C. 匀减速运动　　D. 变速运动

25. 做简谐运动的物体，如果在某两个时刻的位移相同，则物体在这两个时刻的(　　)

A. 加速度相同　　B. 速度相同　　C. 动能相同　　D. 回复力相同

26. 一物体做受迫振动，驱动力的频率大于该物体的固有频率。当驱动力的频率逐渐减小时，该物体的振幅将(　　)

A. 逐渐增大   B. 先逐渐增大后逐渐减小

C. 逐渐减小   D. 先逐渐减小后逐渐增大

27. 振动系统在周期性外力的作用下获得最大振幅，这种现象称为(　　)

    A. 阻尼振动   B. 共振   C. 简谐振动   D. 等幅振动

28. 队伍过桥时不宜步调一致，应随性走，是为了(　　)

    A. 减小过桥的压力   B. 使桥受力均匀

    C. 减缓肌体的紧张   D. 避免桥发生共振

29. 机械波在传播过程中，正确的说法是(　　)

    A. 介质中的质点随波迁移

    B. 波源的能量靠振动质点的迁移随波传递

    C. 波源的振动能量随波传递

    D. 振动质点的频率随着波的传播而减小

30. 关于简谐振动的能量，下列说法正确的是(　　)

    A. 振子通过平衡位置时，系统的势能最大，动能为零

    B. 振子在最大位移处时，系统的动能最大，势能为零

    C. 动能和势能在简谐振动的一个周期内完成一次周期性转换，系统的总机械能守恒

    D. 振幅可表示振动能量的大小，振幅越大，表示振动能量越大

31. 两声波在同一介质中传播的声强级相差20dB，则它们的声强之比为(　　)

    A. 20∶1   B. 200∶1   C. 100∶1   D. 2∶1

32. 关于振动和波的关系，下列说法正确的是(　　)

    A. 有机械波必有机械振动

    B. 波源的振动速度和波的传播速度相同

    C. 有机械振动必有机械波

    D. 波源停振时，介质中的波立即停止

33. 地震源传出的波是(　　)

    A. 横波   B. 既有横波又有纵波

    C. 纵波   D. 既不是横波也不是纵波

34. 关于波的频率，下列说法中正确的是(　　)

    A. 波的频率由波源决定，与介质无关

    B. 波的频率与波速有关

    C. 波由一种介质传到另一种介质时，频率变大

    D. 波的频率与波长有关

35. 不同频率的声波在同一介质中传播时(　　)

    A. 波速不同，波长相同   B. 波速相同，波长不同

    C. 波速、波长都不同   D. 波速、波长都相同

36. 波的传播速度反映的是(　　)

A. 振动在介质中传播的快慢　　　B. 介质中各质点振动的快慢

C. 介质中各质点迁移的快慢　　　D. 以上都不是

37. 下列哪种说法是正确的(　　)

A. 在同一种介质中，波速与频率成正比

B. 在同一种介质中，波长与波速成正比

C. 在同一种介质中，波长与频率成正比

D. 在同一种介质中，波长与频率成反比

38. 关于波长下列说法正确的是(　　)

A. 在一个周期内振动在介质中传播的距离等于波长

B. 在一个周期内介质的质点所走过的路程等于波长

C. 波长等于在波的传播方向上两相邻的对平衡位置的位移始终相同的质点间距离

D. 波长等于在波的传播方向上对平衡位置的位移始终相同的质点间距离

39. 关于公式 $v = \lambda f$ 正确的说法是(　　)

A. 该公式只适用于声波

B. 由公式可得，频率 f 增大，则波速 v 也增大

C. 对同一列波来说，在不同介质中传播时，保持不变的是频率 f

D. 由公式可知，波长 1m 的声波传播速度为波长是 3m 的 1/3

40. 一艘固有周期 0.02s 的渔船，停泊在海岸边，海浪两相邻波峰间的距离为 5m，海浪的传播速度为 2m/s，则渔船摇晃周期应是(　　)

A. 2.5s　　　　B. 0.02s　　　　C. 5s　　　　D. 0.01s

41. 医生用听诊器可以清晰地听见患者心跳的声音，这是由于(　　)

A. 听诊器能自动收集有用的声音

B. 听诊器减少了声音的分散，增大了响度

C. 听诊器减少了噪声的干扰

D. 听诊器靠固体传声效果好

42. 当火车进站鸣笛时，我们听到的笛音声调(　　)

A. 变低　　　　B. 不变　　　　C. 变高　　　　D. 不能判断

43. 超声波的波长(　　)

A. 比声波长　　B. 比声波短　　C. 和声波一样长　　D. 无一定规律

44. 跟声波相比超声波的穿透能力(　　)

A. 较大　　　　B. 较小　　　　C. 相同　　　　D. 不确定

三、计算题

45. 一物体在 10cm 的范围内完成 10 次全振动，需要的时间为 5s，则它的振幅、周期和频率各是多少?

46. 如图 3 - 1 所示，弹簧振子在 B、C 两点之间做简谐运动，B、C 相距 10cm，O

点为平衡位置，某时刻振子处于 B 点，经过 0.2s，振子首次到达 C 点，求：

（1）振动的周期和频率。

（2）振子在 2s 内通过的路程及位移大小。

47. 把弹簧振子从平衡位置拉至距平衡位置 6cm 处静止释放，当振子完成 5 次全振动所用的时间为 5s，则该振动的振幅、周期和频率各为多少？

48. 一个人大声说话的声强级为 70dB，那么 100 个相同的人一起说话时的声强级为多少？

49. 一艘轮船以 5m/s 速度向一有山崖的海岸驶去，鸣笛后 5s 听到回声。若当时声波在空气中的传播速度是 340m/s，听到回声时，船离岸还有多远？

50. 某机械波在甲介质中的波长是 0.5m，传播的速度是 100m/s，当它传入乙介质中时，波长变为 1.0m，则它在乙介质中传播的速度是多少？

51. 某人站在两平行峭壁间大喊一声，经过 0.5s 听到第一次回声，又经过 0.5s 听到第二次回声，若声速为 340m/s，试求两平行峭壁间的距离？

四、问答题

52. 下列事例中各利用什么原理？

（1）利用"声波"来探测海水深度。

（2）由火车汽笛声来判断火车是进站还是出站。

（3）战士从炮弹飞行的尖叫声来判断炮弹是接近还是远离。

（4）利用"共鸣箱"来使声音增强。

53. 简述超声波的主要特点和作用。

第四章 液体的表面性质与流动及其应用

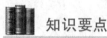 知识要点

◆ 掌握液体表面张力的概念及计算、弯曲液面附加压强的概念及计算、气体栓塞的成因及防止措施、连续性原理、流动性液体的压强与流速的关系、血液的压强等。

◆ 熟悉浸润现象和不浸润现象的概念、毛细现象的概念及应用、理想液体和稳定流动的概念、液体的黏滞性的概念、血压计等。

◆ 了解表面活性物质及其在医药领域中的应用、层流和湍流的概念、泊肃叶公式、伯努利方程、血液循环的物理模型、血液的黏度等。

在自然界中，物质存在的基本形态有固体、液体和气体。当液体与气体，或液体与固体，或液体与不相混合的其他液体相接触时，由于分子之间的相互作用和液体所处的表面环境，使接触的液体表面(包括表面层和附着层，即与气体接触的液体薄层叫做表面层，与固体接触的液体薄层叫做附着层)具有一种特殊的性质，所以会产生一些特殊的表面现象。

液体和气体的各部分之间很容易发生相对运动，以致没有固定的形状，它们的这种特性称为流动性。流动性是流体最基本的特性，也是流体区别于固体的最主要特征。凡具有流动性的物体称为流体。液体和气体都是流体。

研究液体的表面现象与液体流动的问题，是一门很复杂的学问。在这里，我们只作初步的讨论。本章主要学习液体的表面张力、弯曲液面的附加压强、浸润现象和不浸润现象、毛细现象、气体栓塞等有关液体表面性质，以及液体表面性质在临床医学中的应用；液体的性质及其流动规律、血液流动的规律、血压及血压的测量原理，并应用这些规律来解释一些生理现象，讨论在医学上的某些应用等。

第一节 液体的表面性质及其应用

一、液体的表面张力

1. **液体表面有收缩的趋势** 我们通常看到的液体自由表面是平面。但有时液体的

表面并不是平面，例如，洒在荷叶上的小水滴、清晨草叶上的露珠等，都是近似球形的。

实践与观察

大小不同水银滴的形状

在干净的水平玻璃板上滴几滴水银，我们可以看到，小的水银滴成近似球形，大的水银滴成扁平的椭球形。这是因为大水银滴受到重力的影响比小水银滴大的缘故。

如果设法消除重力对液体形状的影响，扁平的椭球形将会变成什么形状？我们用下面的实验来观察：

取一烧杯，盛入过半的水，向杯内滴入几滴食用植物油，可以看到食用植物油是浮在水面上的。然后向杯内注入适量的酒精，同时轻轻搅拌，当水和酒精混合液的密度跟植物油的密度相等时，植物油滴受到的重力和浮力大小相等，方向相反，重力对其形状的影响完全消失，这时植物油不再浮在水面上，而变成大小不同的球形油滴悬浮在混合液中，如图 4-1 所示。

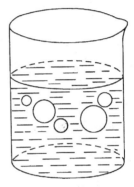

图 4-1　植物油在水与酒精的混合液中呈球形

由于在体积相同的情况下，各种形状的物体以球形的表面积为最小。上述实验表明，液体表面有收缩到最小面积的趋势。

2. 表面张力　实验表明，液体表面有收缩到最小面积的趋势。下面我们用实验来证明这一结论的正确性。

在一金属圆环上拴上一根细棉线，浸入肥皂液中然后拿出，环上就蒙上了一层肥皂薄膜。这时薄膜上的棉线是松弛的，如图 4-2(a) 所示。然后用热针刺破棉线一侧的薄膜时，棉线将被另一侧的液膜拉成弓形，如图 4-2(b)、图 4-2(c) 所示。

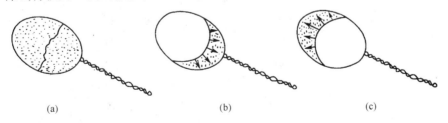

| (a) | (b) | (c) |

图 4-2　液体表面收缩使棉线张紧成弯月形

这表明，液体的表面层好像一张绷紧的橡皮薄膜，各处都存在着使液体表面积有收缩到最小的趋势的作用力，这种力叫做液体的表面张力。表面张力的大小跟哪些因素有关呢？我们可以通过下面的实验来说明。

在图 4-3 中，M 是金属丝架，其重量为 G，把金属丝架 M 悬挂在弹簧秤下面，当

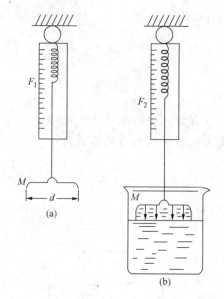

图4-3 液体表面张力实验示意图

M处在空气中时，如图4-3(a)所示，这时弹簧秤的示数$F_1 = G$。

将金属丝架M浸入液体中，然后慢慢匀速提起，让它从液体中逐渐露出来，如图4-3(b)所示，可以看出弹簧秤的示数不再是F_1，而是F_2，且$F_2 > F_1$。这表明：金属丝架M从液体中露出时，其上有附加力的作用。因为金属丝架从液体中刚刚露出时，上面蒙着一层液膜，此液膜要收缩它的表面，从而使金属丝架受到液膜的对它的向下拉力，这个拉力就是表面张力。如果用F表示液膜断开的瞬间表面张力的大小，则有

$$F = F_2 - F_1（忽略液膜重力）$$

如果保持金属丝架的长度不变，用不同的液体来做实验，得到的结果不同。这说明液体表面张力的大小跟液体的种类(或性质)有关。

就同一种液体，改变金属丝的长度，表面张力也不同。实验结果表明，表面张力的大小跟液体的分界线长度L成正比(液膜有两个表面，$L = 2d$，d为一边液膜的长度)。即

$$F = \alpha L \tag{4-1}$$

式中α叫做表面张力系数，α在数值上等于作用在液体表面单位长度的分界线上的表面张力。在国际单位制中，α的单位是牛顿/米，符号是 N/m。

各种液体的表面张力的大小，可用表面张力系数来衡量。表4-1中列出了一些液体的表面张力系数值。

表4-1 一些液体的表面张力系数α

液体	t(℃)	α($\times 10^{-2}$ N/m)	液体	t(℃)	α($\times 10^{-2}$ N/m)
水	0	7.564	胆汁	20	4.8
水	20	7.275	血液	37	4.0~5.0
水	40	6.956	血浆	20	6.0
水	60	6.618	正常尿	20	6.6
水	80	6.261	黄疸病尿	20	5.5
水	100	5.885	甘油	20	6.34
肥皂液	20	4.0	乙醚	20	1.7
酒精	20	2.2	液态氢	-253	0.21

表4-1表明，温度不同，α的大小也不同。一切液体的表面张力系数随着温度的升高而减小，随着温度的降低而增大。另外，表面张力系数还与液体的纯度有关，在大多数情况下，掺入杂质，液体的表面张力系数会下降。使液体表面张力系数减小的杂质称表面活性物质(如肥皂液、胆盐等)；使液体表面张力系数增大的杂质称非表面活性

物质(氯化钠、糖类等)。

在医学临床上,通常测定人体尿液、血液的表面张力系数,然后与其正常值进行比较,根据其差异来诊断疾病。

液体的表面张力,不仅有大小,而且有方向,其方向与液体表面相切,与分界线垂直。如果液面是平面,表面张力就在液面上,如果液面是曲面,表面张力就在这个液面的切面上。

液体表面张力产生的原因

从分子运动论的观点分析,液体表面层的分子处于一种特殊状态,它一方面受到来自液体内部分子的作用,另一方面还要受到液面上方气体分子的作用。但气体分子的作用非常微弱。因此,液体表面层的分子密度比液体内部分子的密度小一些,分子间的距离比液体内部分子间的距离大一些,分子间的距离处于引力的作用范围,表面层的分子就相互吸引,在宏观上液体的表面层就具有表面张力。

二、弯曲液面的附加压强

静止液体的自由表面,一般是平面。但在与容器壁接触处的液面则常成弯曲面。由于液体表面层相当于一个拉紧了的薄膜,弯曲液面上的表面张力有拉平液面的趋势,从而对液面下的液体产生了附加压强。

1. 弯曲液面的附加压强　在静止的液体表面上,选择一个面积为 S 的圆面积作为研究的对象,此液面内外的压强分别用 $P_内$ 和 $P_外$ 表示,此液面所受到它周围对它作用的表面张力的合力记作 $\sum F$。

如果作为研究对象的液面是平面,如图 4-4(a)所示,表面张力在水平面内,也就是说,表面张力是水平的,当 S 圆面平衡时,沿周边界的表面张力相互抵消,即 $\sum F = 0$。这时有

$$P_内 = P_外 \qquad\qquad (4-2)$$

对于凸形弯曲液面,如图 4-4(b)所示。由于表面张力在水平方向与球面相切,其合力之和为零而处于平衡,而在垂直方向的表面张力不为零,且方向向下,即指向弯曲液面球心所在的那一边,此力所产生的附加压强 P_S 也指向弯曲液面的球心所在的那一边,因此有

$$P_内 = P_外 + P_S$$

与水平液面下的液体相比较,凸形弯曲液面下的液体多受到一个正的附加压强的作用。即

$$P_内 > P_外 \qquad\qquad (4-3)$$

对于凹形弯曲液面，如图4-4(c)所示。由于表面张力在水平方向的分力为零而互相平衡，而在垂直于弯曲液面方向上的分力之和不为零，且方向向上，即指向弯曲液面球心所在的那一边。此力所产生的附加压强 P_S 也指向弯曲液面的球心所在的那一边，因此有

$$P_内 = P_外 - P_S$$

与水平液面下的液体相比，凹形弯曲液面下的液体多受到一个负的附加压强的作用。即

$$P_内 < P_外 \tag{4-4}$$

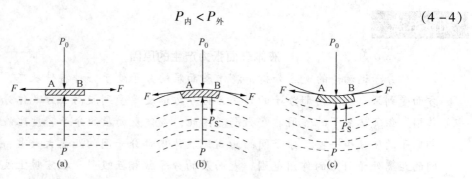

图4-4 弯曲液面的附加压强

在弯曲液面上，由于表面张力的存在，所产生的作用于单位面积上的附加压力，我们叫做附加压强。

综上所知，弯曲的液面与水平面相比，弯曲液面有附加压强，此压强的方向总是指向弯曲液面的球心所在的那一边，从而使弯曲液面内外压强不相等。

2. 弯曲液面附加压强的大小 附加压强与哪些因素有关呢？在图4-4中，用 P_S 表示附加压强，设 S 面是一个半径为 R 的半球面，其液体的表面张力系数为 α。因为此时液面的周边界线长为 $L = 2\pi R$，所以作用在整个周边界线的表面张力都与半球液面相切并在垂直方向，它们的合力也在垂直方向，其值为 $\sum F = 2\pi R\alpha$。此力垂直作用在面积为 πR^2 的液体截面上，所产生的压强就是作用在这个面积下的附加压强。因此有

$$P_S = \frac{\sum F}{S} = \frac{2\pi R\alpha}{\pi R^2} = \frac{2\alpha}{R}, \quad 即$$

$$P_S = \frac{2\alpha}{R} \tag{4-5}$$

也就是说，弯曲液面产生的附加压强的大小，与液体表面张力系数成正比，与弯曲液面的半径成反比。对于半径为 R 的液滴来说，液滴内部液体压强比外部空气压强大 $\frac{2\alpha}{R}$；对于半径为 R 的液泡来说，液泡内的压强比外部空气压强大 $\frac{4\alpha}{R}$，因为液泡有两个表面层。

例题4-1 试分别计算温度在20℃时，直径为5cm的肥皂泡和直径为5mm的水银

滴的附加压强。

已知：$R_1 = 2.5\text{cm} = 2.5 \times 10^{-2}\text{m}$，$R_2 = 2.5\text{mm} = 2.5 \times 10^{-3}\text{m}$，$\alpha_1 = 4.0 \times 10^{-2}\text{N/m}$，$\alpha_2 = 4.7 \times 10^{-1}\text{N/m}$。

求：$P_{S1} = ?$ $P_{S2} = ?$

解：由附加压强公式 $P_S = \dfrac{2\alpha}{R}$ 得

$$P_{S1} = 2 \times \frac{2 \times 4.0 \times 10^{-2}}{2.5 \times 10^{-2}} = 6.4(\text{Pa})$$

$$P_{S2} = \frac{2 \times 4.7 \times 10^{-1}}{2.5 \times 10^{-3}} = 376(\text{Pa})$$

答：在20℃时，直径5cm肥皂泡的附加压强是6.4Pa，直径为5mm的水银滴的附加压强是376Pa。

三、浸润液体和不浸润液体

容器内的液体，通常会出现两个特殊液面。一个是与空气接触的表面层，另一个是与固体接触的附着层。在自然界中，液体和固体接触将出现两种不同的特殊现象。

当液体和固体接触时，液体和固体接触处形成一个液体薄层，通常叫做附着层。位于附着层上液体分子和附着层附近的液体分子，它们与液体内部的分子所处状态不同，一方面受内部液体分子的作用，同时又受固体分子的作用，固体分子对附着层上的液体分子的作用力叫做附着力。液体分子对附着层上液体分子的作用力叫做内聚力。

1. 浸润现象　固体跟液体接触时，附着层面积趋于扩大，固体与液体相互附着的现象，叫做浸润现象。其原因就是附着力大于内聚力，附着层面积趋于扩大，出现浸润现象。例如，把水倒入玻璃容器内，因为附着层上的水分子和玻璃容器壁的附着力大于液体内部水分子的内聚力，玻璃容器壁被水浸润，水就靠着器壁上升，形成凹形弯月面，如图4-5所示。

2. 不浸润现象　固体和液体接触时，它们的附着层面积趋于缩小，固体与液体不能相互附着的现象，叫做不浸润现象。例如，把水银倒入玻璃容器内，附着层上的水银分子和器壁的附着力小于液体内部水银分子的内聚力，玻璃容器不被水银浸润，因而靠近器壁形成凸形弯月面，如图4-6所示。

能够浸润固体的液体，叫做浸润液体；不能浸润固体的液体，叫做不浸润液体。

由此可知，液体盛在容器里的时候，器壁附近的液面不是平面，而是曲面。如果液体是浸润器壁的，靠近器壁处的液面向上弯曲，在内径很小的管中，液面的凹形弯月面就越明显，如图4-5(b)、(c)所示。如果液体是不浸润器壁的，靠近器壁处的液面向下弯曲，在内径很小的管中，液面的凸形弯月面就越明显，如图4-6(b)、(c)所示。

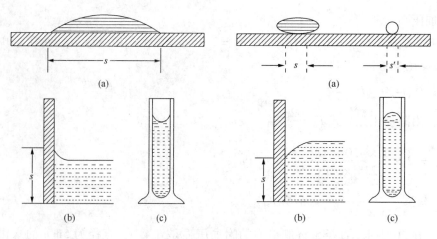

图 4 - 5 浸润现象   图 4 - 6 不浸润现象

　　浸润现象在药学上有一定的应用。固体药物能否被浸润直接关系到混悬型液体药剂制作的难易、质量好坏和稳定性。如薄荷脑、樟脑、硫黄等不易被水浸润，则要添加助悬剂才能制成较为稳定的混悬液药物。

四、毛细现象

　　1. 毛细现象　　如图 4 - 7(a)所示，把细玻璃管插在盛水的容器中，水对玻璃是浸润液体，管中的水面形成凹形弯月面，管中的水柱上升，使管内的水面高于管外的水面。如图 4 - 7(b)所示，把细玻璃管插在对玻璃不浸润的水银中时，管内的水银面为凸形弯月面，管内水银柱降低使水银面低于管外水银面。

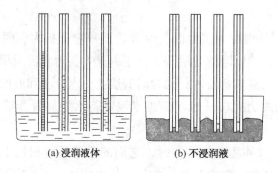

(a)浸润液体   (b)不浸润液

图 4 - 7 毛细现象

　　一般来讲，凡是细管子插在浸润这种管子的液体中时，管中的液面都要上升，而插在不浸润这种管子的液体中时，管中液面都要降低。

　　使浸润液体在细管中液面上升或不浸润液体在细管中液面降低的现象，叫做毛细现象。

　　能发生毛细现象(或内径很小)的管子，叫做毛细管。

　　实验证明：在毛细管内浸润液体上升或不浸润液体下降的高度，与液体的表面张力系数成正比，与毛细管的内径和液体的密度成反比。即

$$h = \frac{2\alpha}{\rho g R} \qquad\qquad (4-6)$$

(4-6)式中，R 为弯曲液面的曲率半径，ρ 为液体密度，g 为重力加速度，α 为液体表面张力系数，h 为浸润液体在管中上升的高度或不浸润液体在管中下降的高度。

2. **毛细现象在临床上的应用**　毛细现象在临床上有很多应用。例如，外科用脱脂棉擦拭创伤面上的污液，就是利用棉花纤维间的毛细作用；普通手术刀口的缝合线都是先经过蜡处理的，这时因为线中间有许许多多的缝隙，缝合伤口时，一部分线裸露在体表，缝隙将会成为体内外的通道，用蜡处理就是封闭缝隙，破坏毛细作用，杜绝细菌感染。另外，毛细现象在我们的日常生活中也有许多应用。例如，多孔的海绵或棉布吸水、用棉花或棉线制作的灯芯吸酒精或油、植物的根系从土壤中吸收水分、土壤中水分的蒸发散失等，都与毛细现象有着密切关系的。

例题 4-2　将直径为 0.6mm 的干净玻璃管插入血液中(设血液的温度为 37℃)，血液在细管中上升的高度为 32.3mm，试求人血的表面张力系数(人血的密度为 $1.054 \times 10^3 \text{kg/m}^3$)。

已知：$R = 0.3\text{mm} = 3 \times 10^{-4}\text{m}$，$h = 32.3\text{mm} = 3.23 \times 10^{-2}\text{m}$，$\rho = 1.054 \times 10^3 \text{kg/m}^3$。

求：$\alpha = ?$

解：根据公式 $h = 2\alpha/\rho g R$，得

$$\alpha = \frac{1}{2}\rho g R h = \frac{1}{2} \times (1.054 \times 10^3 \times 9.8 \times 3 \times 10^{-4} \times 3.23 \times 10^{-2}) = 5 \times 10^{-2} (\text{N/m})$$

答：人血的表面张力系数是 $5 \times 10^{-2}\text{N/m}$。

五、气体栓塞

1. **气体栓塞**　当浸润液体在细管中流动时，如果管中有气泡，液体的流动将受到阻碍，如果有多个气泡时就可能发生阻塞，使管中液体完全停止流动，这种现象叫做气体栓塞。

2. **气体栓塞的成因**　产生气体栓塞的主要原因是弯曲液面有附加压强。下面我们来具体说明这一问题。

在图 4-8(a)中，假设细管中有一气泡，如果管子两端的压强相等，则气泡两端液面的曲率半径相等。气泡两端的附加压强大小相等，方向相反，气泡处于平衡状态，液柱不流动。

在图 4-8(b)中，如果使左端液体的压强增加 ΔP，这便使得气泡左边液体的半径变大，右边液面的弯曲变小。这样左端弯曲液面所产生的附加压强 $P_左$ 比右端弯曲液面所产生的附加压强 $P_右$ 小。如果它们的差值正好等于 ΔP，即

$$\Delta P = P_右 - P_左$$

液体仍不流动，气泡没有移位。显然，气泡两端的压强仍然平衡，即

$$P + \Delta P + P_左 = P + P_右$$

只有当细管两端的压强差 ΔP 超过某一临界值 δ 时，气泡才能移动，这个临界值 δ 与液体和管壁的性质、管的半径有关。当管中有 n 个气泡时，只有当 $\Delta p > n\delta$ 时，液体才能带着气泡移动，如图 4-8(c) 所示。

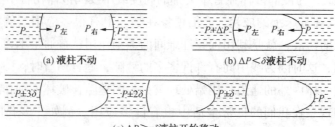

(a) 液柱不动   (b) $\Delta P < \delta$ 液柱不动

(c) $\Delta P \geqslant n\delta$ 液柱开始移动

图 4-8　气体栓塞

3. **预防气体栓塞的措施**　在临床上严防气体栓塞现象。气体栓塞若发生在输液管道中，则将使输液无法进行；气体栓塞若发生在血管中，轻者会造成血液循环障碍，部分组织、细胞坏死，重者将危及生命。

人体血管中出现气泡的几种可能及预防措施：①静脉注射和输液时，空气可能随药液一起进入血管。所以，注射、输液前一定要将注射器中的少量空气和输液管中气泡排除干净；②施行外科手术时，空气可能进入血管；③潜水员从深水处上来或病人从高压氧舱出来，都必须有一个逐步减压的缓冲时间，否则在高压状态时溶于血液中的过量二氧化碳，在正常压强状态将会以气泡形式从血管中析出，出现微血管栓塞。

知识链接

在血液中，氧与血红蛋白结合，氮以气态溶于血液中，氮分子的溶解度与气压成正比。如迅速减压，则氮的溶解度变小，从血液中析出，可能引起气体栓塞。氦的溶解度大约是氮的 10 倍，潜水员吸入的是高压氦氧混合气体，因此潜水运动员从深水处上来，必须要有一个逐渐减压的过程，以免发生气体栓塞。

六、表面活性物质及其在医药领域中的应用

1. **表面活性物质**　各种纯净液体都有一定的表面张力系数。当液体中掺入杂质，就会使液体的表面张力系数发生改变。实验表明，有的溶质能使溶液的表面张力系数增大，有的溶质能使溶液的表面张力系数减小。凡是能使表面张力系数减小的物质，叫做这种液体的表面活性物质，也叫做表面活性剂。水的表面活性物质有肥皂、胆盐、卵磷脂等。胆汁是脂肪的表面活性物质，它能降低脂肪的表面张力系数，使脂肪粉碎，易于

人体吸收。另一类物质溶于溶剂后能增加液体的表面张力系数，把这类物质叫做表面非活性物质。如氯化钠、糖类、淀粉等都是水的表面非活性物质。

2. 表面活性物质在医药领域中的应用　表面活性物质在肺的呼吸过程中起着重要作用。肺是人体与外界进行气体交换的场所。构成肺的基本单位是肺泡，它是由上皮细胞组成的微小气泡。人体的肺泡总数约为 3 亿个。肺泡壁很薄，其内壁附着一层黏性液体，它与泡内气体间形成液、气界面。把肺泡看成球形，这层薄膜上就产生了附加压强。肺泡形状大小不一，同一气室的有些气泡是相通的。人及哺乳动物肺泡内的压强始终能保持相对稳定，使小肺泡不致萎缩，大肺泡又不致过分扩张，其主要的原因是肺泡表皮细胞能分泌一种表面活性物质（磷脂类物质），当肺泡大小发生变化时，其表面活性物质的浓度也发生相应变化。肺泡半径变小时，表面积变小，表面活性物质在表面分布的浓度变大，表面张力系数 α 变小；肺泡半径变大时，表面积变大，表面活性物质在表面分布的浓度变小，表面张力系数 α 变大。由 $P_S = 2\alpha/R$ 可知，大小肺泡内气体附加压强仍能保持相对稳定，从而能维持肺泡大小的相对稳定。

在现代制药行业中，片剂的研发和生产发展得很快，伴随着片剂辅料的发展和改进，新型表面活性物质（也称表面活性剂）的应用又大大推动了剂型的改进和创新。对片剂变色、崩解度、硬度和含量等问题的研究改进，可提高片剂药物的疗效。

第二节　理想液体的流动及其应用

一、理想液体

相对于固体的运动来说，实际液体的运动是很复杂的。流动性是液体的最基本特性。为了研究液体的流动情况，我们首先来分析一下实际液体的可压缩性和黏滞性。

所谓可压缩性是指液体的体积或密度随压强不同而改变的特性。任何实际液体都可以压缩，液体的可压缩性很小。例如，水在10℃时，每增加 1 个大气压，体积只不过减小原来的1/20000。因此，一般情况下，液体的压缩性可以忽略。

所谓黏滞性是指运动着的流体中速度不同的相邻流体层之间存在着相互作用的内摩擦力。实际液体都有黏滞性。不同液体的黏性大小不同，黏性反映液体流动的难易程度，如甘油、糖浆之类黏滞性较大，而许多常见的液体黏滞性却很小，如水和酒精等。因此，在讨论这些黏滞性很小的液体流动时，为了使问题简化，往往将其黏滞性忽略，不予考虑。

综上所述，在研究液体的流动时，为了突出流动性，忽略可压缩性和黏滞性，使所研究的液体流动问题简单化，提出了理想液体这一理想化的物理模型。

绝对不可压缩且完全没有黏滞性的液体叫做理想液体。

二、稳定流动

液体可以看成是由许多液粒组成的系统。液体流动时，如果液体微粒流经空间的任意一个固定点时，其速度不随时间而改变的流动，叫做稳定流动，简称稳流。如图 4 –

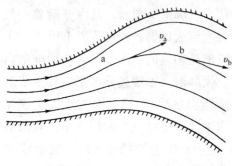

9 所示，水在小河里静静地流淌，我们将向河水中抛掷一带有标志的悬浮物，通过仪器测量悬浮物的速度来间接地测量河水液粒的流速。当同一悬浮物流经 a、b⋯各点时，测得它的速度不一定相同；但不同的悬浮物流经同一点时，流速是相同的。我们则称此流动为稳流。在实际当中，自来水管里的水流、从大蓄水池中流出来的水流、输液时吊瓶药液的向下流动等可以近似地看成稳流。

图 4 – 9 稳定流动

  课堂互动

稳流中液体各点的流速是否相同？同一固定点的流速在不同的时刻是否相同？

三、液体的连续性原理

1. 流量 假设理想液体以速度 v 在截面积为 S 的管中流动，如图 4 – 10 所示。在 t =0 时，位于 a、b 间，长度为 l 的一段液体，经过 t 时间后，流至 b、c 间，故流过 S 截面的液体体积为 Sl。那么，单位时间内流过管横截面的液体体积则为

$$Q = \frac{Sl}{t} = \frac{V}{t}, \ 即 \ Q = \frac{V}{t} \qquad (4-7)$$

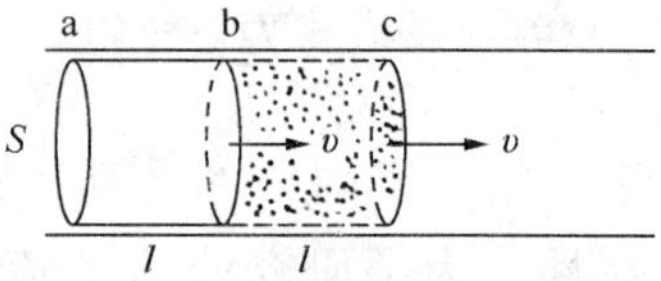

图 4 – 10 液体流量示意图

因为 l 是液体在时间 t 内流过的距离，故液体的流速 $v = \frac{l}{t}$

$$Q = Sv \qquad (4-8)$$

式中 Q 就叫做液体的流量。

即我们把单位时间内流过某一横截面的液体的体积叫做该截面处的流量，用 Q 表示，在国际单位制中，单位是米³/秒，符号为 m^3/s。

例题 4 – 3 注射器针头处小孔面积为 $5.0 \times 10^{-3} cm^2$，如果该处的流速为 $8.0 m/s$，$100 cm^3$ 的药液注射完，需要多少时间？

已知：$S = 5.0 \times 10^{-3} cm^2$，$v = 8.0 m/s = 8.0 \times 10^2 cm/s$，$V = 100 cm^3$。

求：$t = ?$

解：由流量公式 $Q = Sv$，得

$$Q = Sv = 5.0 \times 10^{-3} \times 8.0 \times 10^{2} = 4(\text{cm}^{3}/\text{s})$$

又由流量公式 $Q = \dfrac{V}{t}$，得

$$t = \frac{V}{Q} = \frac{100}{4} = 25(\text{s})$$

答：100cm^{3} 的药液以 8.0m/s 的速度注射，需要 25s 的时间才能注射完。

2. 连续性原理　理想液体在稳定流动的情况下，液体体积不可压缩，并且没有内摩擦力产生能量损耗，液体的流动是连续的。液体做稳定流动时，任取一截面积很小的管子，如图 4 - 11 所示，那么，由管子一端流入的液体一定等于从管子另一端流出的液体，即液体通过管子各个横截面上的流量为一常数，即

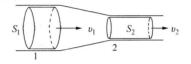

图 4 - 11　连续性原理示意图

$$Q = 常量$$

如果有两个参考截面时，则有

$$Q_1 = Q_2$$

由(4 - 8)式，得

$$S_1 v_1 = S_2 v_2 \tag{4 - 9}$$

变形可得

$$\frac{v_1}{v_2} = \frac{S_2}{S_1} \tag{4 - 10}$$

式中 S_1 和 S_2 分别为 1 和 2 处的截面积；v_1 和 v_2 分别为 1 和 2 处的流速。

对于管子的任一横截面积，(4 - 9)式都成立，故一般写成

$$Q = Sv = 常量 \tag{4 - 11}$$

这表明：不可压缩的液体在同一根粗细不同的管中流动时，液体的流速 v 和管的横截面积 S 的乘积为常量，即管子截面大处流速小，管子截面小处流速大，但流量不变。

这就是说，对于不可压缩的液体来说，在同一管中做稳定流动时，任何一处横截面积和该处液体流速的乘积是一个常量。我们把这一结论叫做液体的连续性原理。

式子 $Q = Sv = 常量$，叫做液体的连续性方程。连续性方程反映了流量、流速和截面积三者之间的关系。

　课堂互动

请大家先合上书，然后说一说液体的连续性方程？

例题 4 - 4　水在横截面为 25cm^{2} 的水管中稳定地流动时，流速是 20cm/s，其流量多大？在经一变径接头后其横截面变为 10cm^{2}，此处的流量又是多少？流速是多少？

已知：$S_1 = 25\text{cm}^2$，$v_1 = 20\text{cm/s}$，$S_2 = 10\text{cm}^2$

求：$Q_1 = ?$　　$Q_2 = ?$　　$v_2 = ?$

解：可将水看作是理想液体，其状态可视为连续稳定的流动，则符合连续性原理。则有 $Q_1 = Q_2 = Q = $ 常量

根据流量公式 $Q = Sv$ 得

$$Q_1 = S_1 v_1 = 25 \times 20 = 500\text{cm}^3/\text{s} = 5 \times 10^{-4}(\text{m}^3/\text{s})$$

所以，$Q = 5 \times 10^{-4}\text{m}^3/\text{s}$

由公式 $S_1 v_1 = S_2 v_2$ 得

$$v_2 = \frac{S_1 v_1}{S_2} = \frac{25 \times 20}{10} = 50\text{cm/s} = 0.5(\text{m/s})$$

答：流量是 $5 \times 10^{-4}\text{m}^3/\text{s}$；流量不变，变径后的流量仍是 $5 \times 10^{-4}\text{m}^3/\text{s}$，流速是 0.5m/s。

四、流动液体的压强与流速的关系

图 4 – 12 所示，有一段粗细不均匀的水平管，在粗细不同处分别接一段上端开口的竖直细管，当有理想液体稳定流过时，由于液体对管壁有压强，所以在竖直管下端的开口 A、B 处，液体就会沿着竖直管上升，液体的压强越大压上去的液柱高度就越高，反之，液柱高度就越低。显然，水平管粗处的竖直管中液面较高，细处的竖直管中液面较低，而我们看到，竖直管中的液体是静止的，则由公式 $P = \rho g h$ 得出结论：管子粗处压强大，管子细处压强小。

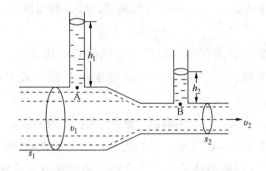

图 4 – 12　水平管中的压强和流速的关系

这一结论可用伯努利方程得到完满的解释。1738 年瑞士物理学家伯努利的研究表明：理想液体在管中做稳定流动时，任一处每单位体积液体的动能、势能和该处的压强之和为一个常量。即

$$\frac{1}{2}\rho v^2 + \rho g h + P = 常量 \tag{4 – 12}$$

知识链接

1. 动能公式：$E_k = \dfrac{1}{2}mv^2$（m 为质量，v 为速度）

单位体积液体的动能：$\dfrac{E_k}{V} = \dfrac{1}{2}\dfrac{m}{V}v^2 = \dfrac{1}{2}\rho v^2$（$\rho$ 为该液体的密度，V 为体积）

2. 重力势能公式：$E_p = mgh$（m 为质量，g 为重力加速度，h 为距离零势能面的高度）

单位体积液体的势能：$\dfrac{E_p}{V} = \dfrac{m}{V}gh = \rho gh$

伯努利方程的适用条件是：不可压缩和完全没有黏滞性的理想液体做稳定的流动；此方程只适用于同一管流，如果管流不同，相应的常量也不同；对于实际液体的流动该方程仍具有指导意义。

液体水平流动或各处高度相差不大时，（4 – 12）式可变为

$$\frac{1}{2}\rho gh + P = 常量 \qquad\qquad (4-13)$$

根据式（4 – 13）可知，流速大处压强小，流速小处压强大。伯努利方程的结论和上面实验结果一致。综上把管的截面积、流速和压强归纳起来可得出：管子截面大处，流速小，压强大；管子截面小处，流速大，压强小。

在管子的狭窄部分，当流速很大时，可以出现压强小于大气压的负压，具有吸入外界液体或气体的作用，成为空吸作用，如图 4 – 13 所示。水流抽气机、喷雾器、雾化器等都是根据空吸作用的原理制成的，临床上常用雾化吸入器把药液喷向咽喉，对呼吸道疾病进行治疗，这都是利用空化作用来实现的，如图 4 – 14 所示。

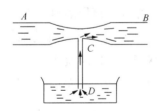

图 4 – 13　空吸作用示意图

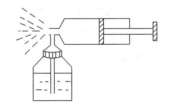

图 4 – 14　医用喷雾器示意图

例题 4 – 5　流量为 $0.12\text{m}^3/\text{s}$ 的流水管子，如图 4 – 15 所示，A 点的压强为 2×10^5 Pa，截面积为 100cm^2，而 B 点的截面积为 60cm^2。水的黏滞性忽略不计，求 A、B 两点的流速和 B 点的压强。

已知：$Q = S_A v_A = S_B v_B = 0.12\text{m}^3/\text{s}$，$P_A = 2 \times 10^5\text{Pa}$，
$S_A = 100\text{cm}^2 = 0.01\text{m}^2$，$h_B = 2\text{m}$，

$S_B = 60\text{cm}^2 = 0.006\text{m}^2$，$\rho = 10^3\text{kg/m}^3$。

求：$v_A = ?$　　$v_B = ?$　　$P_B = ?$

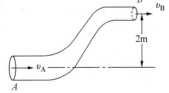

图 4 – 15

解：假定水是不可压缩的，根据连续性方程，则有

$S_A v_A = S_B v_B = Q$，所以

$$v_A = \frac{Q}{S_A} = \frac{0.12}{0.01} = 12 (\text{m/s})$$

$$v_B = \frac{Q}{S_B} = \frac{0.12}{0.006} = 20 (\text{m/s})$$

根据伯努利方程

$$P_A + \frac{1}{2}\rho v_A{}^2 = P_B + \frac{1}{2}\rho v_B{}^2 + \rho g h_B \text{ 得}$$

$$P_B = P_A + \frac{1}{2}\rho v_A{}^2 - \frac{1}{2}\rho v_B{}^2 - \rho g h_B$$

$$= 2 \times 10^5 + \frac{1}{2} \times 10^3 \times 12^2 - \frac{1}{2} \times 10^3 \times 20^2 - 10^3 \times 9.8 \times 2$$

$$= 5.24 \times 10^4 \text{Pa} = 52.4 (\text{kPa})$$

答：A、B 两点的速度分别是 12m/s 和 20m/s，B 点的压强是 52.4kPa。

第三节 实际液体的流动及其应用

一、液体的黏滞性

前面我们讨论了理想液体，理想液体和实际液体的压缩性都很小，而实际液体都有不同程度的黏滞性，也就是说，其主要区别是有无黏滞性。那么，什么是液体的黏滞性？黏滞性液体流动时遵循什么规律呢？

实际液体在流速不太大时，表现为分层流动，相邻各流层因速度不同(越靠近管壁，流速越慢，跟管壁接触的部分附着在管壁上，速度几乎为零，在管的轴心速度最大)而相对滑动，彼此不相混合，管内液体的这种流动状态，叫做层流或片流；当速度增加到一定的值后，液体可能向各个方向上运动，层流情况被破坏，而且可能形成涡旋，并发出声音，这种流动状态叫做湍流。

前面我们已经提到了液体的黏滞性，在这里我们通过一个实验来解释液体的黏滞性。

甘油是比较黏的液体，我们来观察它的流动。如图 4 - 16 所示，把甘油放到一个竖直放置的滴定管内，再用吸管把有色的甘油轻轻地放在无色甘油的上面。打开控制阀，两部分甘油缓缓地向下流动，过了一会儿，分界面变成了锥形，在管的侧面看呈舌形，如图 4 - 17 所示。

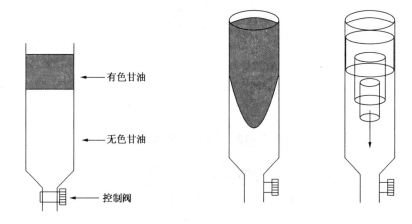

图 4 - 16　观察实际液体流动的装置示意图　　　图 4 - 17　甘油层流示意图

这一现象说明，甘油是分层流动，流体层很薄，形状似圆筒形，各层的流速都不同，越靠近轴心的流速越快，相反，越靠近管壁的流速越小。液层之间因有相对运动而产生摩擦力，速度大的液层给速度小的以拉力，速度小的液层给速度大的以阻力，因为这种摩擦力是在液体内部产生的，所以叫做内摩擦力，也叫做黏滞力。液体具有内摩擦力的性质叫做液体的黏滞性。液体黏滞性的大小用黏滞系数 η 表示，临床上常称为黏度，它的单位为帕·秒，符号为 Pa·s。表 4 - 2 中列出了几种常见液体的黏度数值。

表 4 - 2　几种常见液体的黏度数值

液　体	温度(℃)	黏度($\times 10^{-3}$ Pa·s)	液　体	温度(℃)	黏度($\times 10^{-3}$ Pa·s)
水	0	1.8	血液	37	2.5 ~ 3.5
水	20	1.0	血浆	37	1.0 ~ 1.4
水	37	0.69	血清	37	0.9 ~ 1.2
水	100	0.3	甘油	20	830
酒精	20	1.6	甘油	26.5	494
水银	0	1.68	蓖麻油	17.5	1225
水银	20	1.55	蓖麻油	30	122.7

从上表中可以看出，液体的黏度与液体的性质有关，也与液体的温度有关。

液体的黏滞系数是表示液体黏滞性大小的物理量。测定液体的黏度是检验药品质量的方法之一，临床上检验患者的血液黏度，可为疾病的诊断和治疗提供帮助。

二、泊肃叶公式

实际液体在流动时，它的流速和流量将会受到其黏滞性的影响。如图 4 - 18 所示，当黏滞系数为 η 的实际液体，在一长度为 L、半径为 r、管两端压强差为 ΔP 的均匀管中匀速分层流动，液体的流速、流量和流阻与这些因素有怎样的关系呢?

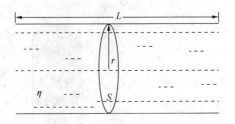

图4-18 泊肃叶公式中各物理量

法国著名医生泊肃叶，为了知道血液通过毛细血管的流量，做了大量的实验，并根据理论推导，于1846年得出计算液体从水平管口匀速流出的平均速度：

$$v = \frac{1}{8\pi} \cdot \frac{S \cdot \Delta P}{\eta L} \tag{4-14}$$

把 $S = \pi r^2$ 代入上式，得

$$v = \frac{r^2 \cdot \Delta P}{8\eta L} \tag{4-15}$$

由上式可知，如果其他量不变，管子两端的压强差越大，液体流得越快；管子越粗，液体流得越快；液体越黏流动越慢；管子越长，液体流得越慢。

由公式(4-8)和(4-15)得

$$Q = Sv = \pi r^4 \cdot \frac{\Delta P}{8\eta L} = \frac{\Delta P}{\left(\frac{8\eta L}{\pi r^4}\right)} = \Delta P/R \text{，即}$$

$$Q = \Delta P/R \tag{4-16}$$

此式为泊肃叶公式。

泊肃叶公式表明：黏滞性液体在粗细均匀的水平管中稳定流动时，其流量跟管子两端的压强差成正比，跟流阻成反比。

式(4-16)中的 R 叫做流阻(在医学上习惯把流阻叫做外周阻力)，是液体流动时遇到的阻碍作用。研究得出

$$R = \frac{8\eta L}{\pi r^4} \tag{4-17}$$

从上式可以得出，如果其他条件不变，液体越黏，流阻越大；管子越细，流阻越大；管子的半径越大，流阻越小，而且影响最大。在血液循环中，血管的收缩与舒张，或血管壁的变厚，即使血管内半径有较小的改变，也会对血液流量产生很大的影响。在体循环中血液流阻主要来自于距离心脏较远的较细血管，而且小动脉的流阻最大。小动脉如果硬化，则会增大流阻，引起血压的异常变化。

静脉注射器中输液管内药液流量的控制，就是用楔形控制阀改变管的直径来实现的，减小管的直径，流阻增大，药液流量就会减小。

例题4-6 在血液循环中，当血液流过一条长为10.0mm、半径为2.0μm的毛细血管时，如果血液的平均流速为0.5mm/s，血液的黏度为 3.5×10^{-3} Pa·s，求这段毛细

血管的血压下降了多少？血液流动时遇到的流阻是多少？血流量是多少？

已知：$L = 10.0\text{mm} = 10^{-2}\text{m}$，$r = 2.0\mu\text{m} = 2.0 \times 10^{-6}\text{m}$，$\eta = 3.5 \times 10^{-3}\text{Pa} \cdot \text{s}$，$v = 0.5\text{mm/s} = 5.0 \times 10^{-4}\text{m/s}$。

求：$\Delta P = ?$ $R = ?$ $Q = ?$

解：由公式 $v = \dfrac{r^2 \cdot \Delta P}{8\eta L}$ 得

$$\Delta P = \frac{8\eta L v}{r^2} = \frac{8 \times 3.5 \times 10^{-3} \times 1.0 \times 10^{-2} \times 5.0 \times 10^{-4}}{(2.0 \times 10^{-6})^2} = 3.5 \times 10^4 \text{Pa} = 35(\text{kPa})$$

由 $R = \dfrac{8\eta L}{\pi r^4}$ 得

$$R = \frac{8 \times 3.5 \times 10^{-3} \times 10^{-2}}{3.14 \times (2.0 \times 10^{-6})^4} = 5.6 \times 10^{18}(\text{Pa} \cdot \text{s/m}^3)$$

由泊肃叶公式 $Q = \dfrac{\Delta P}{R}$ 得

$$Q = \frac{3.5 \times 10^4}{5.6 \times 10^{18}} = 6.25 \times 10^{-15}(\text{m}^3/\text{s})$$

答：这段毛细血管的血压下降了 35kPa，血液遇到的流阻是 $5.6 \times 10^{18}\text{Pa} \cdot \text{s/m}^3$，血液的流量是 $6.25 \times 10^{-15}\text{m}^3/\text{s}$。

泊肃叶公式在医学科研中有着重要意义。例如在脑心血管疾病的研究中，对于失血过多的或心力衰竭的患者，因血流量的减小，将会引起血压的下降；动脉硬化患者，心排血量虽然正常，但是因为动脉硬化血管直径难以增大，血流受到较大的阻力，会引起血压的升高。利用泊肃叶公式还可以测量血液的黏度，奥氏黏度计就是根据泊肃叶公式求出待测液体黏度的。

第四节 血液的流动 血压计

一、血液循环的物理模型

人体的血液尽管可以近似地看成是黏性液体，但它既不同于理想液体，也不同于一般的实际液体，有着独特的生物学特征。这是因为：血液里悬浮着很多血细胞，如红细胞、白细胞和血小板等，是非均匀黏性液体；血管的直径和弹性除受血液的压强等因素影响之外，还受神经和体液的控制，不同于刚性管腔。可见，人体血液循环中的血液流动情况是十分复杂的。应用物理学原理来说明循环系统中血液的流动时，必须加以简化处理。本节我们仅运用流体力学的一般规律研究血液的流动，主要掌握其物理学性质。

整个循环系统可以看作是由心脏和血管所组成的闭合管路系统。图 4 - 19 是人体心血管体循环的物理模型，图中 B 表示心脏；ab 表示主动脉；bc 表示大动脉及其分支；cd 表示小动脉；de 表示毛细血管；ef 表示小静脉和大静脉；fg 表示腔静脉。a、g 表示瓣膜。

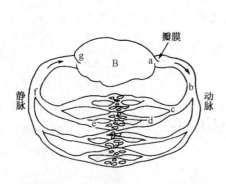

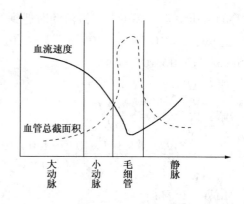

图4-19　心血管体循环物理模型　　　图4-20　血流速度与血管总截面积的关系

1. **血液流动的单向性**　心脏周期性地收缩与舒张起着泵的作用。当心脏 B 收缩时，血液冲开左心室的瓣膜 a 射入主动脉 ab，经大动脉 bc、小动脉 cd、毛细血管 de 输送到全身，再由小静脉及大静脉 ef 经上、下腔静脉 fg 冲开瓣膜 g，流回右心房。

2. **血管总面积的变化**　沿着血液流动的方向，主动脉的截面积约为 3cm² 左右，大动脉的总面积约为主动脉总横截面积的 2 倍，即约为 6cm² 左右，毛细血管的总横截面积约是主动脉总横截面积的 300 倍，即约为 900cm² 左右。腔静脉的总横截面积大约与大动脉的总横截面积相同。

可见，血管的面积从主动脉到毛细血管，血管的总横截面积是增大的；从毛细血管到静脉，血管总横截面积是减小的，最大值在毛细血管处，见图4-20中的虚线。

3. **血液流速的变化**　根据连续性原理，截面积大处流速小，截面积小处流速大，血液流速在各类血管中大小的变化如图4-20中实线所示。毛细血管的总横截面积为主动脉总横截面积的 300 倍左右，主动脉中血液的平均流速约为 0.22m/s，则毛细血管中的平均流速约为 0.05～0.1cm/s，血液在毛细血管中的流动是十分缓慢的。血液经大动脉、小动脉到毛细血管流动过程中，流速逐渐减慢，回流到静脉又逐渐增快。

二、血液的黏度

血液的黏度是血液最基本的流变特性。血液黏度的高与低能反映血液循环的优与劣或血液供应的多与少。血液黏度是一个综合性指标，它是全血黏度、血浆黏度、血细胞比容、红细胞变形和聚集能力、血小板和白细胞流变特性等综合表现。一般来说，每个人的血黏度在一天内是波动的。人血黏度的正常值是随地区、人群、年龄、性别等因素的不同而有差异的。

血液黏度测量用黏度计。常用的黏度计有毛细管式黏度计、振动式黏度计和旋转圆筒式黏度计等。

影响血液黏度的因素很多，目前研究较多的有以下几个方面：

1. **血细胞比容**　血细胞与全血细胞的体积之比叫做血细胞比容。血液黏度随血细胞比容的增大而增大。例如烧伤患者因血液中水分的流失，血细胞比容增大，血液则变黏。

2. **红细胞聚集** 血液静止或流速很慢时，红细胞聚集在一起形成细胞串，这种现象称为红细胞聚集。红细胞处于聚集状态时，血液的黏度变大。

3. **红细胞的变形性** 正常的红细胞在静止时呈双凹圆盘状，平均直径约 $8\mu m$，柔软似液滴，具有很好的变形性。如果红细胞的变形性下降，则血液的黏度变大。

4. **血浆黏度** 血浆黏度主要与血浆中纤维蛋白原的含量有关，含量越高血浆的黏度就越大。

临床实践表明，动脉硬化、缺铁性心脏病、冠心病、高血压病和恶性肿瘤患者，一般来说血液的黏度变大。

因此，测定血液黏度，研究血液黏度的特点，掌握血液黏度变化规律，对于了解血液的流动性质和凝固性质，尤其对于揭示血液流变学指标的改变与某些疾病的发生和发展提供预报性资料，有利于疾病的早期发现和及时治疗。

三、血液的压强

血液在血管中流动时对血管壁产生的侧压强，叫做血压。在国际单位制中，血压的单位是 kPa，也可用 mmHg。它随着心脏的收缩和舒张而变化。

当心脏收缩时，血液从心脏射入主动脉，主动脉中的血压达到最大值，这时的压强叫做收缩压，正常成年人在安静时的血压为 12.0 ~ 18.5kPa（90 ~ 139mmHg），平均值为 16.0kPa；当心脏舒张时，主动脉中的血压下降到最低值，这时的血压叫做舒张压。正常成年人在安静时的舒张压为 8.0 ~ 11.9kPa（60 ~ 89mmHg），平均值为 10.66kPa。收缩压与舒张压之差叫做脉压，脉压随着血管远离心脏而减小，到小动脉处为零。

由于血液的黏滞性较大，血液流动时要克服内摩擦力而消耗能量，而且行程越远，消耗的能量越多，血压就越低。

随着心脏的收缩和舒张，主动脉中的血压呈周期性变化，血压的变化情况用图 4 - 21 中的血压曲线表示。

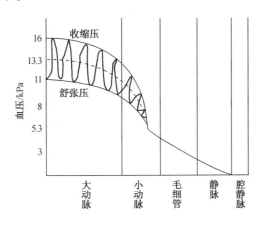

图 4 - 21 血压曲线

从血压曲线看到，血压的波动幅度随着血管的延伸逐渐减小，到小动脉处消失。可见，从主动脉到毛细血管到静脉，血压是一直下降的。

作为人生命体征之一的血压，是脑心血管疾病重要的检查指标之一。收缩压的高低与主动脉的弹性和该处的血容量有关，正常主动脉、大动脉具有很好的弹性，半径变化幅度较大，可以缓解心脏收缩时血液大量输出所产生的较大压强。如果动脉出现硬化，弹性减小，半径难以增大，虽然心排血量正常，但收缩压将会增大。舒张压的高低与循环系统的外周流阻有关，流阻增大，将会导致舒张压升高。

四、血压计

人体血压可用血压计间接测量。血压计有盒式、包式等多种。我们以常用的盒式水银血压计为例介绍其构造、原理及使用方法。

1. 构造 盒式水银血压计主要由水银压强计（开口压强计）、加压橡皮球（打气球）、橡胶管（充气管）和袖袋（布带）等组成，如图 4 - 22 所示。

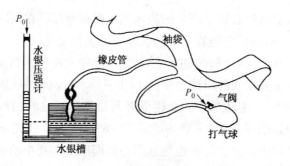

图 4 - 22 盒式水银血压计示意图

2. 原理及使用方法 测量血压时，打开血压计盒子，使盒盖直竖于底盒的后端。取出袖袋和打气球，把袖袋缠绕在被测者左或右臂肱动脉处，并与心脏基本保持同一高度。把听诊器的探头塞进袖袋下，使感受面紧贴在肱动脉处，再戴上听诊器。打开水银计的连通阀门，关住打气阀门，用打气球向袖袋充气。当袋内气压大于收缩压后，肱动脉被压闭，听不到脉动声，这时，缓慢扭松打气球上的阀门，泄放气体，袖袋内压减小，同时水银柱下降，当袖袋内压与收缩压相等时，血流冲过压闭的血管形成湍流，与血管壁摩擦发出较大的声音，由听诊器传入耳中，此时，压强计水银柱的高度所反映的压强值就是收缩压。继续慢慢放气，水银柱继续下降，当听诊器听到较强的脉动声突然变弱或消失时，此时所对应的水银柱的高度就是舒张压。

3. 血压记录和口述方法 医学上，记录血压通常采用分数，即收缩压和舒张压用"收缩压/舒张压"的格式表示。当口述血压数值时，应先读收缩压，后读舒张压。如测得收缩压为 15.6kPa，舒张压为 10.6kPa，则血压记录为：15.6/10.6kPa；如测得收缩压为 119mmHg，舒张压为 76mmHg，则血压记录为：119/76mmHg。

知识链接

血压的两种单位及二者的数量关系

在国际单位制中，血压以千帕（kPa）为单位，但由于人们长期用水银压强计来测量血压，所以习惯上也用水银柱的高度即毫米汞柱（mmHg）来表示血压，二者的数量关系是 1mmHg = 0.133kPa。

本 章 小 结

一、液体的表面性质及应用

1. **液体的表面张力**　液体表面有收缩到最小面积的趋势。促使液体表面收缩的力，叫做表面张力。公式为 $F = \alpha L$，式中 α 叫做液体的表面张力系数，各种表面张力的大小，可用表面张力系数来衡量。

2. **弯曲液面的附加压强**　当液面是弯曲液面时，由于表面张力的存在，所产生的作用于液面单位面积上的附加压力，我们叫做附加压强。其公式为

$$P_s = \frac{2\alpha}{R}$$

3. **浸润现象和不浸润现象**　固体跟液体接触时，附着层面积趋于扩大，固体与液体相互附着的现象，叫做浸润现象。固体跟液体相互接触时，它们的附着层面积趋于缩小，固体与液体不能附着的现象，叫做不浸润现象。

4. **毛细现象**　浸润液体在细管里液面上升或不浸润液体在细管里液面下降的现象，叫做毛细现象。其上升或下降的高度公式为

$$h = \frac{2\alpha}{\rho g R}$$

5. **气体栓塞**　液体在细管中流动时，如果管中有气泡，液体的流动将受阻，如果管中有许多气泡，管中的液体可能被完全堵塞，这种现象叫做气体栓塞。

6. **表面活性物质及其在医药领域中的应用**　肺泡壁分泌一种表面活性物质（磷脂类物质），它可以使肺泡的表面张力下降，这就可以使肺泡在胸腔的负压下正常吸气。肺泡的表面张力是随肺泡的大小发生变化的。

在现代制药中，表面活性物质的应用，推动了剂型的改进和创新，也提高了片剂药物的疗效。

二、理想液体的流动

1. **理想液体**　绝对不可压缩和完全没有黏滞性的液体，叫做理想液体。

2. **稳定流动**　只受到很小的外力作用，就可以引起内部各部分之间或各层之间的相对运动，叫做液体的流动性。液体微粒流过空间任何一个固定点时速度不随时间变化

的流动，叫做稳定流动，简称稳流。

3. 流量　单位时间内流过某一横截面的液体的体积，叫做该截面处的流量，通常用 Q 表示，其公式为

$$Q = \frac{V}{t} = Sv$$

在国际单位制中，单位为 m^3/s。

4. 连续性原理　不可压缩的液体在流管中流动时，液体的流速 v 与横截面积 S 成反比，即管子粗处流速慢，管子细处流速快，管子任意一个横截面积处的流量都相等，这一结论叫做液体的连续性原理。式子 $Sv = $ 常量，叫做液体的连续性方程。

对于任意两个横截面而言，则有

$$Q = 常量$$

$$S_1 v_1 = S_2 v_2 \quad 或 \quad \frac{v_1}{v_2} = \frac{S_2}{S_1}$$

5. 压强与流速的关系　理想液体连续在水平管中稳定地流动时，流速大处压强小，流速小处压强大。

三、实际液体的流动

1. 液体的黏滞性　液体具有内摩擦力的性质叫做液体的黏滞性。黏滞性用 η 表示，单位是帕斯卡·秒，符号为 $Pa \cdot s$。

2. 泊肃叶公式　　　　　$$Q = \frac{\Delta P}{R}$$

式中 $R = \frac{8\eta L}{\pi r^4}$，称为流阻，在医学上又称为外周阻力。

这一公式表明，黏滞性液体在粗细均匀的水平管中稳定流动时，其流量与管两端的压强差成正比，与流阻成反比。

四、血液流动　血压计

1. 血液体循环规律　血液体循环中血管的横截面积、血流速度、血压之间的变化趋势如下：

$$S_{主动脉} \Rightarrow S_{毛细} \uparrow \Rightarrow S_{静脉} \downarrow$$
$$V_{主动脉} \Rightarrow V_{毛细} \downarrow \Rightarrow V_{静脉} \uparrow$$
$$P_{主动脉} \Rightarrow P_{毛细} \downarrow \Rightarrow P_{静脉} \downarrow$$

2. 血液的黏度　血液的黏度是一个综合性指标，影响血液黏度的因素主要有：血细胞比容、红细胞聚集、红细胞变形性、血浆黏度等。

血黏度对血流量有重要影响，不可忽视。

检测血黏度，在临床上对某些疾病的发现或诊断有重要价值。

3. 血压　血液在血管中流动时对血管壁产生的侧压强，叫做血压。在国际单位制中，血压的单位是 kPa，也可用 mmHg。它随着心脏的收缩和舒张而变化。

　　血压包括收缩压和舒张压，正常成年人在安静时的收缩压为 16.0kP，舒张压为 10.66kP。

　　4. 血压计　盒式水银血压计主要由水银压强计、袖袋、打气球等组成。测量血压的原理：与心脏同一高度的左臂或右臂的肱动脉，其血液的流动状态由血管管壁内外的压强决定，利用外加压强导致血流发生变化，从听诊器倾听血液改变的声音，而感知这种变化，从而测得血液的压强。

同步训练

一、填空题

1. 液体表面具有_____的趋势。

2. 促使液面收缩的力叫做_____。对于一定温度的液体，它的大小与_____成正比，表面张力的方向总是与_____相切，且垂直于_____。

3. 弯曲液面的附加压强跟_____成正比，跟_____成反比。

4. 连续性原理的适用条件是：(1)_____；(2)_____；(3)_____。

5. 伯努利方程的适用条件是：(1)_____；(2)_____。

6. 血液在血管中是分层流动的，靠近血管壁的流速_____，越靠近轴心的流速_____，由于相邻血液层的流速不同，所以，在它们的接触面上产生了_____。

7. 理想液体和实际液体的区别是_____，其中主要的区别是_____。

8. 气体栓塞是由于弯曲液面有_____的作用而产生的。

9. 由泊肃叶公式可知，流阻不变时，管两端的压强差越大，其流量_____；管两端的压强差不变时，流阻增大，流量_____。

10. 血压通常是指_____处的血压。在血液循环中，血压的变化一直是_____的，这是因为_____。

二、选择题

11. 下列现象中，属于浸润的是(　　　)
　　　A. 水银滴在玻璃板上呈椭圆形　　　　　B. 叶上的水珠呈球形
　　　C. 鸭子从水中出来时羽毛并不潮湿　　　D. 湿布不容易揩净玻璃

12. 将毛细管插入浸润液体中，液面上升的原因是(　　　)
　　　A. 大气压　　　B. 表面张力　　　C. 空吸作用　　　D. 液体的黏滞性

13. 下列不是毛细现象的是(　　　)
　　　A. 脱脂棉能吸干创伤面的污物　　　B. 人用塑料管吸饮料
　　　C. 砖块吸水　　　　　　　　　　　D. 植物根系从土壤中吸水

14. 不可压缩的液体在同一根管子中连续稳定流动时(　　　)
　　　A. 截面小处速度小　　　　　　　　B. 截面大处速度大

C. 截面小处速度大   D. 截面大处速度小

15. 实际液体在均匀的水平管中流动，在其他条件不变时，则有(　　)

  A. η 变大，Q 变大   B. η 变小，Q 变大

  C. r 变大，Q 变大   D. r 变小，Q 变大

16. 血管中血液的流阻与管半径(　　)

  A. 成正比   B. 平方成正比

  C. 四次方成正比   D. 四次方成反比

17. 动脉硬化的患者心输出量正常，由于动脉血管弹性减小，血液流阻增大，使(　　)

  A. 收缩压升高   B. 收缩压降低

  C. 舒张压升高   D. 舒张压降低

18. 在血液循环中(　　)

  A. 动脉处流速大，血压最低   B. 动脉处流速大，血压最高

  C. 毛细血管截面积小，流速大   D. 静脉处截面积大，血压最低

19. 烧伤患者血液黏度比正常值(　　)

  A. 高   B. 低   C. 高或低   D. 不变

20. 正常成年人的血压范围是(　　)

  A. $13.3 \sim 16.0$kPa   B. $7.99 \sim 10.66$kPa

  C. $7.99 \sim 15.9$kPa   D. $10.66 \sim 16.0$kPa

三、计算题

21. 有一直径为 0.5mm 的毛细管，竖直插在盛有水的玻璃容器中，求此毛细管中液面上升的高度(水的表面张力系数 $\alpha = 7.2 \times 10^{-2}$N/m)。

22. 气泡直径为 0.02mm，位于水表面下，求气泡中的空气压强是多少(水的表面张力系数 $\alpha = 7.2 \times 10^{-2}$N/m)？

23. 某护士以 0.67m/s 的流速向病人静脉推注注射液，注射器的内径为 2cm，针尖内径为 2.1×10^{-3}cm，问护士推动注射器活塞的速度是多少？

24. 血液在成年人主动脉中的流量为 1.0×10^{-4}m³/s，主动脉的半径约为 1.2×10^{-2}m，血液的黏滞系数 $\eta = 3.2 \times 10^{-3}$Pa·s，求一段长 10cm 的主动脉中流阻和血压的下降值各是多少？

四、简答题

25. 弯曲液面为什么会产生附加压强？其大小与哪些因素有关？此压强的方向有何特点？

26. 说明气体栓塞的成因，在临床上如何防止气体栓塞？

第五章　热学基础知识及其应用

　知识要点

　　◆ 掌握能量转化与守恒定律、道尔顿分压定律、正压和负压及其医学应用、温度和湿度对人体的影响等。

　　◆ 熟悉分子动理论、内能的概念、改变内能的方式、热力学第一定律、气体的状态参量、理想气体状态方程、大气压、虹吸现象、湿度计等。

　　◆ 了解饱和汽与饱和汽压等。

　　热学是研究有关物质的热以及与热相关联的各种规律的科学。研究热运动与研究机械运动的方法不同。研究热运动有两种不同的方法：一种是从物质微观结构的观点来研究，建立了分子动理论。一种是从能量的观点来研究，确认热是能的一种形式——热能（即内能），并建立了能的转化与守恒定律。然后在此基础上分别研究气体、液体和固体的性质。本章学习的主要内容有物体的内能、热力学第一定律、理想气体状态方程、空气的湿度和在医学中的应用等。

第一节　物体的内能

实践与观察

　　在生活中，我们常常观察到这样一种现象：将一杯清水中滴入几滴红墨水，过一会儿杯子里的水就会变成红色，你知道这是什么原因吗？

一、分子动理论

　　我们知道，凡是跟温度有关的现象都叫做热现象。为了研究热现象的本质及其规律，必须掌握分子动理论的基本内容。分子动理论的基本内容是：

（一）宏观物体都是由大量分子组成的

　　一切物质，不论是固体、液体还是气体，都是由分子组成的；分子的体积很小，直

径约为 10^{-10}m 数量级。分子的质量很小，如水分子的质量是 3×10^{-26}kg，而氢分子的质量只有 3.35×10^{-27}kg，所以组成物质的分子数目是很多的，1 摩尔的任何物质均含有 6.023×10^{23} 个分子。

（二）分子永不停息地做无规则热运动

1827 年，英国植物学家布朗，在高倍显微镜下观察花粉的形状时，意外地发现悬浮在水中的花粉在不停地运动着。每隔一定时间记录下花粉的位置，用直线连接起来，

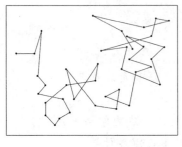

图 5 - 1　分子的布朗运动

如图 5 - 1 所示。换另外一些颗粒观察，结果看到同样的现象。这种悬浮在液体或气体中的微粒的无规则运动，叫做布朗运动。

物质分子由于浓度差而自发迁移的现象，叫做分子的扩散现象。两种物质相互接触时扩散现象的存在说明了物质内分子在不停地做无规则运动。例如，在家里打开一瓶香水，在屋中任何一个地方，很快就能闻到香味；将一滴墨汁滴入一杯清水中，过一会儿整杯水都变成了黑色；将几粒食盐放入一杯清水中，过一会儿喝杯中水味是咸的；将铁块和金块叠起来，静置数年后，它们相接触的表层，铁块中有了金的成分，金块内含有铁的成分。这些现象的产生都是分子扩散结果。气体和液体的扩散比较明显，固体也会扩散，只是进行得很慢而已。

布朗运动和扩散现象都证明了，物质的分子都在做永不停息地无规则运动。实验表明，温度越高，小微粒的布朗运动越激烈；温度越低，布朗运动则较缓慢。扩散现象也是一样，温度越高，分子扩散越快；温度越低，分子扩散越慢。可见，分子的无规则运动与温度有关。所以，我们把分子的无规则运动叫做分子的热运动。

知识链接

分子间存在间隙

无论多么致密的物体，分子都不是连续分布的，分子与分子之间存在一定的距离。例如，将 $50cm^3$ 的 KCl 和 $50cm^3$ 的 NaCl 混合起来就不是 $100cm^3$，大约只有 $98cm^3$；对盛装在钢油筒中的油施加压力，达到 2×10^4 个大气压时，油就能从筒壁渗透出来。所以，物体都具有一定的可压缩性。一般来说，气体的可压缩性最明显，液体和固体很难被压缩。

（三）分子间存在着相互作用力

物质分子不仅做无规则的热运动，分子间还存在着相互作用力，这种分子间相互作用的力称为分子力。分子力可以是引力，也可以是斥力，它们是同时存在的。分子间的

作用究竟为引力还是斥力，这与分子间的距离有关。图 5-2 表示分子力 f 随距离 r 变化的规律。图中 r_0 约为 10^{-10}m 数量级。分子力是短程力，若分子间的相对位置超过 10^{-9}m 数量级时，分子作用力变得很微弱，可认为分子力为零。

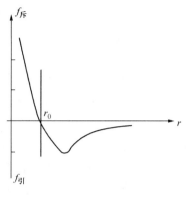

图 5-2　分子力

当 $r = r_0$ 时，引力和斥力平衡，分子力的合力为零。

当 $r < r_0$ 时，斥力大于引力，分子力表现为斥力。

当 $r > r_0$ 时，引力大于斥力，分子力表现为引力。

综上所述可知，分子动理论的主要内容是：一切物质都是由大量分子组成的；分子永不停息地做无规则热运动；分子间存在着相互作用力。

二、内能的概念

（一）分子的动能

前面讲了，组成物质的分子永不停息地做无规则运动。那么，像一切运动的宏观物体一样，做热运动的分子也具有动能。我们把分子做无规则运动所具有的动能，叫做分子的动能。

物体中各个分子的运动速率是不同的，因此各个分子的动能也各不相同。我们研究单个分子的动能是非常困难的，也毫无意义，而我们研究的是所有分子动能的平均值，这个值叫分子热运动的平均动能。

实验发现，分子热运动的剧烈程度与物体的温度有关。温度越高，分子的运动越剧烈，分子的平均动能就越大；温度越低，分子的平均动能就越小。因此，温度是物体分子热运动平均动能的标志。

（二）分子势能

前面讲过，分子间存在空隙，并有相互作用力。因此，分子间具有势能，由它们的相对位置决定的势能，叫做分子势能。

物体的体积发生变化时，分子间的距离也发生变化。因此，分子势能跟物体的体积有关。

（三）物体的内能

物体内所有分子热运动的动能和分子势能的总和叫做物体的内能。所有物体都是由永不停息地做无规则热运动并且相互作用的分子组成，因此任何物体都具有内能。

由上述可知：在温度不变的条件下，当物体的体积增大或缩小时，分子间的平均距离改变，分子势能也随之改变，因而引起物体的内能改变；而当温度升高或降低时，分子的平均动能也随之增大或减小，因而也引起物体内能的改变。可见，一定质量的物体的内能是跟物体的温度和体积有关的能量。它跟物体的机械能是根本不同的。

三、改变内能的方式

做功可以改变物体的内能。例如，两个物体相互摩擦时克服了摩擦力做功的同时物体变热，甚至从一种物态变成另一种物态；碰撞时做了功，物体发生了形变，同时温度升高。

灼热的火炉使它上面和周围的物体温度升高，这些物体的内能增多。火炉熄灭以后，这些物体的温度又会降低，内能减少。在个过程中，物体的内能改变了，但并没有做功。这种没有做功而使物体内能改变的过程叫做热传递。热传递不仅在直接接触的物体间发生（如火炉子和放在火炉上面的水壶之间），而且在相隔一段距离的物体之间也能发生（如火炉和它周围的物体之间、太阳和地球上的物体之间）。

可见，能够改变物体内能的物理过程有两种：做功和热传递。

物体内能增多或减少，如果是因做功的结果，那么内能增多或减少的数量就可以用做功的数量来量度；如果是因热的结果，内能的改变就不能用做功来量度，而必须用另一个物理量——热量来量度。

做功和热传递对改变物体的内能是等效的。例如，一杯水可以用热传递的方式传给它一定的热能量，使它从某一较低的温度升高到某一较高的温度；也可以用做功的方式，比如说用搅拌器在水中搅拌，使它温度升高到某一温度。两种方式不同得到的结果却相同。

第二节　热力学第一定律及其应用

一、热力学第一定律

我们知道做功和热传递可以改变物体的内能。那么，做功、热传递跟物体内能变化之间的关系是怎样的呢？

一个物体，如果它跟外界不发生热量交换，即它既不吸收也不释放热量，那么外界对它做了多少功，它的内能就增加多少；它对外界做了多少功，它的内能就减少了多少。也就是说做了多少功，内能就改变多少。我们用 W 表示做的功，用 ΔE 表示内能的改变量，则

$$W = \Delta E$$

如果外界不对物体做功，物体也不对外界做功，那么物体吸收多少热量，它的内能就增加多少；物体放出多少热量，它的内能就减少多少。也就是说，传递了多少热量，内能就改变多少。我们用 Q 表示传递的热量，用 ΔE 表示内能的改变量，则

$$Q = \Delta E$$

在很多实际过程中，做功和热传递往往是同时进行的，这两种方式都使物体的内能改变，所以

$$Q + W = \Delta E \qquad\qquad (5-1)$$

上式表明做功与热传递的热量之和等于物体内能的改变，这就是热力学第一定律。

应用公式 $Q + W = \Delta E$ 时，需要作如下规定：物体从外界吸收热量，Q 取正值，物体向外界释放热量，Q 取负值；外界对物体做功，W 取正值，物体对外界做功，W 取负值；物体的内能增加，ΔE 取正值，物体的内能减少 ΔE 负值。注意应用热力学第一定律计算时，公式中各物体量的单位必须统一。在国际单位制中，Q、W、ΔE 的单位均为焦耳。

例题 5-1 用活塞压缩气缸里的空气，对空气做了 900J 的功，同时气缸向外散热 210J，空气的内能改变了多少？

已知：$W = 900J$，$Q = -210J$

求：$\Delta E = ?$

解：由公式 $Q + W = \Delta E$ 得

$$\begin{aligned} \Delta E &= Q + W = -210 + 900 \\ &= 690(J) \end{aligned}$$

答：空气的内能增加了 690J。

例题 5-2 一定量的气体，从外界吸收了 2000J 的热，内能增加了 480J，问气体对外做功，还是外界对气体做功？做了多少功？

已知：$Q = 2000J$，$\Delta E = 480J$

求：$W = ?$

解：由公式 $Q + W = \Delta E$ 得

$$\begin{aligned} W &= \Delta E - Q \\ &= 480 - 2000 \\ &= -1520(J) \end{aligned}$$

答：是气体对外界做功，做了 1520J 的功。

二、能量转化与守恒定律

现在我们把物体的内能跟其他形式的能联系起来研究。根据热力学第一定律，我们知道，做功可以改变物体的内能。但在做功使物体内能变化的同时，就有其他形式的能和内能发生相互转化。例如，压缩气体做功的过程中，做多少功，就有多少机械能转化为等量的内能；气体膨胀做功时，做多少功，就有多少内能转化为等量的机械能。这就说明机械能和内能可以相互转化。

热传递也可以改变物体的内能。但热传递使物体内能发生变化时，只是内能在物体之间转移，而没有能量形式的转化。一个物体从外界吸收或向外界放出了多少热量，就有多少内能从外界转移给这个物体或从这个物体转移给外界。

从上述我们知道，做功和热传递对改变物体的内能虽然等效，但从能的转化观点来看却是有本质区别的。同时热力学第一定律也充分表明，能量在转化或转移中是守恒的。

不但机械能和内能可以相互转化，其他各种形式的能都可以和内能相互转化。如炽热的灯丝发光，内能转化为光能；通过电流的导线发热，电能转化为内能；燃料燃烧生热，化学能转化为内能。它们在转化过程中能量也守恒。

大量事实还证明，各种形式的能都可以相互转化，并且在转化过程中同样守恒。例如，利用流水推动水轮机转动带动发电机发电，机械能转化为电能。电使电动机转动带动机器，把电能转化为机械能。核电站能使原子能转化为电能等等。

于是我们得到一个重要结论：能量既不能凭空产生，也不能凭空消失，只能从一种形式转化为另一种形式，或者从一个物体转移到另外的物体，在转化与转移过程中而能量的总和保持不变。这就是能量的转化和守恒定律。自然界的任何现象都符合这个定律，它是自然界最普遍、最重要的定律之一。前面所讲的机械能转化与守恒定律仅是它的特例。

第三节　理想气体状态方程

一、气体的状态参量

在力学中我们用位置、速度、加速度等物理量来描述物体的运动状态，现在研究气体的性质，我们要用体积、压强、温度等物理量来描述气体的状态。我们把气体的体积、压强和温度这三个物理量叫做气体的状态参量。

（一）温度

我们知道，温度是反映物体冷热程度的物理量。从分子动理论的观点看，温度是大量分子运动平均动能的标志。分子运动越剧烈，温度就越高；反之，温度就越低。温度数值的表示法叫做温标，我国目前常用的温标有摄氏温标和热力学温标两种：

1. 摄氏温标　日常生活常用的温标是摄氏温标，用摄氏温标表示的温度为摄氏温度，用 t 表示，单位是摄氏度（℃），如正常人的体温为37℃，读作37摄氏度。

2. 热力学温标　国际单位制中，用热力学温标表示的温度，称为热力学温度。规定摄氏零下273.15度为热力学温标的零度。它的分度方法与摄氏温标相同，摄氏温度相差一度，热力学温标也相差一度，热力学温标的单位是开尔文，简称"开"，符号为K。热力学温标 T 与摄氏温标 t 之间的关系是：

$$T = t + 273.15(\text{K}) \tag{5-2}$$

为了简便计算，可近似地取 -273℃为绝对零度，因此上式可写成

$$T = t + 273(\text{K})$$

热力学温标，即是国际温标。

能够测量温度的常用仪表有温度计和体温表。

温度计与体温计的区别

拿一支温度计和一支体温计观察其结构，分析其原理。

　　温度计　能够测定物体温度的仪器叫温度计。常用的温度计有酒精温度计和水银温度计。它们的构造都是一根两端封闭的玻璃管，一端有内腔较大但仍和玻璃管身相通的玻璃泡，玻璃泡中盛满酒精或水银，管身内径很小、极均匀，且抽成真空。它们测量温度的原理都是利用物质热胀冷缩特性：在一定范围内，液柱高度与温度变化成正比关系，在每一高度上刻出相应的温度值。

　　体温表　用来测量人体温度的温度计叫做体温表。它是水银温度计。它的结构特点是玻璃管内径特别细，不足 0.1mm，尤其是跟玻璃泡接口处更为狭窄。此外，管身外表一侧有一层白色不透明物质，其对侧表面的曲率比较大。这些都是为了使用上的方便，白色不透明物是作背景衬托水银柱用的，其对侧较大的曲率能使水银柱有较大的可视度。接口处特别狭窄使测量体温时水银柱一旦升上去，离开人体后尽管冷却收缩，但只能与泡中水银断开，仍能不动地留在管中，无法返回玻璃泡，显示的仍是当时人体的温度，要使管中水银柱返回玻璃泡可握住体温计上方，用腕力向下轻甩。认读体温表的俯视方向，是由透明侧正对白色物质看过去。测量前，须看看体温表中的水银柱是否全在泡中，若管中有水银线，就向下甩至泡中再用，否则，可能导致测量值不准确。一般体温表的读数范围是 34℃～42℃，可精确到 1/10 度。

（二）压强

　　大量气体分子的无规则运动，会不断地与容器器壁碰撞，使之受到持续的作用力。就像我们撑伞在骤雨中，大量雨滴连续不断地打在伞面上，撑伞的手会感到压力作用一样。器壁单位面积上所受的垂直作用力叫做气体压强。在国际单位制中，压强的单位是帕斯卡，简称帕，符号为 Pa，$1Pa = 1N/m^2$。压强的单位还有毫米汞柱，符号为 mmHg。

（三）体积

　　由于气体分子间的作用力很小，分子的热运动，使气体总是充满整个容器，所以气体的体积由容器的容积来决定。在国际单位制中，体积的单位是米^3，符号为 m^3；另外还常用升（L）、毫升（ml）、厘米^3（cm^3）等单位。其换算关系是

$$1m^3 = 10^3L = 10^6ml = 10^6cm^3$$

二、理想气体状态方程

（一）理想气体

　　我们把分子本身的体积和它们之间相互作用力可以忽略的气体叫做理想气体。理

想气体是一种理想化的模型，真正的理想气体实际中是不存在的。但是，有些实际气体，如氮、氢、氧、空气等，性质很接近理想气体。一般气体，在压强不很大，而温度又不太低的条件下，性质也很接近理想气体。因此，我们研究理想气体的意义就在于此。

（二）理想气体状态方程

理想气体的温度、体积和压强三个状态参量保持一定时，气体处于某一状态；当这三个参量发生变化时，气体状态就发生变化。通过实验研究得出：

一定质量的理想气体，其压强和体积的乘积与热力学温度之比值，在气体状态变化过程中始终保持不变。用公式表示为

$$\frac{PV}{T} = 恒量 \tag{5-3}$$

一定质量的气体从初状态$(P_1、V_1、T_1)$变到末状态$(P_2、V_2、T_2)$，上式可表示为

$$\frac{P_1 V_1}{T_1} = \frac{P_2 V_2}{T_2}$$

这个公式叫做理想气体的状态方程。

如果压强、体积、温度中有一个量不变，其余两个量之间的关系，可由上式推出：

1. 如果温度保持不变，得

$$PV = 恒量 \quad 或 \ P_1 V_1 = P_2 V_2 = \cdots = P_n V_n$$

这个关系叫做玻意耳 - 马略特定律。

2. 如果压强不变，得

$$\frac{V}{T} = 恒量 \quad 或 \frac{V_1}{T_1} = \frac{V_2}{T_2} = \cdots = \frac{V_n}{T_n}$$

这个规律叫盖·吕萨克定律。

3. 如果体积不变，得

$$\frac{P}{T} = 恒量 \quad 或 \frac{P_1}{T_1} = \frac{P_2}{T_2} = \cdots = \frac{P_n}{T_n}$$

这个规律叫查理定律。

由此可见，这三个气体实验定律是理想气体状态方程的特例。

三、道尔顿分压定律

（一）道尔顿分压定律

在实际中，常常见到由多种气体构成的混合气体，通常把混合气体中的每一种气体称为组分气体。例如，空气是由氮气、氧气、二氧化碳、水蒸气等气体组成的混合气体，其中氮气、氧气、二氧化氮和水蒸气等分别为组分气体。如果组分气体之间不发生

化学作用，则组分气体各自充满整个容器，并对器壁施加压力。

1801 年道尔顿指出：混合气体的压强 P 等于各组分气体的分压强 P_i 之和。这就是道尔顿分压定律。即

$$P = P_1 + P_2 + P_3 + \cdots + P_i + P_n \tag{5-4}$$
$$(i = 1, 2, 3, \cdots, n)$$

式中的 P 表示混合气体的压强，P_1、P_2、P_3、$\cdots$、P_n 分别表示各组分气体的压强。

某种气体的分压值大小与它在混合气体中所占的百分比成正比关系。在混合气体中，任何一种气体总是从其高分压处向低分压处流动，即其流动的方向只决定于该气体的分压。

知识链接

高山反应

人在高空中感到呼吸困难、四肢无力等，这是由于稀薄空气中氧分压低而引起的缺氧症状。要解除症状，提高氧分压即可，不一定要提高总气压。登山运动员和航空飞行人员由于大气中氧分压低所患缺氧性疾病，称为高山病。

（二）人呼吸过程分压的作用

呼吸的过程是气体交换的过程。气体交换包括肺换气和组织换气，都是以单纯扩散方式实现的，气体的扩散方向总是分压高处向分压低处移动，直至动态平衡。因此，存在于生物膜两侧的各气体分压差是气体交换的动力，并决定气体扩散的方向。

1. 肺换气 如图 5-3 所示。当静脉血管流经肺毛细血管时，肺泡内的 O_2 分压高于静脉中的 O_2 的分压，所以 O_2 由肺泡扩散，进入静脉；静脉血中的 CO_2 分压高于肺泡内 CO_2 的分压，CO_2 由静脉向肺泡扩散。O_2 和 CO_2 的扩散都极为迅速，仅需 0.3s 即可达到平衡。经过气体交换后，静脉血变成动脉血。

表 5-1 肺泡、血液及组织内氧和二氧化碳的分压（kPa）

	O_2	CO_2
肺泡中	13.6	5.3
静脉血	5.3	6.1
动脉血	13.3	5.3
组织中	4.0	6.7

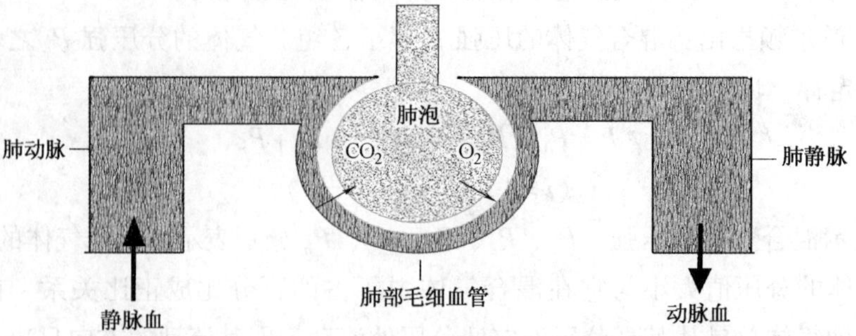

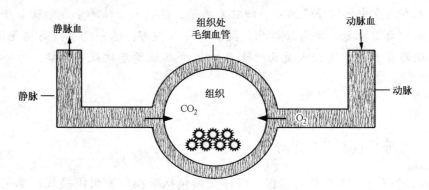

图 5-3　肺泡内气体交换示意图

2. **组织换气**　如图 5-4 所示。在组织处由于组织细胞在新陈代谢过程中不断消耗 O_2 和产生 CO_2，使组织内 O_2 分压低于动脉血中的 O_2 分压，于是动脉血中 O_2 向组织扩散；同时组织中 CO_2 分压高于动脉血 CO_2 分压，CO_2 由组织扩散进入血液，经过组织换气使动脉血变成静脉血。

图 5-4　组织内气体交换示意图

第四节　大气压　正压　负压

一、大气压　虹吸现象

（一）大气压

地球周围包围着一层厚厚的空气，叫做大气，是一种混合气体。它产生的压强叫做大气压强，常用 P_0 表示。地球上的一切物体都要受到大气压的作用。我们把 $0℃$ 时，北纬 $45°$ 的海平面上的大气压强叫做标准大气压强，大气压的单位代号是 atm。一个标准大气压相当于 760mmHg 所产生的压强，即

$$P_0 = \rho g h = 13.6 \times 10^3 \times 9.8 \times 0.76 = 101.3 (kPa)$$

（二）虹吸现象

如图 5-5 所示的装置中，液体能够从液面高的容器 A 里通过管子流到液面低

的容器 B 里去，这个现象叫做虹吸现象。液体流过的那根
管子叫做虹吸管。用的时候，先在管子里面装满液体，用
手按住两端的管口，然后倒过来，把短臂那端放在高处的
容器 A 里，长臂那端放在低处容器 B 里，放开管口后，液
体就开始从高处容器经虹吸管流入低处容器里，这样，不
用把高处容器 A 倾倒，就能使高处的容器里的液体移到低
处容器 B 里。

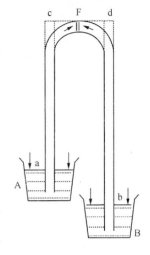

图 5-5　虹吸现象

虹吸现象是由于大气压强的作用而产生的。我们可以设想在
虹吸管的最高点 F 处有一个竖直的液片，这个液片的左面所受的
向右的压强等于大气压强减去左边液柱 ca 的压强，液片右面所
受到的向左的压强等于大气压强减去液柱 db 的压强。因为液柱
db 的高度比左面 ca 大，所以液片右面受到的压强比它左面所受
到的小，这样，液片就向右移动，也就是液体从容器 A 中向容
器 B 中流，一直到左面和右面的液面相平为止。显然，ca 的高度不能超过大气压所能支
持的液柱高度，例如以水银来说，不能超过 76cm；如果超过了，大气压强就不能使液体
到达虹吸管里的最高点，虹吸管也就失去了作用。

虹吸现象在医学上有实际应用，工农业上以及生活上也有应用。

二、正压、负压及其医学应用

（一）正压

以当时当地的大气压强为标准，凡是高于当时当地大气压的压强叫做正压。给自行
车或汽车轮胎充气时，打气筒或打气泵的出气端产生的就是正压。

（二）负压

以当时当地的大气压强为标准，凡是低于当时当地大气压的压强叫做负压。用管子
喝饮料时，管子里就是负压；用来挂东西的吸盘内部，也是负压。

（三）正压和负压在临床上的应用

阅读与思考

临床静脉输液为什么要把药瓶吊在高处？

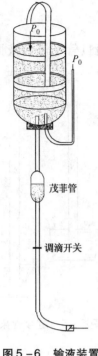

图 5-6 输液装置

1. **正压在临床上的应用** 正压的知识在临床应用很广，例如静脉输液和高压氧舱、输氧等是利用正压将药液和氧气输入人体的。图 5-6 所示输液时可直接将输液管插入瓶子的橡皮塞内，将瓶子倒置，由于静脉血压略高于大气压，如果输液瓶与病人一样高，输液就无法进行。临床上将输液瓶高高吊起，与病人保持一个高度差，这样依靠药液自身产生的正压将药液输入人体。但随着药液的外流，瓶内上空将出现愈来愈大的负压，这会妨碍输液进行，因此，又在橡皮塞上插入另一个与大气相通的橡皮管，使得药液外流时不断有空气进入到输液瓶内上空，保证输液正常进行。

2. **负压在临床上的应用** 负压的知识在临床上也有广泛的应用，例如胃肠减压器是用一个容器，将里面的空气抽出，医生使用时把减压器上的一根管子，插入病人肠胃，这样在减压器内形成"负压"，低于病人胃肠处的压强，通过负压的抽吸作用，就会把胃肠中不需要的气体、液体吸进减压器内。另外，吸痰器、引流器和中医拔火罐等都是利用负压原理制作的器械。

第五节　空气的湿度

一、饱和汽与饱和汽压

液体表面的汽化现象叫做蒸发。由于分子本身的热运动和空气的流动，从液体中跑出来的分子会逐渐分散到周围空间中去。因此，盛在敞开容器里的水会不断地进行蒸发，一直到所有的水蒸发完为止。但是，如果把水盛在密闭容器里，水就不会减少。这是因为在密闭容器里的液体进行蒸发时，同时也有一部分水汽分子由于热运动而接近液体表面时，会回到液体中来。开始时，飞出液面的分子数多于回到液体中的分子数，容器上方汽的密度逐渐增大。汽的密度变大了，回到液体中的分子数也就增多。最后，当单位时间内从液面飞出的分子数等于飞回到液体的分子数时，液面上汽的密度就不再增加，但蒸发并没有停止，而是汽和液体之间达到了动态平衡，如图 5-7 所示。所以盛在密闭容器里的水不会完全蒸发掉。我们把与液体之间达到动态平衡时的汽叫做饱和汽。没有达到饱和状态的汽叫做未饱和汽。物理学中把某种液体的饱和汽所具有的压强叫做这种液体的饱和汽压。饱和汽压大小与温度和液体的种类有关。

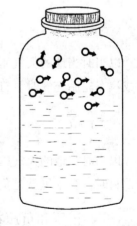

图 5-7 密闭容器的蒸发

（一）在相同温度下，液体的饱和汽压跟液体的种类有关

由表5-2可知，越容易挥发的液体饱和汽压越大。

表5-2　几种液体饱和汽压(20℃)

液　　体	饱和汽压(Pa)	液　　体	饱和汽压(Pa)
水	2338	酒精	5930
乙醚	5870	水银	0.016

（二）同一种液体的饱和汽压与温度有关

饱和汽压随着温度的升高而增大。表5-3是水在不同温度下的饱和汽压。

表5-3　水在不同温度下的饱和汽压(单位 kPa)

温度(℃)	饱和汽压	温度(℃)	饱和汽压	温度(℃)	饱和汽压	温度(℃)	饱和汽压
-20	0.10	7	1.00	21	2.48	35	5.61
-10	0.26	8	1.07	22	2.64	36	5.93
-5	0.40	9	1.15	23	2.80	38	6.61
-4	0.44	10	1.23	24	2.98	40	7.36
-3	0.48	11	1.31	25	3.16	50	12.30
-2	0.52	12	1.40	26	3.35	60	19.87
-1	0.56	13	1.50	27	3.56	70	31.08
0	0.61	14	1.59	28	3.77	80	47.23
1	0.66	15	1.70	29	4.00	90	69.93
2	0.70	16	1.82	30	4.23	100	101.3
3	0.76	17	1.94	31	4.48	101	104.96
4	0.81	18	2.06	32	4.74	102	108.7
5	0.87	19	2.20	33	5.02	103	112.6
6	0.93	20	2.34	34	5.31	104	116.6

（三）在一定温度下，一种液体的饱和汽压与体积无关

温度不变，当体积增大时，容器中汽的密度减小，原来的饱和汽变成了未饱和汽，于是液体继续蒸发，直到汽达到饱和状态，即重新达到动态平衡。由于温度没有变化，新的饱和汽的密度没有变，所以压强也不改变。体积减小时，容器中汽的密度增大，飞回液面的分子数多于飞出液面的分子数，于是一部分汽变成液体，直到汽的密度减小到等于该温度饱和汽的密度为止；由于温度也没有改变，饱和汽的密度不变，压强也不变。

采用降低温度增大压强的方法可以把未饱和汽变成饱和汽。

二、温度和湿度对人体的影响

 课堂互动

讨论：人生活在很干燥或很潮湿的环境中会有怎样的感觉？

江、河、湖、海不停地在蒸发，还有动植物和人的呼吸不断地向空气中散发水汽，所以，空气中含有水汽。在一定体积和温度的空气中，含有的水蒸气越多，空气就越潮湿；含有的水蒸气越少，则空气越干燥。我们把空气中含有的水蒸气的密度叫做空气湿度。由于空气中水汽分子的多少不易测量，而水汽的压强却易测得，且水汽的密度与水汽的压强有着一一对应的关系，所以可以用水汽的压强来表示空气湿度。我们把某一温度时，空气中所含水汽的压强叫做这一温度下的绝对湿度。由于水分蒸发随着温度的升高而加快，所以空气的绝对湿度随着温度升高而增大。一天之中，通常中午的绝对湿度比早晨和傍晚要大。既然一天中，中午的绝对湿度比早、晚大，为什么我们并不感觉到中午的空气特别潮湿呢？原来，我们人的感觉，并不是由空气绝对湿度决定，而是跟空气中水汽含量与距离其饱和状态的远近相关。例如，空气的绝对湿度都是 1.7kPa，在 35℃时人感觉比较干燥，这是因为 35℃时水的饱和汽压为 5.61kPa，离饱和汽压较远，水分容易蒸发；而当气温是 20℃时人会感觉湿润，这是因为 20℃时水的饱和汽压为 2.34kPa，此时空气的绝对湿度(1.7kPa)离饱和汽压较近，水分难以蒸发。因此，为了表达空气的水汽离饱和状态的远近程度，定出了与人感觉相一致的指标，物理学中引入相对湿度的概念。规定：某一温度时，空气中的水汽压强(绝对湿度)与同温度下饱和汽压的百分比叫做当时空气的相对湿度。设空气中某温度的绝对湿度为 P，饱和汽压为 $P_饱$，用 B 表示此时相对湿度，则上述定义用数学公式表示为

$$B = \frac{P}{P_饱} \times 100\% \tag{5-5}$$

式(5-5)中 B、P、$P_饱$ 三个量中任知其中的两个就可以求出第三个量。$P_饱$ 可由表 5-3 中查得。

例题 5-3 测得室温 35℃时，空气的绝对湿度 $P = 1.7kPa$，求此时空气的相对湿度是多少？

已知：$P = 1.7kPa$

求：$B = ?$

解：从表 5-3 中可知 35℃时，$P_饱 = 5.61kPa$，则

$$B = \frac{P}{P_饱} \times 100\% = \frac{1.7}{5.61} \times 100\% = 30.30\%$$

答：这时空气的相对湿度是 30.30%。

例题 5-4 当室温在 35℃，空气的绝对湿度 $P = 1.7kPa$ 时，求室温 20℃时空气的相对湿度。

已知：$P = 1.7kPa$

求：$B = ?$

解：从表 5-3 中可知 20℃时，$P_饱 = 2.34kPa$，则

$$B = \frac{P}{P_饱} \times 100\% = \frac{1.7}{2.34} \times 100\% = 72.65\%$$

答：这时空气的相对湿度是 72.65%。

从上面两例可以看出，即使绝对湿度相同，但如果温度不同，相对湿度的差别会

很大。

例题 5 - 3 中的空气让人感觉干燥，但例题 5 - 4 中的空气则使人感觉潮湿。空气的干湿程度与人类的生活、工作和健康有着密切的关系。空气太潮湿，人会感到胸闷、窒息，尿液输出量增大，肾脏负担加重。这是因为湿度大，人体的皮肤水分蒸发慢，热交换的调节作用受到阻碍的缘故。此外，湿度大，药品易受潮霉变，设备易生锈。空气太干燥，人体皮肤蒸发加快，失去水分较多，会造成口、鼻腔黏膜干燥，引起口渴、声哑、嘴唇干裂，对呼吸道疾病患者或气管切开患者和烧伤病人等则尤其不利。人体比较适宜的相对湿度是 60% ~ 65%。为了得到适应的空气湿度，可以采用人为调节的办法。室内湿度小，可以在地面洒水、给室内盆花及时浇水、安放空气增湿器等，冬天可在火炉上放水槽、水壶等，利用蒸发增加空气中的水汽。对呼吸道疾病、手术病人和外伤、烧伤患者则可在其嘴唇上和其他部位敷以浸湿的纱布来缓解干燥。湿度过大时，最简单的办法是打开门窗，加强通风。如果使用空气湿度调节器，效果则更为理想。

空气的湿度除了对健康人有影响外，对疾病患者的康复有一定的促进作用。因此，应将病房的相对湿度尽可能控制在 60% ~ 65%。

三、湿度计

观察与思考

> 室外放两支温度计，其中一只的玻璃泡上包有湿棉花。试想一想，两支温度计的示数有无差异？如果有差异，其原因是什么？

用来测量空气湿度的仪器叫做湿度计。湿度计主要有干湿泡湿度计、毛发湿度计和露点湿度计等。但最常用的是干湿泡湿度计，下面就以干湿泡湿度计为例，介绍它的结构和原理以及湿度的测量方法。

如图 5 - 8 所示，干湿泡湿度计由两支相同的温度计组成。一支温度计整个裸露在空气中叫做干泡温度计；另一支温度计的玻璃泡上包着棉纱布，纱布的下端浸入水中，水沿纱布上升，使玻璃泡总是湿润的，叫湿泡温度计。由于水分的蒸发，湿泡温度计指示的温度总要低些。空气的相对湿度越小，玻璃泡上的水分蒸发越快，两个温度计指示的温度差就越大；空气的相对湿度越大，玻璃泡上的水分蒸发越慢，两个温度计指示的温度差就越小。所以，根据两个温度计的温度差，就可以确定相对湿度的大小。

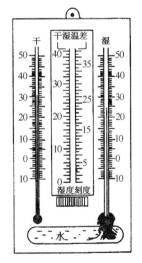

表 5 - 4 列出了气温 0℃ ~ 40℃、温差 0℃ ~ 10℃各相应值所对应的相对湿度值。例如，在一间病房中的干湿泡湿度计的干泡温度计示数是 25℃，湿泡温度计的示数是 20℃，温差是 5℃，先从湿泡温度计所示的温度中找到 20℃，再从干、湿泡温度计的

图 5 - 8　干湿泡湿度计

温度差中找到5℃，它们各自横行和竖行相交处就是这时的相对湿度55%。

表5-4　空气的相对湿度表(%)

湿泡温度计示数(℃)	干、湿泡温度计的温度差(℃)									
	1	2	3	4	5	6	7	8	9	10
0	75	53	33	16	1	3	2	2	3	5
1	76	55	37	20	6	8	6	6	6	8
2	77	57	40	24	11	12	10	10	10	11
3	78	59	43	28	15	15	14	13	13	16
4	80	61	45	31	19	19	10	16	18	18
5	81	63	48	34	22	22	20	19	21	21
6	81	65	50	37	36	25	23	24	23	23
7	82	66	52	40	29	28	26	27	26	25
8	83	68	54	42	32	31	31	29	28	26
9	84	69	58	45	34	33	33	31	30	29
10	84	70	58	47	37	38	35	33	31	30
11	85	72	60	49	39	40	37	35	34	32
12	86	73	61	51	41	42	39	36	35	34
14	87	75	64	54	45	43	40	38	36	35
15	87	76	65	57	47	45	42	40	38	36
16	88	77	66	58	49	47	44	41	39	38
17	88	77	68	59	51	48	45	43	41	39
18	89	78	69	60	52	50	46	44	42	40
19	89	79	70	61	54	51	48	45	43	41
20	89	79	70	62	55	52	49	46	44	42
21	90	80	71	63	65	53	50	48	45	43
22	90	81	72	64	57	55	51	49	46	44
23	90	81	73	65	58	56	52	50	47	45
24	90	82	74	66	60	57	53	51	48	64
25	91	82	74	67	61	58	54	51	49	47
26	91	83	75	68	62	58	55	52	50	48
27	91	83	76	69	62	59	56	53	51	48
28	91	83	76	69	63	60	57	54	52	49
29	92	84	77	70	64	61	58	55	52	50
30	92	84	77	71	65	62	58	56	53	
31	92	85	78	71	65	62	59	56	54	
32	92	85	78	72	66	63	60	57		
33	92	85	79	73	67	64	60	58		
34	93	86	79	73	68	64	61			
35	93	86	79	74	68	65	62			
36	93	86	80	74	69	65				
37	93	86	80	75	69	66				
38	93	87	81	75	70					
39	93	87	81	76	70					
40	93	88	81	76	71					

本 章 小 结

一、物体的内能

（一）分子动理论

1. 一切物质都是由大量分子组成的。
2. 分子做永不停息的无规则热运动。
3. 分子间存在着相互作用力。

（二）内能的概念

内能是物体内所有分子的热运动的动能和分子势能的总和。一定质量的物体的内能与物体的温度和体积有关。当物体的温度或体积发生变化时，都将引起物体内能的变化。

（三）改变物体内能的方式

做功和热传递是改变物体内能的方式。通过做功和热传递都可以改变物体的内能，二者等效。在国际单位制中，功和热量的单位都是焦耳。

二、热力学第一定律

（一）热力学第一定律

做功与传递的热量之和等于物体内能的改变。数学表达为

$$Q + W = \Delta E$$

在应用热力学第一定律时，要特别注意各量的正负号；Q 在物体吸热时取正，在放热时取负；W 在外界对物体做功时取正，在物体对外界做功时取负；ΔE 在物体内能增加时取正，在内能减少时取负。热量、功、内能的单位都是焦耳(J)。

（二）能量转化与守恒定律

自然界中，物质的运动形式多种多样，与这些运动形式相对应的有各种形式的能，各种形式的能可以相互转化，在转化中遵循普遍规律：能量既不能凭空产生，也不能凭空消失，只能从一种形式转化为另一种形式，或者从一个物体转移到另一个物体，在转化与转移过程中能量的总和保持不变，这就是能量转化与守恒定律。

三、理想气体状态方程

（一）气体的状态参量

温度、体积和压强三个物理量称为气体的状态参量。

1. **温度** 温度表征物体冷热程度的物理量，从微观上看，温度的高低表征着分子平均动能的大小。热力学温度 T 与摄氏温度 t 之间的关系：

$$T = t + 273 (\text{K})$$

2. **压强** 压强是大量分子无规则运动对容器壁的碰撞效应。气体压强的单位有帕斯卡（Pa）和毫米汞柱（mmHg）。

3. **体积** 气体的体积由容积决定。

（二）理想气体状态方程

对一定质量的气体的状态方程

$$\frac{PV}{T} = \text{恒量} \quad \text{或} \frac{P_1 V_1}{T_1} = \frac{P_2 V_2}{T_2}$$

由上式可推出：

玻意耳 - 马略特定律

$$P_1 V_1 = P_2 V_2 = \cdots = P_n V_n$$

盖·吕萨克定律

$$\frac{V}{T} = \text{恒量} \quad \text{或} \quad \frac{V_1}{T_1} = \frac{V_2}{T_2} = \cdots = \frac{V_n}{V_n}$$

查理定律

$$\frac{P}{T} = \text{恒量} \quad \text{或} \quad \frac{P_1}{T_1} = \frac{P_2}{T_2} = \cdots = \frac{P_n}{T_n}$$

（三）道尔顿分压定律

混合气体的总压强 P 等于各组分气体的压强 P_i 之和。用公式表示为

$$P = P_1 + P_2 + \cdots + P_i + P_n$$
$$(i = 1, \ 2, \ 3, \ \cdots, \ n)$$

（四）正压、负压及其医学应用

标准大气压 $P_0 = 101.3 \text{kPa}$

正压 $P > P_0$

负压 $P < P_0$

大气压、正压和负压的知识应用非常广泛，如输液装置、虹吸现象、洗胃器、引流器等都是大气压、正压、负压知识的应用。

（五）空气湿度

1. **饱和汽** 把与液体处于动态平衡时的汽叫做饱和汽。

2. **饱和汽压** 某种液体的饱和汽所具有的压强叫做饱和汽压。饱和汽压的大小与温度和液体的种类有关，而与液体的体积无关。

3. 湿度

绝对湿度　某一温度时，空气中所含水汽的压强叫做这一温度下的绝对湿度。

相对湿度　某一温度时，空气中的水汽压强（绝对湿度）与同温度下饱和汽压的百分比叫做当时空气的相对湿度。

相对湿度公式：$B = \dfrac{P}{P_{饱}} \times 100\%$

同步训练

一、填空

1. 改变物体内能的方式有_____和_____。

2. 气体的状态参量是指_____、_____和_____，对于一定质量的气体来说，如果这三个量都不改变，我们应当说气体处于_____状态中。

3. 炎热的夏天，打足气的自行车胎在阳光暴晒下有时会胀破，这是由于_____不变，而_____增大的原因。

4. 病房内潮湿是因为空气的_____太大，人们感觉闷热难受，最简易的方法是_____，这样就可以_____。

二、选择题

5. 物体的内能是（　　）

　A. 物体所具有的热量　　　　　　　　B. 物体中所有分子的动能之和

　C. 物体中所有的分子热能之和　　　　D. 物体中所有物体的动能和热能之和

6. 对一定质量的气体，三个参量可以发生变化的情况是（　　）

　A. 体积和压强不变，温度变化　　　　B. 温度不变，压强和体积都发生变化

　C. 温度和体积不变，压强变化　　　　D. 温度和压强变化，体积不变

7. 决定饱和汽压大小的因素是（　　）

　A. 液体的种类，主要是其易挥发性　　B. 由液体的温度和体积决定

　C. 由液体的种类和体积决定　　　　　D. 由液体的种类和温度决定

8. 用干湿泡湿度计测得某温度下甲乙两室的相对湿度分别是 $B_{甲} = 78\%$，$B_{乙} = 60\%$，则下列说法正确的是（　　）

　A. 人处甲室感觉舒服　　　　　　　　B. 晾在甲室中的衣服容易干

　C. 乙室中的水汽压强离饱和状态较远　D. 应在甲室地面洒点水加以调节

9. 人在高山上处呼吸困难是因为（　　）

　A. 大气压升高　　　　　　　　　　　B. 大气压降低

　C. 氧分压升高　　　　　　　　　　　D. 氧分压降低

三、计算题

10. 用活塞压缩气缸里的空气，对空气做了900J的功，同时气缸向外散热300J，空气的内能改变了多少？

11. 测得室温是20℃时，空气中所含水汽的压强（绝对湿度）是 1.013×10^3 Pa，求空气的相对湿度？如果绝对湿度不变，气温下降至8℃，空气的相对湿度又是多少？

四、简答题

12. 举例说明正压和负压在医学中有哪些应用？
13. 举例说明湿度对人体有哪些影响？

第六章　电场与磁场及其应用

知识要点

　　◆掌握库仑定律、闭合电路欧姆定律、左手定则、安培定律、右手定则、法拉第电磁感应定律、安全用电常识等。

　　◆熟悉电场、电场强度、匀强电场、电势能、电势、电势差、直流电、直流电路、磁感应强度、磁通量、交流电的有效值、周期和频率等。

　　◆了解人体电现象及电泳和电渗、电疗和磁疗、正弦交流电的产生等。

　　电磁学是研究电磁现象及其规律的一门科学，是物理学的一个重要组成部分。人类很早就认识到了电现象和磁现象。我国也是最早发现和应用电磁现象的国家之一，早在公元前 3 世纪就有"磁石召铁"的记载；在战国时期我国就发明了指南针；在东汉初年就有带电的琥珀吸引轻小物体的文字记载。但在相当长一段时间内，人们都认为电和磁是两类互不相干的、孤立的现象。直到 1820 年 4 月的一天，丹麦物理学家奥斯特在一次实验中发现了电和磁之间的联系，在以后的一段时间内，众多的物理学家都加入这一领域的研究，逐步建立起完整的电磁学理论。

　　医学科学也离不开电磁学的知识，人体的所有功能都以某种方式涉及电，如心电、脑电、肌电等，人体所产生的电可用于控制和驱动神经、肌肉和器官。因此，要深入地了解生命现象，在预防和诊治的过程中有效地使用现代医疗仪器与设备，学习掌握一定的电磁学知识是十分必要的。

　　本章主要学习电场、电势、电势差、人体的电现象、磁场电磁感应强度、磁通量、交流电以及电和磁在医学上的应用等知识。

第一节　电场　电场强度

一、点电荷　库仑定律

（一）点电荷

　　自然界中只存在着两种电荷：正电荷和负电荷。任何两个电荷之间都存在着相互作用，同种电荷互相排斥，异种电荷互相吸引。我们把静止点电荷间的作用力叫做静电力。

物体所带电荷的多少叫做电量，常用 Q 或 q 表示。在国际单位制中，电量的单位是库仑，简称库，符号为 C。

1. **元电荷或基本电荷** 组成物质的原子是由原子核和核外电子构成的。电子带负电，电荷量为 -1.6×10^{-19} C，质子带正电，电荷量为 1.6×10^{-19} C。所以物理学中把电子和质子所带电荷量记为 $e = 1.6 \times 10^{-19}$ C。实验表明，电荷量 e 是迄今为止能够观测到的最小电荷，所有带电体的电荷都是电量 e 的整数倍，即 $q = ne$（n 为整数）。因此，我们把电荷 e 叫做元电荷或基本电荷。

2. **电荷守恒定律** 物体带电的本质是电子的得失。电荷既不能创生，也不能消灭，只能从一个物体转移到另一个物体，或从物体的一部分转移到另一部分，在一个与外界无电荷交换的孤立系统内，正负电荷的代数和在任何物理、化学变化的过程中始终保持不变，这就是电荷守恒定律。

3. **点电荷** 人们发现，带电体之间有力的作用，作用力不仅与带电体所带电量的多少有关，还与带电体的形状、大小和间距等诸多因素有关。当带电体之间的距离比它们本身的几何尺寸大得多时，带电体的几何形状以及电荷在其中的分布情况对相互作用力的影响都可以忽略不计，就跟电荷全部集中在一个几何点上一样，此时的带电体就可以抽象看作是一个带电的几何点，称之为点电荷。点电荷是一个理想化的模型。

（二）库仑定律

电荷之间的相互作用力跟什么有关系呢？实验表明，电荷之间的作用力随着电荷量的增大而增大，随着距离的增大而减小。法国物理学家库仑经过大量实验于 1785 年发现：在真空中，两个静止点电荷之间的相互作用力，跟它们所带电荷量的乘积成正比，跟它们距离的平方成反比，作用力的方向在它们的连线上。

这个规律叫做库仑定律。电荷间的这种作用力叫做静电力，又叫做库仑力。

如果用 Q_1、Q_2 表示两个点电荷的电荷量，用 r 表示它们之间的距离。用 F 表示它们之间的静电力，库仑定律可以写成

$$F = k \frac{Q_1 Q_2}{r^2} \qquad (6-1)$$

$(6-1)$式中，k 是一个常数，叫做静电力恒量。静电力恒量 $k = 9.0 \times 10^9 \text{N} \cdot \text{m}^2 / \text{C}^2$。在国际单位制中，电荷量的单位是库仑，符号为 C，距离的单位是米，符号为 m，力的单位是牛顿，符号为 N。

应用库仑定律公式时，可以取电荷的绝对值来求力的大小，力的性质则由电荷的种类确定：如果是同种电荷，F 是排斥力；如果是异种电荷，F 是吸引力。

库仑定律只适用于真空中点电荷作用力的计算。

库仑定律是电磁学的基本定律之一。库仑定律给出来的虽然是点电荷间的静电力，但是，任一带电体都可以看成是有许多点电荷组成的。所以，如果知道带电体上的电荷分布，根据库仑定律和力的合成法则就可以求出带电体间静电力的大小和方向。

例题 6-1　真空中有两个点电荷，电荷量分别为 $Q_1 = 8.0 \times 10^{-9}$C 和 $Q_2 = -18 \times 10^{-9}$C，它们相距 20cm，求两电荷间的静电力。

已知：$Q_1 = 8.0 \times 10^{-9}$C，$Q_2 = -18 \times 10^{-9}$C，$r = 20$cm $= 0.2$m

求：$F = ?$

解：由 $F = k \dfrac{Q_1 Q_2}{r^2}$ 可得

$$F = \frac{9.0 \times 10^9 \times 8.0 \times 10^{-9} \times 18 \times 10^{-9}}{0.2^2} = 3.24 \times 10^{-5}(\text{N})$$

因为两电荷是异种电荷，所以电荷间的相互作用力是吸引力。

答：每个电荷都受到对方 3.24×10^{-5}N 的吸引力。

二、电场　电场强度

（一）电场

1. 电场　我们知道树上的苹果会落地，抛出去的石子会落回地面，地球和苹果或石子并没有直接接触，那么地球是通过什么物质来对物体施加力的呢？这种特殊物质叫做重力场。所有在重力场中的物体都要受到重力的作用。同样，电荷之间也没有直接接触，相隔一定距离，它们之间也有力的作用，那么，电荷间的相互作用是否也是通过一种特殊物质来产生的呢？

经过长期的科学实验和研究，人们认识到电荷的周围存在着一种特殊的物质，叫做电场。电荷就是通过电场与其他电荷发生相互作用的。即静电力并不是电荷之间的直接作用，而是一个电荷通过它的电场对另一个电荷的作用。

电荷和电场是不可分割的，只要有电荷存在，在它的周围空间里就一定有电场，电荷之间相互作用的静电力就是电场对电荷作用的力，所以，静电力又叫做电场力。我们把静止电荷产生的电场叫做静电场。

2. 电场的特性　电场虽然不是由分子、原子组成的，电场看不见、摸不着，但它确实是客观存在的一种特殊物质。电场的特点：①电场对放入其中的任何带电体有力的作用，即电场具有力的性质；②电场具有能量。电场对放入其中的电荷有力的作用，并能使电荷发生一定的位移，这就是说电场力对电荷做了功。电场能够对电荷做功，表明电荷具有能量。

（二）电场强度

我们研究和认识电场，首先从电场对电荷有力的作用的特性出发，为了便于定量地研究电场，我们在电场中引入一个体积和电荷量都很小的正点电荷，叫做检验电荷，用 q_0 表示。检验电荷放入后不会影响原来要研究的电场。产生电场的电荷叫做场源电荷。假设在真空中有一个 $+Q$ 形成的电场，我们用检验电荷 q_0 在电场中的受力情况来研究静电场的性质。如图 6-1 所示，将 q_0 放进 $+Q$ 电场中 A、B、C 不同的位置上，发现 q_0

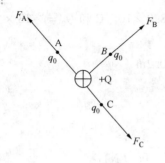

图 6-1　电场强度

所受电场力的大小和方向各点都不同，这说明电场中不同的位置上，电场的强弱、方向是不相同的。如何定量地描述这一性质呢？

我们下面研究在电场中任一点 A 的性质。设检验电荷 q_0 在 A 点受到的电场力为 F_A，如果将 q_0 增大为 $2q_0$、$3q_0$、$\cdots$、nq_0 时，它所受到的电场力也将增大为 $2F_A$、$3F_A\cdots$、nF_A，而力的方向不变。因此，对电场中的点 A 来说，不论电荷 q_0 电量是多少，比值 $\dfrac{F_A}{q_0}$ 始终是恒量。同理，对电场中的 B、C 等点也可以得出 $\dfrac{F_B}{q_0}$、$\dfrac{F_C}{q_0}$ 都是恒量。但对不同的点，其比值一般是不相同的。如果检验电荷相同，比值大的点，检验电荷在该点所受到的电场力就越大，表示该点的电场越强；比值小的点，检验电荷在该点所受到的电场力就越小，表示该点的电场越弱。由此可知，这些恒量反映了电场中不同点电场的强弱，它与检验电荷 q_0 的大小及存在与否无关，而是由电场本身性质所决定的，它反映了电场的力学性质。为了描述这一性质，我们引入了电场强度这一概念。

放入电场中某一点的电荷，它所受到的电场力跟它所带电量的比值，就叫做这一点的电场强度，简称场强。用 E 表示场强，F 表示电荷 q 所受的电场力，则电场强度的公式为

$$E = \frac{F}{q} \tag{6-2}$$

在国际单位制中，F 的单位是牛顿，符号为 N，q 的单位是库仑，符号为 C，则电场强度的单位是牛/库，符号为 N/C。即电量为 1C 的电荷在电场中某一点，如果受到 1N 的电场力作用时，这一点的场强就是 1N/C。

式(6-2)可以变形为

$$F = qE \tag{6-3}$$

式(6-3)表示，如果已知电场中某一点的场强 E，就可以求出任意电荷 q 在这一点的电场力。

如果将检验电荷放在电场中不同的位置，可以看到检验电荷受力的方向是不同的。这表示电场强度具有方向性，因此电场强度是矢量。物理学中规定，正电荷在电场中某点所受电场力的方向就是该点电场强度的方向。

三、电场线　匀强电场

（一）电场线及其性质

为了直观形象地描绘电场的分布，英国物理学家法拉第在电场中画出一系列有方向的曲线，使曲线上每一点的切线方向都与该点电场强度的方向一致，并把这些曲线叫做

电场线。用电场线可直观地表示电场中各点电场的强弱
和方向。如图 6–2 所示的就是一条电场线，这条曲线上
A、B 两点的切线方向，就表示了 A、B 两点的场强 E_A、
E_B 的方向，也就是正电荷分别在 A、B 两点时受到的电
场力的方向。

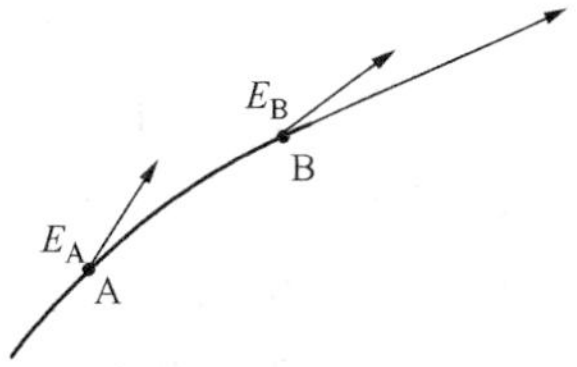

电场线可表示电场中各点场强的大小和方向，如图
6–3 所示的就是几种电场的电场线分布的形状。

图 6–2　电场线

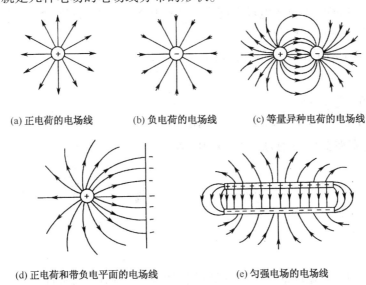

(a) 正电荷的电场线　　(b) 负电荷的电场线　　(c) 等量异种电荷的电场线

(d) 正电荷和带负电平面的电场线　　　(e) 匀强电场的电场线

图 6–3　几种电场的电场线形状

电场线具有如下的性质：①电场线起始于正电荷（或无限远处），终止于负电荷（或
无限远处）。②电场线上每一点的切线方向跟电场中该点的电场强度方向一致。③电场
线的密疏程度表示电场的强弱。电场线密集的地方电场强，电场线稀疏的地方电场弱。
④任意两条电场线不会相交。⑤沿电场线的方向电势逐渐降低。

电场线虽然可以用实验来"观摩"，但它不是电场中实际存在的，而是人们为了形
象地描述电场而画出来的一系列假想的曲线。

（二）匀强电场

在电场的某一区域里，如果各点场强的大小和方向都相同，这个区域的电场就叫做
匀强电场。在匀强电场中，由于各点场强的大小和方向都是相同的，因而匀强电场中的
电场线是一些疏密程度均匀分布、互相平行的直线。两块大小相等、相距很近的平行金
属板，在分别带等量异种电荷的时候，它们之间的电场，除边缘附近外，就是匀强电
场，如图 6–3(e) 所示。同一电荷在匀强电场中各点受到的电场力的大小和方向都是相
同的。

例题 6–2　真空中有一带电量为 2.0×10^{-9} C 的点电荷，放在电场中某点受到的电

场力为 $1.2 \times 10^{-3} N$，求该点的电场强度是多少？

已知：$F = 1.2 \times 10^{-3} N$，$q = 2.0 \times 10^{-9} C$

求：$E = ?$

解：由式(6-2)，得

$$E = \frac{F}{q} = \frac{1.2 \times 10^{-3}}{2.0 \times 10^{-9}} = 6.0 \times 10^{5} (N/C)$$

答：该点的电场强度是 $6.0 \times 10^{5} N/C$。

例题6-3 电场中某点的电场强度为 $4.0 \times 10^{5} N/C$，电荷量为 $5.0 \times 10^{-8} C$ 的点电荷在该点受到的电场力是多大？

已知：$E = 4.0 \times 10^{5} N/C$，$q = 5.0 \times 10^{-8} C$

求：$F = ?$

解：由式(6-3)，得

$$F = qE = 5.0 \times 10^{-8} \times 4.0 \times 10^{5} = 2.0 \times 10^{-2} (N)$$

答：这个电荷受到的电场力为 $2.0 \times 10^{-2} N$。

第二节　电势能　电势　电势差

一、电势能

我们知道，物体在地球的重力场中受到重力作用，具有重力势能，物体所处的位置不同，具有的重力势能也不同。与此类似，电荷在电场中受到电场力作用，也具有势能，电荷所处的位置不同，具有的势能也不同。正如地球上的物体由于处在重力场中而具有重力势能一样，我们把电荷在电场中由其所处的位置而具有的势能，叫做电势能，用符号 E_p 表示。电势能是标量。在国际单位制中，电势能的单位是焦耳，符号为 J。

知识链接

功和能的关系

一个物体受到力的作用，如果沿力的方向发生一段位移，我们就说这个力对物体做了功。如果一个物体能对外界做功，我们就认为该物体具有能，做功越多，能量转换越多；做功越少，能量转换越少。功与能之间究竟存在着怎样的关系呢？当外力对物体做功时，物体的能量就会增加；当物体对外做功时，它的能量就要减少。也就是说，物体增加(或减少)能量的值，就等于外力对它所做功的值(或它克服外力做功的值)。因此，我们可以说，功是物体能量变化的量度。

电场力做功与电势能的变化在地球附近物体下落时，重力对物体做正功，物体的高度减少，物体的重力势能也减少，减少的重力势能等于重力所做的功；物体上升时，外力克服重力做功，即重力对物体做负功，物体高度增加，物体的重力势能也增加，增加的重力势能等于外力克服重力所做的功。重力做功与重力势能变化的关系是：$W_G = E_{p1} - E_{p2}$。与此相似，我们也可以用电势能来说明电场中移动电荷做功的情况。电荷在电场中处于不同的位置，具有的电势能一般也不相同。当在电场中移动电荷时，如果电场力是动力，对电荷做正功，电荷的电势能减少；如果电场力是阻力，外力克服电场力对电荷做功，电荷的电势能增加。电荷的电势能的变化，总是等于电场力对电荷所做的功。

若用 E_{pA} 和 E_{pB} 表示电荷在电场中的 A 点和 B 点所具有的电势能，用 W_{AB} 表示把电荷从 A 点移动到 B 点时电场力对电荷所做的功，则有

$$W_{AB} = E_{pA} - E_{pB} \tag{6-4}$$

电势能和重力势能一样，其值是相对的。它的大小与所选零电势能点的位置有关，只有确定了零电势能点以后，电势能才有确定的数值。从理论上讲，零电势能点的选择是任意的。通常规定无穷远处的电势能为零。

重力场与静电场的类比见表 6-1。

表 6-1 重力场与静电场的类比

重力场	静电场
地球周围空间存在着重力场	电荷周围空间存在着电场
在重力场中物体受到重力作用： $G = mg$	在静电场中电荷受到电场力的作用： $F = qE$
物体在重力场中具有重力势能	电荷在静电场中具有电势能
重力势能与重力做功密切相关	电势能与电场力做功密切相关
重力对物体做功，重力势能减少	电场力对电荷做功，电势能减少
重力对物体做功的大小等于重力势能的变化 $W_G = E_{pA} - E_{pB}$	电场力对电荷做功的大小等于电势能的变化 $W_{AB} = E_{pA} - E_{pB}$

二、电势 电势差

(一) 电势 (电位)

在电场中某一点，把带有不同电荷量 q 的电荷放到该点，它们所具有的电势能 E_p 不同。但是，电荷所具有的电势能 E_p 与所带的电荷量 q 的比值 $\dfrac{E_p}{q}$，对于该点来说却是不变的。在电场中不同点，比值 $\dfrac{E_p}{q}$ 一般是不同的，与所放入的电荷无关，与该点在电场中的位置有关。比值大的点，电荷在该点的电势能大；比值小的点，电荷在该点的电势能小。可见 $\dfrac{E_p}{q}$ 比值的大小反映了电场具有能量的特性，为了描述电场的这一特性，我们引入了电势的概念。

我们把放在电场中某点的电荷所具有的电势能 E_p 跟它的电荷量 q 的比值，叫做这一点的电势 (或电位)。通常用 U 表示电势 (或电位)，则有

$$U = \frac{E_p}{q} \qquad\qquad (6-5)$$

在国际单位制中，电势(或电位)的单位是伏特，符号为 V。1 库仑(C)的正电荷在电场中某点所具有的电势能是 1 焦耳(J)，则该点的电势就是 1 伏特(V)。即

1 伏特 = 1 焦耳/库仑

电势是从能量的观点来描述电场性质的物理量，它是电场本身的属性。由式(6-5)可知，电场中某一点的电势，在数值上等于单位正电荷在该点所具有的电势能。由于能量是标量，所以电势也是标量，只有大小(常称高低)，没有方向。

电势跟电势能一样，其值是相对的，只有先规定了某处的电势为零以后，才能确定电场中其他各点电势的值。在理论研究中，常取无限远处的电势为零；在实际应用中，常取大地或仪器中的公共地线为电势的零点，这叫做接地。在规定了零电势以后，电场中各点的电势可以是正值，也可以是负值。

(二) 电势差(电位差)

电场中两点间电势(或电位)的差值，叫做电势差(或电位差)，又叫做电压。设电场中 A、B 两点的电势(或电位)分别为 U_A、U_B，则 A、B 两点间的电势差(或电位差)为

$$U_{AB} = U_A - U_B \qquad\qquad (6-6)$$

如果 A 点的电势高，B 点的电势低，则 $U_{AB} > 0$；如果 A 点的电势低，B 点的电势高，则 $U_{AB} < 0$。

电势差(或电位差)的单位跟电势的单位相同，即伏特，符号为 V。

例题 6-4　设电场中 A、B 两点的电势差 $U_{AB} = 3.0 \times 10^2 V$。选 A 点的电势为零时，B 点的电势是多少？

已知：$U_{AB} = 3.0 \times 10^2 V$，$U_A = 0V$

求：$U_B = ?$

解：由公式(6-6)有

$$U_{AB} = U_A - U_B$$
$$3.0 \times 10^2 = 0 - U_B$$

解得 $U_B = -3.0 \times 10^2 (V)$

答：选 A 点的电势为零时，B 点的电势是 $-3.0 \times 10^2 V$。

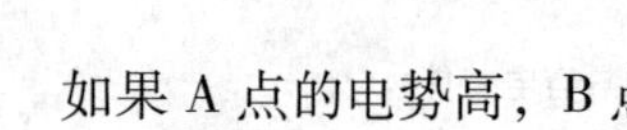

例题 6-5　在图 6-4 所示的电场中，有 A、B、C、D 四点，若选 B 为零电势点，已知电势差 $U_{AB} = U_{BC} = U_{CD} = 50V$，求 U_A、U_C、U_D 各为多少？

图 6-4

已知：$U_{AB} = U_{BC} = U_{CD} = 50V$，$U_B = 0V$

求：$U_A = ?$　$U_C = ?$　$U_D = ?$

解：由题意得 $U_B = 0V$

$$U_{AB} = U_A - U_B = 50V$$

即 $U_A - 0 = 50$

故 $U_A = 50(\text{V})$

同理，$U_{BC} = 50\text{V}$

$U_{BC} = U_B - U_C = 50\text{V}$

$0 - U_C = 50$

故 $U_C = -50(\text{V})$

$U_{CD} = U_C - U_D = 50\text{V}$

$-50 - U_D = 50$

故 $U_D = -100(\text{V})$

答：A、C、D 各点的电势分别为 50V、-50V 和 -100V。

由此可知，电势是沿着电场线的方向逐渐降低的。

三、匀强电场中电场强度与电势差的关系

电场强度和电势差分别从两个不同的侧面反映了电场。电场强度从电场对电荷施加力的角度描述了电场，而电势差则是从电场对电荷做功的角度描述了电场，二者存在一定的联系。下面以匀强电场为例，说明电场强度和电势差的关系。

如图 6-5 所示，在某一匀强电场中，用虚线表示等势面。设 A、B 是匀强电场中的两点，分别处于等势面（电势相同的个点所构成的面）a、b 上，A、B 之间电势差为 U_{AB}，两等势面之间的垂直距离为 d，设电场强度为 E。把正电荷从 A 移动到 B 电场力做功为

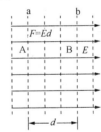

图 6-5 匀强电场中电场强度与电势差的关系

$W_{AB} = Fd = qEd$，又 $W_{AB} = U_{AB}q$ 所以 $qEd = U_{AB}q$

即
$$E = \frac{U_{AB}}{d} \tag{6-7}$$

上式表明：在匀强电场中，电场强度等于沿电场强度方向每单位长度上的电势差。

由上式可以得到电场强度的另一个单位为 V/m。

$$1\text{V/m} = 1\text{N/C}$$

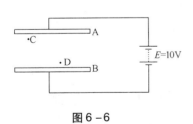

图 6-6

例题 6-6 如图 6-6 所示，电源为两平行金属板 A、B 提供的电压，为 10V，两金属板间距离为 5cm，求两板之间的电场强度。如果电场中有 C、D 两点，距离 A、B 板的距离都是 0.5cm，求 C、D 两点之间的电势差。

已知：$U_{AB} = 10\text{V}$，$d_{AB} = 5\text{cm} = 0.05\text{m}$，$d_{CA} = d_{DB} = 0.5\text{cm} = 0.005\text{m}$，$d_{CD\perp} = 0.04\text{m}$

求：$E = ?$ $U_{CD} = ?$

解：因为 $U_{AB} = 10\text{V}$，$d_{AB} = 5\text{cm} = 0.05\text{m}$

所以 $E = \dfrac{U_{AB}}{d_{AB}} = \dfrac{10}{0.05} = 200(\text{V/m})$

综上可得，$U_{CD} = Ed_{CD\perp} = 200 \times 0.04 = 8(\text{V})$

答：两板之间的电场强度为 200V/m，其方向是由 A 极板指向 B 极板；C、D 之间的电势差是 8V。

第三节 直流电

一、直流电路

（一）串联电路

几个电阻(或用电器)一个接一个地依次连接起来的电路，叫做串联电路。如图 6 – 7 所示是三个电阻的串联电路。

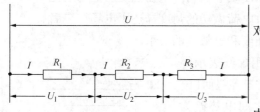

图 6 – 7 串联电路

串联电路的性质(以两个电阻串联为例，对多个电阻串联也适用)：

（1）电路中各点的电流强度相等，即

$$I = I_1 = I_2 = I_3 \qquad (6-8)$$

（2）电路两端的总电压等于各个电阻上的电压之和，即

$$U = U_1 + U_2 + U_3 \qquad (6-9)$$

（3）总电阻等于各个分电阻之和，即

$$R = R_1 + R_2 + R_3 \qquad (6-10)$$

（4）各电阻上的电压与它的电阻值成正比，即

$$\frac{U_1}{U_2} = \frac{IR_1}{IR_2} = \frac{R_1}{R_2} 即$$

$$\frac{U_1}{U_2} = \frac{R_1}{R_2} \qquad (6-11)$$

（5）电阻消耗的电功率与它的电阻值成正比，

$$\frac{P_1}{P_2} = \frac{I^2 R_1}{I^2 R_2} = \frac{R_1}{R_2} 即$$

$$\frac{P_1}{P_2} = \frac{R_1}{R_2} \qquad (6-12)$$

在串联电路中，沿电流方向每通过一个电阻，电势就要降低一定数值，即在串联电路中，每个电阻都可以分担一部分电压，串联电阻的这种作用叫做分压作用，专门用作起分压作用的电阻叫做分压电阻。

（二）并联电路

几个电阻(或用电器)并列地连接起来的电路叫做并联电路。如图 6 – 8 所示是三个

电阻的并联电路。

并联电路的性质（以两个电阻并联为例，对多个电阻并联也同样适用）：

（1）电路中各个电阻上的电压相等，即

$$U_1 = U_2 = U_3 = U \qquad (6-13)$$

（2）电路中的总电流等于各个电阻上的电流之和，即

$$I = I_1 + I_2 + I_3 \qquad (6-14)$$

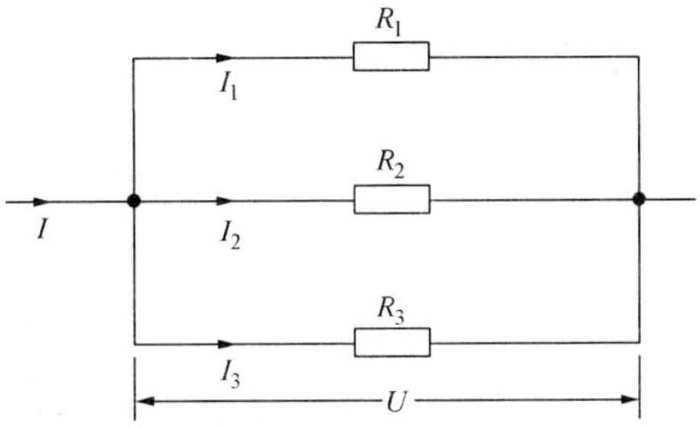

图6-8 并联电路

（3）总电阻的倒数等于各个电阻的倒数之和，即

$$\frac{1}{R} = \frac{1}{R_1} + \frac{1}{R_2} \qquad (6-15)$$

（4）各电阻上的电流与电阻成反比，即

$$\frac{I_1}{I_2} = \frac{R_2}{R_1} \qquad (6-16)$$

（5）各电阻消耗的电功率与它的电阻值成反比

$$\frac{P_1}{P_2} = \frac{U_1{}^2/R_1}{U_2{}^2/R_2} = \frac{R_2}{R_1}$$

也就是

$$\frac{P_1}{P_2} = \frac{R_2}{R_1} \qquad (6-17)$$

在并联电路中，总电流分别流过各个并联电阻所在的支路，每条支路中的电流只是总电流的一部分。因此，并联电路具有分流作用，起分流作用的电阻叫做分流电阻。

（三）电功

在导体两端加上电压时，导体内的自由电荷就在电场力的作用下定向移动形成电流。因此，电场力对电荷做了正功，这个功也称为电流做的功，简称电功。根据静电场的知识，如果导体两端的电压为 U，通过导体中的电量为 q，则电功

$$W = qU = UIt \qquad (6-18)$$

即电流在一段电路上所做的功，等于这段电路两端的电压、通过这段电路中的电流和通电时间三者的乘积。

在国际单位制中，电功的单位是焦耳，简称焦，符号为 J。另一个常用的单位是千瓦时（kWh），它们之间的关系是

$$1\text{kWh} = 3.6 \times 10^6 \text{J}$$

电流通过电路或用电器做功的过程，实际上是电能转化成其他形式能的过程。例如，电流通过电炉时，电能转化为热能；电流通过电动机时，绝大部分电能转化为机械能，少部分转化为热能；电流通过电解槽时，电能转化为化学能和热能。电流做了多少功，就有多少电能转化为其他形式的能。也就是说，在电能和其他形式能的转化过程中，同样遵守能量守恒定律。

（四）电功率

电流所做的功跟完成这些功所用时间的比值，叫做电功率。通常用 P 表示电功率，则

$$P = \frac{W}{t} = UI \tag{6-19}$$

可见，一段电路上的电功率等于这段电路两端的电压和电路中电流的乘积。

在国际单位制中，电功率的单位是瓦特，简称瓦，符号为 W。常用单位还有千瓦，符号为 kW。它们之间的关系是

$$1kW = 1000W$$

一般用电器上标明的电功率和电压，是指它的额定功率和额定电压，用电器只有在额定电压下工作时实际消耗的功率才等于它的额定功率。如果用电器接在高于它的额定电压的电路上，消耗的实际功率会超过它的额定功率，易损坏用电器；反之，如果用电器接在低于它的额定电压的电路上，它实际消耗的功率比额定功率要小，造成用电器工作不正常。所以，在把用电器接入电路之前，必须注意用电器的额定电压与实际电压是否一致。

（五）焦耳定律

电流通过导体时，产生热量，使导体的温度升高，这就是电流的热效应。英国物理学家焦耳通过大量实验证明：电流通过导体产生的热量等于电流的平方、导体的电阻和通电时间三者的乘积。这就是焦耳定律。即

$$Q = I^2Rt \tag{6-20}$$

如果电路是只含有电阻的纯电阻电路，电路中电流做的功跟电流产生的热量相等，即电能完全转化为电路的热能。此时，电功的公式也可以写成

$$W = I^2Rt = \frac{U^2}{R}t \tag{6-21}$$

如果电路中包含有电动机、电解槽之类的非纯电阻电器，则电流所做的功仍然等于 UIt，电流产生的热量也仍然等于 I^2Rt，但电功大于它所产生的热量。此时，(6-21)式不成立。

电流的热效应有很广泛的应用，电灯、电炉、电熨斗、电烘箱、电烙铁等都是利用电流的热效应进行工作的。当然电流的热效应也有有害的一面，如输电导线、电视机零部件等通电产生的热量，除了消耗电能外，还会因发热而缩短使用寿命、损坏部件等。

二、电源电动势　闭合电路欧姆定律

（一）电源电动势

电源有两个极，即正极和负极，两极间存在电压。不同电源两极间电压的大小不同。各种干电池不接用电器时两极间的电压大约都是 1.5V，铅蓄电池大约是 2V，锂电

池大约是 3V 或 3.6V，锌汞电池大约是 1.35V。说明不同种类的电源，在不接用电器时，电源两极间电压的大小一般不相同。为了表征电源的这种特性，物理学中引入了电动势的概念。电源的电动势等于电源没有接入电路时两极间的电压。电动势用符号 E 表示，单位是伏特，符号为 V。从能量转化的观点来看，电源是把其他形式的能转化为电能的装置。干电池、蓄电池、锂电池都是化学电池，实质都是化学能转化为电能的，但不同的电源将其他形式的能转化为电能的本领大小是不同的。可见，电动势表征的就是电源把其他形式的能转化为电能的本领。

（二）闭合电路欧姆定律

电源没有接入电路时，两极间的电压等于电源电动势；把电源接入电路后，用电压表测量两极间的电压时，发现所测得的数值比电源电动势小了。为什么出现这个差别呢？

原来电路是由两部分组成的，一部分是电源外部的电路，叫做外电路，包括用电器和导线等；另一部分是电源内部的电路，例如干电池内的溶液，发电机内的线圈等，叫做内电路。外电路的电阻通常叫做外电阻；内电路也有电阻，通常叫做内电阻，简称内阻。当电路中有电流流过时，内电路两端的电压叫做内电压；外电路两端的电压叫做外电压，又叫做路端电压，简称端电压。闭合电路的内电压和外电压跟电源电动势有一定的关系。我们通过实验来进行研究。

在如图 6 - 9 所示的装置中，电压表 V_1 接在电源的正极 A 和负极 B 上，可测量端电压；电压表 V_2 接在电极内侧的两根探针 C、D 上，可测量内电压，把滑动变阻器按图示接入电路。从实验中可知，当改变内电阻或外电阻的大小时，电压表 V_1 和 V_2 的数值都有相应的变化；当端电压 $U_端$ 增大时，内电压 $U_内$ 减小；当内电压 $U_内$ 增大时，端电压 $U_端$ 减小，而内电压和端电压之和对给定

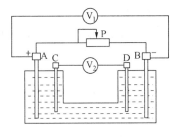

图 6 - 9　闭合电路

的电源来说是一个定值，它跟电源没有接入电路时，用电压表直接测得的电源两极间电压的大小是相等的。这说明在闭合电路里，内电压和端电压之和等于电源的电动势。即

$$U_端 + U_内 = \varepsilon \tag{6 - 22}$$

在闭合电路中，内、外电路的电阻分别用 r 和 R 表示，通过电路的电流用 I 表示。根据部分电路的欧姆定律，端电压 $U = IR$，内电压 $U_内$，而 $E = U_端 + U_内$，可得

$$\varepsilon = IR + Ir \tag{6 - 23}$$

或

$$I = \frac{\varepsilon}{R + r} \tag{6 - 24}$$

上式表明：闭合电路里的电流跟电源的电动势成正比，跟整个电路里的总电阻成反比。这个结论叫做闭合电路欧姆定律。

可以看出，端电压由电源和外电阻共同决定。在电源一定的情况下，端电压的高低仅由外电阻的大小决定：当外电阻增大时，端电压增大；当外电阻减小时，端电压也减小。生活中在用电高峰时段，电灯变暗、电扇转速降低等就是使用的用电器增多，外电

阻减小，路端电压降低所引起的结果。

下面讨论两种特殊情况：

（1）断路　外电路与电源断开时的状态叫断路（或开路）。当电路处于断路（或开路）时，外电路电阻 $R\to\infty$，$I=0$，$U_内=Ir=0$，而端电压 $U_端=\varepsilon$。这表明：外电路断开时的端电压最大，等于电源的电动势。利用这一原理，可以把伏特表直接接在电源的两极来近似测定电动势。

（2）短路　电源两极直接连通时的状态叫短路。当电路处于短路时，外电阻 $R\to0$，端电压 $U_端=0$，而 $I=\dfrac{\varepsilon}{r}$。由于电源的内阻通常都很小，短路时电路中的电流常常很大，

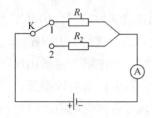

不仅容易烧坏电源，还可能引起火灾等重大事故。所以，为防止此类事故发生，电路中要安装保护装置，如熔断器、空气开关等。

例题 6-7　在图 6-10 中，$R_1=8.0\Omega$，$R_2=5.0\Omega$。当单刀双掷开关 K 扳到位置 1 时，测得电流 $I_1=0.20\text{A}$；当单刀双掷开关 K 扳到位置 2 时，测得电流 $I_2=0.30\text{A}$，求电源的电动势和内电阻。

图 6-10　例题 6-7 图

已知：$R_1=8.0\Omega$，$R_2=5.0\Omega$，$I_1=0.20\text{A}$，$I_2=0.30\text{A}$

求：$\varepsilon=?$　　$r=?$

解：根据闭合电路欧姆定律，可列出如下方程①和②，

$$\varepsilon=I_1R_1+I_1r\qquad①$$
$$\varepsilon=I_2R_2+I_2r\qquad②$$

联立方程①、②求解可得

$$r=\frac{I_1R_1-I_2R_2}{I_2-I_1}$$
$$=\frac{0.20\times8.0-0.30\times5.0}{0.30-0.20}$$
$$=1.0(\Omega)$$

将 $r=1.0\Omega$ 的值代入①式，可得

$$\varepsilon=I_1R_1+I_1r$$
$$=0.20\times8.0+0.20\times1.0$$
$$=1.8(\text{V})$$

答：电源的电动势为 1.8V，内电阻为 1.0Ω。

三、人体电现象与医学

（一）静息电位和动作电位

生物肌体具有的电现象叫做生物电现象。肌体在静息状态和进行活动时，都显示了与生命状态密切相关的具有规律的电现象。肌体发生变化时，就会发生相应的电

变化。

人体是一个很复杂的导体，体液是电解质。人体内有氧、氢、碳、氮、钾、钠、钙、磷等五十多种元素，这些元素构成了人体的五种主要物质，即水、蛋白质、糖、脂肪、无机盐。其中，水占体重的60%~70%，蛋白质、糖、脂肪三者共占体重的25%~30%，无机盐占体重的5%。

由此可以看出，人体内60%~70%是水，而许多元素以离子形式存在于人体内的水中，构成了人体的体液，其实质是一种电解质溶液。加直流电压后，体液中的正、负离子分别向阴、阳极移动，形成电流，这是人体能够导电的原因。

由于人体体液内电解质中正、负离子迁移率的不同，细胞膜对不同离子通透性的不同，以及其他种种原因，都有可能引起离子分布不均匀，也就是正、负电荷分布不均匀，于是，在细胞膜内、外会出现电场而产生电势差，这种电势差叫做跨膜电势差或膜电势差。

细胞在不受外界刺激时，即处于静息状态，细胞膜内电位比膜外电位低，若把膜外电位当作零，则膜内电位约为 $-90mV$，生理学上把这种静息状态下细胞膜内外的电位差叫做静息电位。当细胞受到外来刺激时，细胞膜内、外电位差会发生突然的变化，膜内电位由 $-90mV$ 突然升高到 $+20~+30mV$，接着又恢复到原来的静息电位。这种由激动所产生的电位变化过程叫做动作电位。例如在心肌细胞受到刺激的前后，它周围空间的电场变化，引起了电势差的变化；当神经纤维的任何一处受到刺激而兴奋，不但兴奋部位产生动作电位，而且动作电位沿整个细胞膜由近及远传导。动作电位代表神经电信息，来自感受器官的电信息传到大脑，把大脑的指令传至运动器官，这就是神经传导的电原理。

（二）心电图和脑电图

人体的组织液是一个容积导体，心脏就处在这一导体内部。当心肌细胞兴奋时，会形成一个心电场，使人体体表或体内各点均具有一定的电势。同时心脏也是个发电器官，产生电的激动。心脏的节律性收缩与舒张是电信号在心肌中心肌纤维传播的结果。这个电激动影响着身体各部分，通过体液把心电的变化反映到体表面上来，测量时常把引导电极置于肢体或躯体的几个特定部位。用心电图机记录下来的随心动周期而改变的电势差波形图，称为心电图。心电图的波形可反映心肌传导功能是否正常，它广泛应用于心脏疾病的诊断。

人脑活动时会产生变化的电势差，这就是脑电波。记录脑电波变化的结果叫做脑电图。脑电图是将引导电极放在头皮的某两点上，通过脑电图机记录经放大后的电势随时间变化的曲线，即记录大脑皮质中神经细胞的电活动。有些脑部疾病会出现特征性脑电图，所以，临床上对脑电图的分析在诊断上有重要的价值。

（三）电泳和电渗

液体中的带电微粒在外电场的作用下定向迁移的现象叫电泳。由于不同的带电粒子在电场力作用下的迁移速度不同，因此可以利用电泳技术将不同的带电粒子分开。如在进行肝脏疾病诊断时，常做的蛋白电泳检查，就是用电泳方法测定血清蛋白中各种蛋白质的百分率。电泳技术已在生物医学中获得了广泛的应用，从常规医疗诊断到生物医学研究都在使用各种类型的电泳技术。按照研究对象物理线度的不同，有细胞电泳术（细胞水平）和大分子电泳术（分子水平）之分。按支持介质的不同，又有自由电泳、纸上电泳、凝胶电泳等。电泳技术与许多技术（如免疫学技术、酶技术、计算机技术等）相结合形成了各种各样的分支。

在直流电场作用下，液体（水）通过毛细管或多孔吸附剂等物质（如羊皮纸、组织膜、火棉胶膜等）的现象，叫电渗。人体内的胶体粒子在发生电泳现象的同时还会伴有电渗现象的产生。如在直流电场作用下，人体组织中的水（带正电）要通过膜孔向阴极迁移，使阳极下组织中的水分减少，细胞膜变得致密，通透性降低；阴极下组织中的水分增多，细胞膜变得疏松，通透性增高。所以利用电渗技术可以改变人体细胞膜的通透性。

（四）直流电疗

利用直流电来达到治疗疾病的目的，叫做直流电疗。由于直流电对人体有电泳、电渗、极化以及其他化学、生理等作用，在临床上可直接用直流电治疗疾病，如镇静、兴奋、调节自主神经、消炎、升高或降低血压等。

利用直流电把药物离子经过皮肤直接导入体内以治疗疾病的方法，叫做直流离子导入疗法。此法兼有直流电和药物的双重作用，其疗效比单纯的直流电疗要好，在临床上已得到广泛应用。具体做法是：将欲导入体内的药物溶液浸湿衬垫，并把它放到人体的相应部位上。此时应注意的是，要根据药物离子的极性，使正离子药物（如链霉素离子、黄连素离子等）衬垫放在阳极下，负离子药物（如青霉素离子、碘离子）衬垫放在阴极下，这样的电极称为有效电极；另一不含药物的电极称为无效电极。湿衬垫放在人体的适当部位。然后通以直流电，药物离子就在有效电极的作用下进入人体。

离子导入疗法主要适用于较浅组织的治疗，如皮肤、黏膜、眼、耳、鼻等部位，至今应用的药物已达100余种，其中包括金属离子、非金属离子、植物碱、荨麻疹药物及麻醉剂、抗生素、维生素、激素以及中药等。临床上还用来测定病人对各种药物的过敏反应，如常见的青霉素过敏反应试验器就是根据这一原理设计的。

实践与观察

根据常用电器的额定功率估算其耗电量；观察汽车发动机启动时，车灯亮度的变化情况，解释用电负荷增加时，电灯变暗的原因。

第四节　磁场　磁感应强度

一、磁场　磁感应线

磁铁能够吸引铁、钴、镍等物质，磁铁的这种性质叫磁性。具有磁性的物体叫磁体。磁体有天然存在的，也有人工制造的。磁体的两端磁性最强，叫做磁极。任何磁体都具有两个磁极。孤立的磁体处于静止自由状态时，总是一个磁极指向地球的北面，叫做北极，用 N 表示；另一个磁极指向地球的南面，叫做南极，用 S 表示。指南针就是一个能在水平面上自由转动的小磁针，它可以指示方向。

磁极与磁极之间存在着相互作用力：同名磁极互相排斥，异名磁极互相吸引。把小磁针放在磁体或通电导线周围，发现小磁针都会发生偏转，说明小磁针受到了力的作用，我们把这种力叫做磁力。小磁针跟磁体和通电导线之间没有相互接触，它们之间的作用力是通过什么来发生的呢？原来在磁体或电流周围空间存在着一种特殊的物质，叫做磁场。前边我们讲过电场，电荷的周围存在着一种特殊的物质，叫做电场。磁场和电场一样都是特殊物质，磁场也存在以下特殊点：①它看不见、摸不着、无色无味；②它不是由分子、原子组成的；③它能和其他物质同时占据某一个空间。人们可以根据它所表现出来的性质来认识它、研究它。科学证明，磁极与磁极之间、磁极与电流之间、电流与电流之间的相互作用都是通过磁场来传递实现的。

当把小磁针放入磁场中不同的位置时，发现小磁针静止时 N 极的指向一般不相同，这说明磁场是有方向性的。通常规定：在磁场中的某一点，小磁针静止时北极所指的方向就是该点的磁场方向。

在电场中可以用电场线形象地描述各点的电场方向和强弱，在磁场中也可以用磁感线形象地描述各点的磁场方向和强弱。在磁场中画出的一系列有方向的曲线，曲线上每一点的切线方向都跟该点的磁场方向一致。这样的曲线叫做磁感应线，简称磁感线。图 6–11 描述了条形磁体和马蹄形磁体的磁感线分布情况。可以看出，磁体外部的磁感线都是从 N 极出发，回到 S 极的；在磁体内部的磁感线都是从 S 极到 N 极的。磁感线是封闭的曲线。

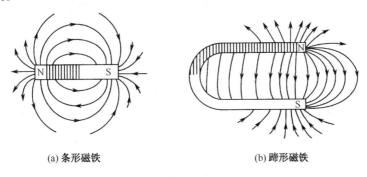

(a) 条形磁铁   (b) 蹄形磁铁

图 6–11　磁体周围的磁感线分布

磁感线具有如下性质：①在磁体外部从 N 极出发进 S 极；②磁感线上任意一点的切线方向就是该点的磁场方向；③磁感线的密疏程度表示磁场的强弱；④任意两条磁感线不会相交。

二、磁感应强度

磁场不仅具有方向性，而且有强弱的不同。我们通过分析电流在磁场中的受力情况来引入一个物理量表示磁场的强弱和方向。

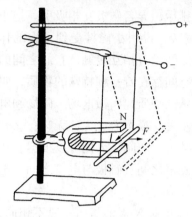

图6－12　磁场对电流的作用

把一通电直导线水平放置在竖直方向的磁场中，如图6－12所示。实验表明：导线在磁场中所受到的磁场力 F，跟导线中通过的电流 I 和导线的长度 L 的乘积 IL 成正比。对于确定的磁场中的某一点来说，导线在磁场中所受到的磁场力 F 跟导线中通过的电流 I 和导线的长度 L 的乘积 IL 的比值 $\dfrac{F}{IL}$ 是一个恒量。在磁场中不同的地方，这个比值一般不相同。比值大的地方，磁场强；比值小的地方，磁场弱。因此，可以用这个比值来反映磁场本身的一种属性。

在磁场中，垂直于磁场方向的一段通电直导线，受到的磁场力 F 跟电流强度 I 和导线长度 L 的乘积 IL 的比值，叫做通电导线所在处的磁感应强度。用字母 B 表示，则磁感应强度

$$B = \frac{F}{IL} \tag{6-25}$$

在国际单位制中 F 的单位为 N，I 的单位为 A，L 的单位为 m，则 B 的单位就为特斯拉，简称特，用符号 T 表示。当通电直导线垂直放入磁场中，如果电流 $I=1\mathrm{A}$，导线长 $L=1\mathrm{m}$，而且这段导线受的磁场力恰为 $F=1\mathrm{N}$，那么这个位置的磁场强度 $B=1\mathrm{T}$，即 $1\mathrm{T}=1\mathrm{N}/(\mathrm{A}\cdot\mathrm{m})$。磁感应强度是矢量，磁场中某点的磁场方向就是该点的磁感应强度的方向。

三、匀强磁场

在磁场中不同的地方，磁感应强度一般不相同。如果在磁场的某一区域里，磁感应强度的大小和方向处处相同，这个区域的磁场就叫做匀强磁场。匀强磁场的磁感线是相互平行且疏密均匀分布的直线。对距离相当近的、两个平行的异名磁极之间的磁场以及通电螺线管内部的磁场，除边缘附近外都可以认为是匀强磁场。

例题6－8　将0.10m长的导线，放入匀强磁场中，它的电流方向与磁场方向垂直。如果导线中通过的电流是0.60A，它受到的磁场力是 $3.0\times10^{-3}\mathrm{N}$，磁场的磁感应强度是多少特斯拉？

已知：$L=0.10\mathrm{m}$，$I=0.60\mathrm{A}$，$F=3.0\times10^{-3}\mathrm{N}$

求：$B=?$

解：根据公式(6－25)，有

$$B = \frac{F}{IL} = \frac{3.0\times10^{-3}}{0.60\times0.10} = 0.05(\mathrm{T})$$

答：磁场的磁感应强度是0.05T。

四、磁通量

穿过磁场中某一个面积的磁感线的条数叫做穿过该面积的磁通量，简称磁通，用 Φ 表示。由于在物理学中规定，穿过垂直于磁感应强度方向的单位面积的磁感线条数在数值上等于 B 值，因此在匀强磁场中，垂直于磁感应强度的某一面积 S 的磁通量 Φ（即磁感线条数）为

$$\Phi = BS \qquad\qquad (6-26)$$

磁通量是标量。在国际单位制中，磁通量的单位是韦伯，简称韦，符号为 Wb。从上式中可以看出，Wb、T、m^2 三者之间的关系是：$1Wb = 1T \times 1m^2$。

例题 6-9　已知某匀强磁场的磁感应强度为 $0.5T$，在该磁场中有一面积为 $0.06m^2$ 的矩形线圈，线圈平面与磁感应强度方向垂直，求穿过线圈的磁通量是多少？

已知：$B = 0.5T$，$S = 0.06m^2$

求：$\Phi = ?$

解：因为线圈平面与磁感应强度方向垂直，由公式（6-26），有

$\Phi = BS = 0.5 \times 0.06 = 0.03 (Wb)$

答：穿过线圈的磁通量为 $0.03Wb$。

> **知识链接**
>
> #### 地磁场
>
> 　　地球是个大磁体，在地球周围空间存在着磁场，即地磁场。地磁场的研究对人类的生产和科学都有重大意义。行军、航海利用地磁场对指南针的作用来定向。人们还可以根据地磁场在地面上分布的特征寻找矿藏。地磁场的变化能影响无线电波的传播。又如地震也往往伴随着地磁异常现象，因此测量地磁的变化是预测地震的一个重要手段。假如没有地磁场，从太阳发出的强大的带电粒子流（通常叫太阳风），就不会受到地磁场的作用发生偏转而直射地球。在这种高能粒子的轰击下，地球的大气成分可能不是现在的样子，生命将无法存在。所以地磁场这顶"保护伞"对我们来说至关重要。医学上发现，人类的某些疾病与地球的磁纬度也有一定的关系。在一些地磁异常的地方，人们患高血压、风湿性关节炎和精神病的人数要比地磁场正常的地区高 $120\% \sim 160\%$。有的学者认为，人的各种器官也是有磁场的，即使地磁场发生微弱变化，也会引起头脑、血液等周围的磁场发生变化，导致机体功能受影响，功能失常，疾病出现。也有人认为，人是处在不同生态环境之中的，因此人的每个器官都带有当地地磁生态的烙印。当地磁变化后，人就会出现生理反常，产生反应，引起疾病。当然，还有人提出生物膜理论以及其他不同的解释，但都不能使人满意。地磁场到底是如何影响人体的，特别是对大脑活动的影响、生理活动的影响，尚没有科学的解释，但愿科学家能尽早找到答案。

五、电流的磁场

通电导体周围也存在着磁场，法国物理学家安培对电流的磁场进行了深入的研究，并给出了判断电流所产生的磁场方向的方法——安培定则。安培定则可以判断直线电流、环形电流和通电螺线管的磁场方向。

（1）**直线电流的磁场**　用右手握着直导线，让伸直的拇指所指的方向跟电流的方向一致，弯曲的四指所指的方向就是磁感线的环绕方向，如图6－13（a）所示。从图中可见，磁感线是一些环绕通电直导线的闭合曲线，磁感线在垂直于导体的平面内，是一系列的同心圆。

（2）**环形电流的磁场**　让右手弯曲的四指和环行电流的方向一致，与四指垂直的拇指所指的方向就是环行电流中心轴线上磁感线的方向，如图6－13（b）所示。从图中可见，环形电流的磁场是一些围绕环形导线的闭合曲线。

（3）**通电螺线管的磁场**　用右手握住螺线管，让弯曲的四指所指的方向跟电流的方向一致，与四指垂直的拇指所指的方向就是通电螺线管N极的方向，如图6－13（c）所示。

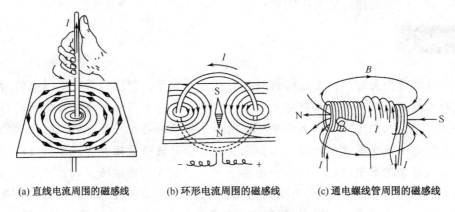

(a) 直线电流周围的磁感线　　(b) 环形电流周围的磁感线　　(c) 通电螺线管周围的磁感线

图6－13　电流周围磁场的磁感线分布

根据在磁场中的某一点小磁针静止时北极所指的方向就是该点的磁场方向，电流周围某一点的磁场方向也可以用小磁针来判断，但整体用安培定则比较方便。

第五节　磁场对电流的作用

"磁悬浮"列车的问世，极大地提高了人类在陆地上的交通速度，2003年在我国上海，世界上第一条商用"磁悬浮"列车正式投入运营。可你知道它是怎样工作的吗？它是利用磁场对电流的作用力来工作的。

我们把磁场对通电导线（电流）的作用力叫做安培力。现在就来讨论一下安培力的大小和方向。

一、左手定则

在图6-14所示的实验中，若改变导线电流的方向或磁场方向，会发现导线运动的方向也将随之改变。这表明通电导线受安培力的方向与磁场方向、电流方向有关。B、I、L这三个方向之间的关系可用左手定则判定：伸开左手，使大拇指跟四指垂直且在同一平面内，让磁感线垂直穿过手心，四指指向电流方向，则大拇指所指的方向就是通电导线在磁场中所受安培力的方向，如图6-14所示。

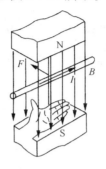

图6-14 左手定则

二、安培定律

由(6-25)式可导出垂直于磁场方向的通电直导线所受的安培力的大小，即

$$F = BIL \tag{6-27}$$

式中各物理量的单位分别是 N、T、A 和 m。即在匀强磁场中，当通电导线与磁场方向垂直时，导线所受的安培力的大小等于磁感应强度 B、导线中的电流强度 I、直导线在磁场中的长度 L 三者的乘积。这就是安培定律。

第六节 电磁感应

一、电磁感应现象

电流能产生磁场，反过来利用磁场能不能获得电流呢？英国物理学家法拉第经过多年的不懈努力，终于在1831年发现了电磁感应现象，这是19世纪最卓越的科学成就之一。从实验中发现，变化的磁场能使闭合的导线中产生电流。电磁感应现象进一步揭示了电和磁之间的紧密联系，为后来发电机、电动机、变压器等重要电器设备的制造奠定了理论基础。

怎样才能出现电磁感应现象呢？如图6-15(a)所示，当闭合电路的一部分导体 ab 在磁场中做切割磁感线运动时，电流表的指针就偏转了，表明电路中有电流产生了。这说明导体 ab 在磁场中向左向右做切割磁感线运动的过程中，虽然磁场的磁感应强度并没有发生变化，但穿过闭合电路的磁通量发生了变化，所以，闭合电路中产生了电流。

再如图6-15(b)所示，把线圈和电流表串联起来，把磁铁插入线圈和从线圈中抽出来时，电流表的指针都偏转了，表明都有电流产生。磁铁静止在线圈中时，电流表的指针不偏转没有电流产生。这表明只要穿过闭合电路的磁通量发生变化，闭合电路中就产生感应电流；如果磁铁与线圈之间无相对运动，穿过闭合电路的磁通量不发生变化，闭合电路中就没有感应电流产生。

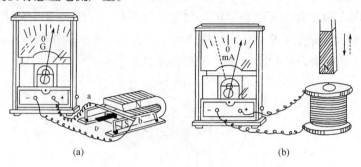

(a)   (b)

图 6-15　电磁感应现象

法拉第通过大量的实验总结出如下结论：不论用什么方法，只要穿过闭合电路的磁通量发生变化，闭合电路中就有电流产生。这种现象叫做电磁感应现象，产生的电流叫做感应电流。

二、右手定则

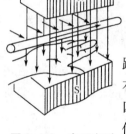

感应电流的方向如何判断呢？如果磁通量的变化是由于闭合电路的一部分导体切割磁感线引起的，导体中感应电流的方向可以用右手定则来判断。右手定则的内容是：伸开右手，让大拇指跟其余四指垂直，且都与手掌在同一平面内，让磁感应线垂直穿过手心，使拇指指向导体的运动方向，则四指所指的方向就是导体中感应电流的方向，如图 6-16 所示。

图 6-16　右手定则

三、法拉第电磁感应定律

要使一个闭合回路中有电流，回路中必须有电源，电流就是由电源的电动势产生的。在电磁感应现象中，既然闭合电路中有感应电流，这个电路中就必然有相应的电动势。把在电磁感应现象中产生的电动势，叫做感应电动势。只要穿过电路的磁通量发生了变化，不论这个电路是不是闭合的，电路中总会有感应电动势产生，感应电流的大小则由感应电动势的大小和闭合电路的总电阻决定，即它们遵守闭合电路欧姆定律。

在如图 6-15(b)所示的实验中，当条形磁铁以不同的速度插入或拔出线圈时，电流计指针的偏转角度是不同的，即产生的感应电流的大小不同。磁铁插入或拔出的越快，穿过线圈的磁通量的变化越快，产生的感应电流越大，感应电动势越大；反之，磁铁插入或拔出的越慢，穿过线圈的磁通量的变化越慢，感应电流越小，感应电动势越小。可见，感应电动势的大小跟穿过电路的磁通量的变化快慢有关。磁通量变化的快慢，可以用磁通量的改变量 $\Delta\Phi = \Phi_{末} - \Phi_{初}$ 和变化所用的时间 $\Delta t = t_{末} - t_{初}$ 的比值 $\dfrac{\Delta\Phi}{\Delta t}$ 来表示，这个比值叫做磁通量的变化率。

法拉第在大量实验的基础上，总结出了如下规律：

电路中感应电动势的大小，跟穿过这一电路的磁通量的变化率成正比，这就是法拉第电磁感应定律。用 ε 表示感应电动势，则

$$\varepsilon = k\frac{\Delta\Phi}{\Delta t} \tag{6-28}$$

式中，k 是比例系数，它的数值决定于各物理量的单位。在国际单位制中，$k = 1$，上式可改写为

$$\varepsilon = \frac{\Delta\Phi}{\Delta t} \tag{6-29}$$

在实际应用中，为获得较大的感应电动势，常采用多匝线圈。如果线圈的匝数为 n，穿过每匝线圈的磁通量变化率都相同，则线圈中产生的感应电动势为

$$\varepsilon = n\frac{\Delta\Phi}{\Delta t} \tag{6-30}$$

例题 6-10   匀强磁场的磁感应强度为 0.1T，方向垂直纸面向外，如图 6-17 所示。矩形线框 abcd 框面与磁场垂直，并以 5.0m/s 的速度从左向右匀速运动。如果线框的宽度 ab = 0.4m，整个线框的电阻为 0.5Ω，求线框中感应电动势的大小、感应电流的大小和方向。

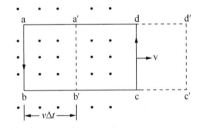

图 6-17   例题 6-10 图

已知：$B = 0.1T$，$v = 5.0\text{m/s}$，$L_{ab} = 0.4\text{m}$，$R = 0.5\Omega$

求：$\varepsilon = ?$ $I = ?$ 其方向如何？

解：当线框从左向右运动时，线框的 ab 段做切割磁感应线的运动，经过 Δt 的时间，线框从位置 abcd 运动到 a′b′c′d′，在这个过程中，穿过线框的磁通量的减少量为

$$\Delta\Phi = B\Delta S = BL_{ab}v\Delta t$$

根据法拉第电磁感应定律，$\varepsilon = \dfrac{\Delta\Phi}{\Delta t}$

得 $\varepsilon = BL_{ab}v$
$$= 0.1 \times 0.4 \times 0.5$$
$$= 0.2(\text{V})$$

再由闭合电路欧姆定律，$I = \dfrac{\varepsilon}{R+r}$

得 $I = \dfrac{0.2}{0.5} = 0.4(\text{A})$

答：感应电动势的大小是 0.2V，感应电流的大小是 0.4A，电流方向沿线框逆时针方向流动。

第七节　交流电

一、正弦交流电的产生

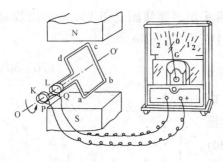

图6-18　交流电的产生

1. 交流电的产生　发电机是利用电磁感应现象制成的。最简单的交流发电机模型如图6-18所示。在匀强磁场中有一矩形线圈 abcd，线圈两端分别通过滑环 K 和 L，它们分别跟电刷 P 和 Q 接触，并跟电流计相连组成闭合电路。当线圈以 OO′为轴缓慢匀速旋转时，可以观察到电流计指针的偏转角度时大时小，偏转方向时左时右，线圈每转动一周，指针就左右摆动一次。这表明线圈中产生的感应电流的大小和方向都在发生周期性的变化。这种大小和方向都随时间作周期性变化的电流叫做交流电，常用符号"～"表示。

在磁场中做匀速转动的线圈为什么会产生周期性变化的电流呢？我们取线圈转一周的四个特殊位置来进行分析。当线圈平面跟磁感线垂直时，由于 ab 边和 cd 边的运动方向和磁感线平行，不切割磁感线，电路中没有感应电流。线圈所在的这个平面叫做中性面。当线圈从中性面按逆时针方向旋转90°，ab 和 cd 两边切割磁感应线，由右手定则可知，线圈中的感应电流是沿 dcbad 方向流动的。再旋转90°，线圈又抵达中性面，瞬时感应电流等于零。当线圈再旋转90°时，ab 和 cd 两边又切割磁感应线产生感应电流，但这时感应电流是沿 abcda 方向流动的。这是因为 ab 和 cd 两边的运动方向恰好和前半周相反。接着线圈又旋转到中性面时，瞬时感应电流又为零。接着在以后的转动中，将重复上述过程，线圈在转动过程中产生的感应电流的大小和方向就发生周期性变化。

2. 交流电的图像　理论分析表明，交流电的变化规律可用图像表示，它是按正弦规律变化的。如图6-19所示，横坐标表示线圈转过的时间 t，纵坐标表示交流电电流 i，交流电电流的图像是一条正弦曲线。I_m 是电流的最大值，也叫幅值或峰值。纵坐标表示交流电电压 u 或电动势 ε 时，交流电电压、电动势的图像也是一条正弦曲线。正弦交流电是一种最简单、最基本的交流电。

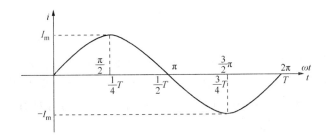

图6-19 交流电的图像

二、交流电的周期和频率、最大值和有效值

1. **交流电的周期和频率** 交流电完成一次周期性变化所需要的时间，叫做交流电的周期，用字母 T 表示，单位是秒，符号为 s。

交流电在 1s 内完成周期性变化的次数，叫做交流电的频率，用字母 f 表示，单位是赫兹，符号为 Hz。周期和频率都是表示交流电变化快慢的物理量。根据周期和频率的定义可知，它们之间的关系是

$$T = \frac{1}{f} \text{或} f = \frac{1}{T} \tag{6-31}$$

交流电的应用很普遍。我国供生产和生活用的交流电，频率是 50Hz，周期是 0.02s，即 1s 内有 50 个周期，电流方向 1s 内改变 100 次。

2. **交流电的最大值和有效值** 交流电的电压和电流的瞬时值是随时间而变化的，没有一个恒定的值，虽然最大值是恒定的，但是是间断出现的，所以最大瞬时值不能反映交流电产生的实际效果。为了描述交流电产生的实际效果，在实际工作中常用交流电的有效值来表示交流电的大小。

交流电的有效值是根据电流的热效应来规定的。让交流电和直流电分别通过阻值相同的电阻，在相同的时间内，如果产生的热量相同，那么这个直流电的数值就叫做该交流电的有效值。例如，在 t 时间内，某一交流电通过一段电阻产生的热量，跟 8A 的直流电在 t 时间内通过该电阻所产生的热量相等，那么这一交流电的电流强度的有效值就是 8A。

对于正弦交流电来说，有效值 I 和最大值 I_m 之间有如下的关系：

$$I = \frac{I_m}{\sqrt{2}} \tag{6-32}$$

通常所说照明电路的电流是 2A，指的就是交流电的有效值。由式(6-32)可知，这一交流电的最大值约等于 2.83A。

电动势的有效值和电压的有效值的定义，跟电流的有效值的定义相同，对于正弦交流电来说，电动势和电压的有效值 ε、U 和最大值 ε_m、U_m 之间有如下关系：

$$\varepsilon = \frac{\varepsilon_m}{\sqrt{2}} \tag{6-33}$$

$$U = \frac{U_m}{\sqrt{2}}$$ 　　　　　　　　　　　　(6 – 34)

各种使用交流电的用电器上标明的额定电压和额定电流，都是指交流电的有效值。交流电压表和交流电流表测量的数值也是交流电的有效值。我国照明电路的电压为220V，工农业生产中动力电路的电压一般为380V，也是指的有效值。以下提到交变电流的数值，凡没有特别说明的，都是指的有效值。

例题 6 – 11　我国照明电的频率是50Hz，电压的有效值是220V，求这一交流电的周期和电压的最大值。

已知：$f = 50$Hz，$U = 220$V

求：$T = ?$　$U_m = ?$

解：由 $T = \frac{1}{f}$ 　得

$T = \frac{1}{f} = \frac{1}{50} = 0.02(\text{s})$

由 $U = \frac{U_m}{\sqrt{2}}$ 得

$U_m = \sqrt{2}\,U = 220\sqrt{2} \approx 311(\text{V})$

答：我国照明电的周期是0.02s，电压的最大值是311V。

第八节　电磁现象在医学上的应用

一、电疗

（一）低频电疗

医学上把使用频率在1kHz以下的电流治疗疾病的方法，叫做低频电疗。常用的低频电疗波形有方波、正弦波、尖波、锯齿波和三角波等。

肌体体液中有大量的 K^+、Na^+、Ca^{2+}、Mg^{2+}、Cl^- 等多种正、负离子，因而能够导电。当给肌体加上低频正弦电压或脉冲电压时，体内就会形成周期性变化的电场，使正、负离子定向移动。因为电场变化频率比较低、周期比较长，在半个周期内，离子可以移动比较大的距离，使正、负离子的浓度发生显著变化，从而对肌体组织产生刺激作用。低频电疗能够促进局部血液循环、提高肌肉组织的代谢、镇静中枢神经系统等，适用于治疗神经麻痹、肌肉萎缩及劳损等。在应用低频电疗时，需要注意选择适当的频率、通电时间、电流强度、电压的高低和脉冲波形。通常低频电疗的电流强度为1～30mA，电压为100V。

（二）中频电疗

使用频率在1～100kHz范围内的电流治疗疾病的方法，叫做中频电疗。中频电疗中所使用的电流的波形多为正弦波形，也有其他波形，电流强度为 1 ~ 100mA，电压在 100V 以下。中频电流对肌体的作用仍是刺激作用，但与低频电流不同的是它频率较高，周期较短，波幅较窄，每次对肌体刺激的时间较短。中频电疗能够调节自主神经，促进腺体分泌，改善血液循环，主要治疗作用有镇痛、消炎、松解粘连、软化瘢痕和锻炼骨骼肌等。

（三）高频电疗

使用频率在 100kHz 以上的正弦交变电流治疗疾病的方法叫做高频电疗。高频电流与直流电、低频电流对肌体的作用有很大的区别。直流电和低、中频交流电对肌体都有刺激作用，发生这种生理效应的主要原因是离子的移动。但当高频电流加载人体时情况就不同了，由于频率较高，电流方向改变极快，使人体体液中的离子不会发生显著移动，离子浓度变化极小，只能在平衡位置附近振动，因摩擦而生热，所以高频电疗主要是产生热作用。实验证明，当频率达到 1000kHz 以上时，由于离子浓度变化微小，刺激作用完全消失了，因此我们可以用几安培的高频电流通过人体而不会引起电击，只是有温热现象发生。利用高频电流的热作用，不仅可以治疗多种疾病，而且可以用于外科手术。

高频电疗法是选择一定幅度和频率的高频电流，让其在体内产生足够的热量，借以达到治疗的目的。这种方法又叫做透热疗法。通常分为中波透热疗法、短波透热疗法、超短波透热疗法和微波透热疗法等。

各种高频电磁波长期作用于人体上也是有害的，因此在高频感应电炉旁工作以及从事微波工作的人员，应当注意电磁辐射的防护。

实践与观察

通过收集资料或观察，了解人体心电、脑电、肌电的现象及测定仪器，了解电疗在医疗中的应用。

二、磁疗

利用磁场的生物效应在人体某些穴位或患处施加磁场作用，从而达到治疗疾病目的的方法叫做磁疗。

通过动物实验和临床实践发现，磁场有镇痛、抗炎、抗渗出、降血压和止泻等作用。目前磁疗使用的磁场类型有：恒定磁场(静磁)、旋转磁场(动磁)、脉冲磁场(频率为0 ~ 50Hz)和交变磁场(频率为 0 ~ 50Hz)等，其强度范围为 0.01 ~ 0.3T。

（一）静磁疗法

静磁疗法即用稀土钴合金或钕铁硼合金等永磁材料制成各种形状的器具(如磁片、磁珠、磁腰带等)，或根据疾病部位做成特殊形状，固定于该病变部位进行治疗的方法。

静磁疗法有消炎、止痛、促进毛细血管增生、促进表皮生成等作用，对癌症、妇女痛经、颈椎病、哮喘、癫痫等疾病有较好的疗效。

（二）经络磁疗法

经络磁疗法是以经络学为依据，将针灸理论与现代医学相结合，把小磁块（磁场）作用于疾病相应的穴位表面，通过磁场激发经络产生循环效应，调整气血，促进血液循环、新陈代谢，在体内诱发热能，以达到治疗的目的。经络磁疗法是 20 世纪 70 年代以来磁疗的新发展，被广泛应用在内、外、妇、五官及皮肤等各科有关疾病的治疗中。

（三）复合磁场疗法

20 世纪 80 年代后期，磁疗在神经方面的研究及应用很广，磁疗产生的磁场从静磁场发展到复合磁场。磁疗仪不但可以产生交变磁场，还可以产生脉冲磁场。复合磁场对精神疾病、青光眼、白内障、高血压等多种疾病有良好的治疗效果。

（四）磁化水疗法

水经磁化处理后，水的理化功能发生变化，保持有生物效应的活性水，叫做磁化水。磁化水能增高渗透压、改善通透性、增强消化功能、创造消化吸收营养物质的生理条件。磁化水还能延缓人体细胞衰老，抑制结石的形成，对已形成的结石还有溶解、促排作用。磁化水在保健中得到了很好的应用。

三、安全用电

在日常生活和医疗、护理、药品生产中广泛地使用着各种用电器，但在使用时要注意安全，防止触电。因此，我们必须掌握一定的安全用电常识，以避免人身和设备事故的发生。

我们知道人体是一个导体，而且各个部分的电阻的大小也各不相同，约从几百欧到几万欧，皮肤的电阻最大，但也会因为出汗或潮湿而大大降低其阻值。当 1mA 左右的电流通过人体时，就会有发麻的感觉。当大于 10mA 的交流电或大于 50mA 的直流电通过人体时，就有生命危险，通电时间越长，危害就越大。

一般来说，当人体触及电压不超过 36V 时，人体会比较安全，所以规定 36V 为安全工作电压。但人体若处在潮湿或其他特殊环境中，安全电压的值则应降低到 24V 或 12V。电流通过人体心脏、大脑等重要器官，比通过人体其他部位的危险性要大。

所以，触电对人体的伤害程度取决于通过人体电流的大小、途径、时间的长短和电压的频率。

为了防止触电事故的发生，应该注意以下几点：

1. 电器设备的金属外壳都必须按规定采用专门的接地保护，使用三线插头，一旦某电器金属外壳带电，电流将经过地线流入大地，以确保人身安全。

2. 在使用电动医疗仪器时，要经常检查导线绝缘部分、开关、插座等是否损坏，如损坏，要及时更换，以免发生短路而引起火灾。

3. 不要用湿手接触用电器，还要防止用电器受潮。

4. 无论电器发生什么事故都应先切断电源，或用干燥木棍、竹竿等将电线挑开（绝不能用手去拉或用金属棒去挑），使触电人迅速脱离电源，休息一会儿，严重的应立即用正确的人工呼吸法进行现场抢救，然后送医院做进一步的治疗。

我们要遵守安全用电规则，做到正确操作使用和定期检查，及时维护维修各种用电医疗仪器，以保证患者及医务工作者的安全。

知识链接

电磁污染

一、什么是电磁污染

电场和磁场的交互变化产生电磁波。电磁波向空中发射或汇聚的现象，叫电磁辐射。过量的电磁辐射就造成了电磁污染。

电磁污染包括天然和人为两种来源。天然电磁污染是指某些自然现象如雷电、火山喷发、地震和太阳黑子活动引起的磁暴等。天然电磁污染对短波通讯干扰尤为严重。人为电磁污染源包括：脉冲放电，如火花放电；工频交变电磁场，如大功率电机、变压器、输电线附近等；射频电磁辐射，如广播、电视、微波通讯等。我们日常生活中碰到的广播、电视效果突然变差，几乎都是电磁干扰造成的。此外，电磁污染还对人体健康造成伤害。

二、哪些地方的电磁辐射容易超标

1. 电脑 0.6 ~ 1.5m 的距离内。

2. 居室中电视机、音响等家电比较集中的地方。

3. 工厂、科研单位、医院的电气设备周围。

4. 广播电视发射塔周围。

5. 各种微波塔周围。

6. 雷达周围。

7. 高压变电线路及设备周围。

三、电磁污染对人体的危害

1. 电磁辐射是心血管疾病、糖尿病、癌突变的主要诱因。

2. 电磁辐射会对人体生殖系统、神经系统和免疫系统造成直接伤害。

3. 电磁辐射是造成流产、不育、畸胎等病变的诱发因素。

4. 过量的电磁辐射直接影响大脑组织发育、骨髓发育，导致视力下降，严重者可导致视网膜脱落。

5. 电磁辐射可使男性性功能下降，女性内分泌紊乱、月经失调。

四、防护建议

1. 老人、儿童和孕妇属于电磁辐射的敏感人群，在有电磁辐射的环境中活动时，应根据辐射频率或场强特点，选择合适的防护服加以防护。建议孕妇在孕期，尤其在孕早期，应全方位加以防护，对于电磁辐射的伤害不能存有侥幸心理。

2. 合理使用电器设备，保持安全距离，减少辐射危害。注意多食用富含维生素 A、维生素 C 和蛋白质的食物，加强肌体抵抗电磁辐射的能力。

3. 平时注意了解电磁辐射的相关知识，增强预防意识，了解国家相关法规和规定，保护自身的健康和安全不受侵害。

本 章 小 结

一、电场　电场强度

1. **库仑定律**　真空中两个静止点电荷之间的相互作用力，跟它们所带电荷量的乘积成正比，跟它们距离的平方成反比，作用力的方向在它们的连线上。

$$F = k \frac{Q_1 Q_2}{r^2}$$

2. **电场强度**　放入电场中某一点的电荷，它所受到的电场力跟它的电荷量的比值，就叫做这一点的电场强度，简称场强。公式为

$$E = \frac{F}{q} \qquad 单位：N/C$$

二、电势能　电势　电势差

1. **电势　电势差**　把放在电教中某点的电荷所具有的电势能 E_p 跟定的电荷量 q_0 的比值，叫做这一点的电势，用 U 表示，即 $U = \frac{E_p}{q_0}$ 单位：伏特，符号为 V。电场中两点间电势（或电位）的差值，叫做电势差（或电位差），又叫电压。即

$U_{AB} = U_A - U_B$　单位：伏特，符号为 V。

2. **匀强电场中电场强度与电势差的关系**　在匀强电场中，电场强度等于沿电场强度方向每单位长度上的电势差。即

$$E = \frac{U_{AB}}{d} \qquad 单位：伏特/米，符号为 V/m$$

三、直流电

闭合电路欧姆定律　闭合电路里的电流跟电源的电动势成正比，跟整个电路里的总电阻成反比。这个结论叫做闭合电路欧姆定律。即 $I = \frac{\varepsilon}{R + r}$

四、磁场　磁感应强度

1. **磁感应强度**　在磁场中，垂直于磁场方向的一段通电直导线，受到的磁场力 F

跟电流强度 I 和导线长度 L 的乘积 IL 的比值，叫做通电导线所在处的磁感应强度，用 B 表示。公式为

$$B = \frac{F}{IL} \qquad 单位：特斯拉，简称为特，符号为 T$$

2. 磁通量 垂直穿过磁场中某一个面积的磁感应线的条数叫做穿过该面积的磁通量，简称磁通，用 Φ 表示。公式为

$$\Phi = BS \qquad 单位：韦伯，符号为 Wb$$

五、磁场对电流的作用

安培定律 垂直于磁场方向的通电直导线所受的安培力的大小为 $F = BIL$，式中各物理量的单位分别是 N、T、A 和 m。

六、电磁感应

1. 电磁感应现象 只要穿过闭合电路的磁通量发生变化，闭合电路中就有电流产生。这种现象叫做电磁感应现象，产生的电流叫做感应电流。

2. 法拉第电磁感应定律 电路中感应电动势的大小，跟穿过这一电路的磁通量的变化率成正比，这就是法拉第电磁感应定律。即

$$\varepsilon = k \frac{\Delta \Phi}{\Delta t} \qquad 单位为伏特（V）$$

七、交流电

1. 交流电周期和频率的关系是：$T = \dfrac{1}{f}$ 或 $f = \dfrac{1}{T}$

2. 正弦交流电有效值和最大值之间的关系是：$I = \dfrac{I_m}{\sqrt{2}}$、$\varepsilon = \dfrac{\varepsilon_m}{\sqrt{2}}$、$U = \dfrac{U_m}{\sqrt{2}}$

八、电磁现象在医学上的应用

1. 电疗 分为低频电疗、中频电疗和高频电疗。
2. 磁疗 分为静磁疗法、经络磁疗法、复合磁场疗法和磁化水疗法。
3. 安全用电 严格遵守安全用电规则，做到正确操作使用和定期检查、及时维护维修各种用电医疗仪器，以保证患者及医务工作者的安全。

同步训练

一、填空题

1. 电场强度是矢量，_____受力的方向就是该点电场强度的方向。
2. 在电场中某一点，放入检验电荷 q，当检验电荷 q 的电量变成 $2q$、$3q$ 时，该点的

场强_____变化，移去检验电荷后，该点的场强仍然_____，这是因为_____。当检验电荷 q 为正电荷时，场强和电场力的方向_____；当检验电荷 q 为负电荷时，场强和电场力的方向_____。

3. 电场线是起于_____，止于_____的曲线，曲线上任何一点的切线方向，都与该点的_____方向一致。

4. 写出下列物理量的单位和单位符号：电场强度_____；电势_____；电势差_____。

5. 电势是随着电场线的方向逐渐_____的。

6. 磁场是在_____或_____周围存在着一种特殊的物质，它能够传递磁体与磁体、磁体与电流、电流与电流之间的相互作用力。

7. 磁场的基本性质是对放入其中的_____或_____产生力的作用。

8. 磁通量表示磁感应线的_____，磁感应强度表示磁感应线的_____。

9. 磁通量的符号是_____，其单位是_____。

10. 当闭合电路的一部分导线在磁场中做_____磁感应线运动时，或者当穿过闭合电路的磁通量_____时，闭合电路中就有电流产生，这种现象叫做_____，产生的电流叫做_____。

11. 我国照明电的周期是_____，频率是_____，电压有效值是_____，电压最大值是_____。

12. 一般情况下，人体的安全电压是_____V。

二、选择题

13. 电荷量的单位及单位的符号是(　　)
    A. 法拉(C)　　　　B. 库仑(C)　　　　C. 库仑(Q)　　　　D. 法拉(Q)

14. 在电场中某一点放入一检验电荷，其电荷量为 q，所受电场力为 F，则该点电场强度为 $E = \dfrac{F}{q}$，下列说法中正确的是(　　)

    A. 若移走正电荷，则该点的电场强度变为零

    B. 若在该点放入一电荷量为 $2q$ 的检验电荷，则该点的电场强度变为 $\dfrac{1}{2}E$

    C. 在该点放入一电荷量为 $2q$ 的检验电荷，则该点的电场强度仍为 E

    D. 在该点放入一电荷量为 $2q$ 的检验电荷，则该点的电场强度变为 $2E$

15. 某点场强为 2×10^4 N/C，电荷量为 8×10^{-8} C 的点电荷在该点受到的电场力是(　　)
    A. 1.6×10^{-4} N　　B. 1.6×10^{-3} N　　C. 4×10^{-4} N　　D. 4×10^{-3} N

16. 下列说法不正确的是(　　)
    A. 电场线是起于正电荷，止于负电荷的曲线
    B. 任何两条电场线都不相交

C. 场强越强的地方，电场线越密集

D. 电场强度与检验电荷的大小及存在有关

17. 关于电场线，下列说法正确的是( )

A. 电场线是电荷在电场中运动的轨迹

B. 电场中各点负电荷的受力方向就是电场线的方向

C. 电场线可以表示电场方向，不可以表示电场大小

D. 电场线不可以相交

18. 下列说法正确的是（ ）

A. 沿电场线方向，场强越来越小

B. 沿电场线方向，电势越来越低

C. 在电场力作用下，负电荷从高电势处移到低电势处

D. 在电场力作用下，正电荷从低电势处移到高电势处

19. 下列说法中正确的是( )

A. 电场强度的方向总是与电场力的方向一致

B. 电场中电势高的点，电场强度一定大

C. 电荷沿等势面运动时，电场力一定不做功

D. 顺着电场线的方向，电荷的电势降低，电势能变小

20. 下列说法正确的是( )

A. 磁感应线从磁体的 N 极出发终止于 S 极

B. 磁铁能产生磁场，电荷也都能产生磁场

C. 磁极的受力方向一定顺着磁感应线的方向

D. 磁感应线可以表示磁场的强弱和方向

21. 关于磁感应强度的单位，下列正确的是（ ）

A. F/A   B. T   C. F/m   D. C/A·m

22. 关于磁感应强度的计算公式，下列正确的是( )

A. $B = \dfrac{F}{IL}$ B. $B = \dfrac{F}{IU}$ C. $B = IU$ D. $B = qE$

23. 关于磁感应强度下列说法正确的是( )

A. 磁感应强度是描述磁场性质的物理量，既有大小又有方向

B. 磁感应强度只有大小没有方向

C. 磁极周围的空间，各个不同点上的磁感应强度处处相等

D. 所有的磁场，其中不同点上磁感应强度都相同

24. 关于磁通量下列说法正确的是( )

A. 当放在磁场中的平面垂直于磁场时，穿过平面的磁通量最小

B. 穿过某一面积的磁感应线条数，就叫做穿过这个面积的磁通量

C. 穿过平面的磁通量少，该处的磁感应强度一定小

D. 穿过平面的磁通量为零，该平面所在处的磁感应强度一定为零

25. 在一磁感应强度为 B 的匀强磁场中，垂直于磁场方向上放置一面积为 S 的平面，关于穿过该面的磁通量，下列正确的是(　　)

  A. $\Phi = \dfrac{B}{S}$ B. $\Phi = BS$ C. $\Phi = B + S$ D. $\Phi = B - S$

26. 关于电磁感应，下列说法正确的是(　　)

  A. 放在磁场中的线圈只要闭合，就一定能产生感应电流

  B. 闭合线圈和磁场发生相对运动，就一定能产生感应电流。

  C. 导体做切割磁感应线运动时，就一定能产生感应电流

  D. 穿过闭合线圈的磁通量发生变化，就一定能产生感应电流

三、计算题

27. 电场中某点的电场强度为 $4 \times 10^4 N/C$，电荷量为 $5 \times 10^{-8} C$ 的点电荷在该点受到的电场力是多大？

28. 在磁场中，垂直于磁场方向的一段直导线的长度是 0.5m，导线中的电流是 6A，导线所受的磁场力为 0.24N，求导线所在处的磁感应强度。

四、简答题

29. 什么叫电磁感应现象？

30. 电场和磁场都是特殊物质，说出它们各自的特点。

31. 电场强度和磁感应强度都是矢量，它们的方向是怎样规定的？

32. 能承受 300V 直流电压的用电器，却不能承受 220V 的交流电压，是什么原因？

第七章 光学基础知识及其应用

知识要点

　　◆ 掌握光的折射定律、折射率、光密介质与光疏介质、光的色散、透镜的焦度、透镜成像规律、透镜成像公式、异常眼及其矫正。
　　◆ 熟悉全反射、眼的成像原理和调节作用、视角与视力、放大镜、光学显微镜和纤维内镜的成像原理及应用。
　　◆ 了解眼的光学结构、分光光度计成像原理等。

　　光学是一门研究起步较早的科学，早在两三千年前，我国的《墨经》就记载了光的直线传播、投影、反射，以及平面镜、凸透镜、凹透镜成像实验等光学内容。光学是物理学的一个重要分支，光学知识与我们的日常工作和生活有着极为密切的联系。本章主要学习与临床工作密切相关且要求医学生必须具备的几何光学基础知识，其内容主要有光的折射、光的全反射、透镜成像、眼睛的成像原理及其异常眼的矫正和几种医用光学仪器等。

第一节 光的折射 全反射

实践与观察

　　在生活中，我们常常观察到这样一种现象：一根筷子，并没有断。但当把它斜插入盛水的玻璃杯中时，在水面处却像被折断了一样。难道这是人们玩的魔术吗？

一、光的折射

　　光在同一种均匀的物质中是沿直线传播的，如果光从一种介质进入另一种介质时，光可能在传播方向上发生变化。当光射到两种介质的界面上时，除了发生反射，同时还会发生折射，如图 7-1 所示。

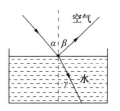

图 7-1 光的反射与折射

1. 光的折射定律　1921 年，荷兰的物理学家斯涅耳(1580—1626 年)通过大量的实验总结得出：①当光线从第一种介质进入第二种介质时，折射光线在入射光线和法线所决定的平面内，折射光线和入射光线分居于法线的两侧；②入射角的正弦跟折射角的正弦之比，对于任意给定的两种介质来说总是一个常数，常用 n_{21} 表示。即

$$\frac{\sin\alpha}{\sin\gamma} = n_{21} \qquad (7-1)$$

这个结论叫做光的折射定律。也叫做斯涅耳定律。

式中 α 表示入射角，γ 表示折射角，n_{21} 叫做第二种介质对于第一种介质的相对折射率。

2. 折射率　光密介质和光疏介质

实践与观察

两束光从空气中以相同的入射角分别射入水和玻璃，它们的折射光线偏折程度一样吗？

光从真空射入某种介质发生折射时，入射角的正弦跟折射角的正弦之比，叫做这种介质的绝对折射率，简称折射率，用 n 表示。即

$$\frac{\sin\alpha}{\sin\gamma} = n \qquad (7-2)$$

理论和实践还证明，某种介质的折射率，等于光在真空中的速度 c 跟光在这种介质中的速度 v 之比，折射率用 n 表示。即

$$n = \frac{c}{v} \qquad (7-3)$$

由于光在真空中的速度 c 大于光在任何介质中的速度 v，所以，任何介质的折射率都大于 1。

介质折射率越大，光在该介质中的传播速度越小。

因为光在空气中的速度与光在真空中的速度很接近，所以空气的折射率就近似地取为 1。

折射率反映光在真空中进入介质后发生偏折的程度。折射率的大小由介质本身的光学性质决定，不同的介质其折射率不同，见表 7-1。

介质的折射率越大，光从真空进入该介质后偏离原来方向的程度越大，越靠近法线。

表 7-1　几种介质的折射率

介　质	折射率	介　质	折射率	介　质	折射率
真空	1	甘油	1.47	萤石	1.43
空气	1.0003	冰	1.31	角膜	1.37

续表

介　质	折射率	介　质	折射率	介　质	折射率
水	1.33	石英	1.46	玻璃体	1.336
水蒸气	1.026	玻璃	1.5～1.9	酒精	1.36
晶状体	1.424	金刚石	2.42	乙醚	1.35
水晶	1.54	岩盐	1.55	二硫化碳	1.63

任意两种介质相比较，折射率大（或光在其中传播速度较小）的介质，叫做光密介质，折射率小（或光在其中传播速度较大）的介质，叫做光疏介质。

例题 7-1　光从真空射入某介质，当入射角为 60°时，折射角为 30°，求该介质的折射率。光在该介质中的传播速度为多少？

已知：$\alpha=60°$，$\gamma=30°$，$c=3\times10^8\mathrm{m/s}$

求：$n=?$　$v=?$

解：由公式 $n=\dfrac{\sin\alpha}{\sin\gamma}$，得

$$n=\frac{\sin60°}{\sin30°}=\frac{\frac{\sqrt{3}}{2}}{\frac{1}{2}}\approx1.73$$

由公式 $n=\dfrac{c}{v}$，得

$$v=\frac{c}{n}=\frac{3\times10^8}{1.73}\approx1.73\times10^8(\mathrm{m/s})$$

答：该介质的折射率是 1.73，光在该介质中的传播速度为 $1.73\times10^8\mathrm{m/s}$。

3. 光的色散

阅读与思考

　　夏天大雨过后，在天空中有时会出现彩虹，上接蓝天，下连大地，分外妖娆，异常壮观。真可谓"红橙黄绿蓝靛紫，谁持彩练当空舞？"

常用的棱镜是横截面为三角形的三棱镜，通常称为棱镜，如图 7-2 所示。

棱镜可以改变光的传播方向，产生光的色散等现象。

让一束白光通过三棱镜，调整移动光屏，就可以在屏上形成清晰的按红、橙、黄、绿、蓝、靛（dian，深蓝色，为蓝色和紫色混合而成）、紫依次排列的光带，这种现象叫做光的色散，如图 7-3 所示。彩色的光带称为光谱。这是牛顿于 1666 年首先通过实验发现的。

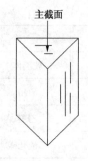

主截面

图7-2 三棱镜

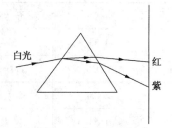

白光 红 紫

图7-3 光的色散

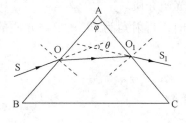

图7-4 通过三棱镜的光线

光的色散表明：白光是一种复合光，它是由各单色光组合而成的；各种单色光通过棱镜时的偏折角不同，即折射率不同，而介质的折射率与光在其中的传播速度有关（$n = \dfrac{c}{v}$），这说明各单色光在介质中的传播速度也不同。经测定，在可见光区域，紫光的传播速度最小，折射率最大；红光的传播速度最大，折射率最小。

不论何种单色光，通过三棱镜的两次折射后，都向棱镜的底面偏折，如图7-4所示。

> **知识链接**

物体的颜色

常温下大多数物体本身并不发光，当阳光照射到物体上时，一部分被吸收，另一部分被反射。

如果物体不透明，它的颜色由反射光的颜色决定，而其他光几乎都被吸收。例如，绿叶只反射绿光呈绿色；红花只反射红光呈红色；如果物体吸收所有的色光，那就呈黑色；如果物体能反射所有的色光，它就呈白光。

如果物体是透明的，它的颜色由透射光的颜色决定。当光照射到透明物体上时，只有与透明体同颜色的光能透过，而其他色光几乎都被透明物体吸收。例如，让一束白光照射到蓝色玻璃上，这时只有蓝光透过玻璃，而其他色光都被吸收，因而玻璃呈蓝色。同理，黄色滤光片只能透过黄光，其他色光都被吸收。如果透明体允许色光通过，它就是无色透明体，如空气、清水等。

二、全反射

当光线从一种介质射向另一种介质时，一般都会同时发生反射和折射现象。如果光线从光密介质进入光疏介质时，折射角大于入射角，而且在不断增大入射角时，折射角也随之增大。当入射角增大到某一角度时，折射角就会增大到90°，此时折射光线沿着界面的方向传播。如果再增大入射角，光线将全部反射回原光密介质中。这种从光密介质射向光疏介质的入射光线全部反射而无折射的现象叫做全反射，如图7-5所示。

光线从光密介质射到光疏介质折射角等于90°时对应的入射角，叫做临界角，用字母 A 表示，如图7-6所示。

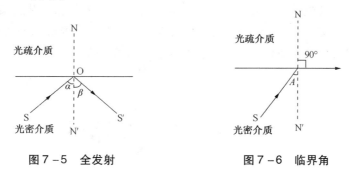

图7-5　全发射　　　　　图7-6　临界角

当光线从光疏介质射入光密介质时，折射角总是小于入射角，所以总是有折射光线存在，也就不可能发生全反射现象。当光线从光密介质射到两种介质的界面上时，如果入射角等于或大于临界角，就会发生全反射现象。

综上可得，发生全反射的条件是：①光线从光密介质射入光疏介质；②入射角等于或大于临界角。

怎样求出光从折射率为 n 的某种介质射到空气（或真空）时的临界角 A 呢？由于临界角 A 是折射角等于90°时的入射角，根据折射定律可得

$$\frac{\sin A}{\sin 90°} = \frac{v}{c}, \quad \frac{\sin A}{\sin 90°} = \frac{1}{n}$$

因而
$$\sin A = \frac{1}{n} \tag{7-4}$$

上式是全反射临界角求法公式。

表7-2　几种介质对空气的临界角

物质	临界角	物质	临界角
金刚石	24.4°	甘油	42.9°
二硫化碳	38.1°	酒精	47.3°
玻璃	30°~42°	水	48.6°

全反射现象在日常生活中也是常见的。例如玻璃中的气泡特别明亮耀眼；露水珠在太阳的照耀下格外明亮；陆地上的景物反射出来的光线，通过密度不同的大气层时发生全反射，使陆地景物在平静海面上出现，即所谓"海市蜃楼"等都是发生全反射所形成

的；在医学上使用的纤维内镜，就是利用光导纤维的全反射原理制成的，光导纤维束在全反射下能够传光、传像。

纤维内镜

纤维内镜是用光导纤维做成的医用内镜，具有结构简单、纤维束柔软、可弯曲、图像的传输量大、使用方便等优点。纤维内镜种类很多，如胃镜、膀胱镜、直肠镜、支气管镜、鼻腔镜等。检查时把光纤插入体内某些器官（如胃、膀胱、食道等），光通过光纤导入体内，照亮患者器官内的病灶部位，同时，光纤又把病变图像传出体外，供医生观察和诊断。

第二节　透镜成像规律

一、透镜

透镜一般是用玻璃制成的光学元件。它的两个折射面都是球面，或一个是球面一个是平面的透明体。中央厚，边缘薄的透镜叫做凸透镜，如图 7-7(a) 所示；中央薄，边缘厚的透镜叫做凹透镜，如图 7-7(b) 所示。凸透镜和凹透镜的表示符号如图 7-8 所示。凸透镜对光线有会聚作用；凹透镜对光线有发散作用。各种透镜的中央部分都不会使光线改变原来的传播方向。

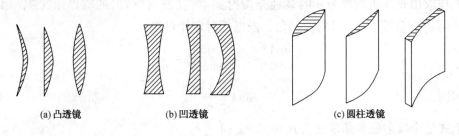

(a) 凸透镜　　　　(b) 凹透镜　　　　(c) 圆柱透镜

图 7-7　各种透镜

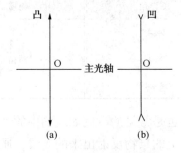

图 7-8　透镜的表示符号

常用透镜的类型

观察近视眼镜、远视眼镜和老花镜分别属于何种透镜?

透镜的两个球面都有各自的球心，通过两个球心的直线叫做主光轴。两球面球心的重合点即透镜的中心称为光心。对于处在空气中的透镜，通过透镜的折射光线或它们的反向延长线会聚于主光轴上的同一点，该点叫做透镜的焦点。对于凸透镜该点是实际光线会聚的点，叫做实焦点；对于凹透镜该点不是实际光线会聚的点，而是折射光线反向延长线的会聚点，叫做虚焦点。从光心（透镜的中心点）到焦点间的距离叫做透镜的焦距，通常用 f 表示。任何透镜都有两个焦点，分别位于透镜的两侧，在同一介质中同一透镜的两个焦距相等，如图 7-9 所示。

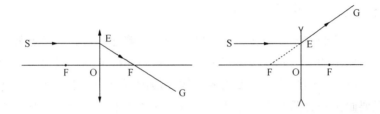

图 7-9 透镜的焦点和焦距

凸透镜的焦距取正值；凹透镜的焦距取负值。图 7-9 中的 f 点为透镜的焦点，OF 为透镜的焦距。

二、透镜的焦度

不同的透镜，它们折光的本领是不同的。透镜的焦距 f 越短，$\dfrac{1}{f}$ 的数值就越大，折光的本领就越强。因此可用 $\dfrac{1}{f}$ 表示凸透镜会聚光线或凹透镜发散光线的本领。透镜焦距的倒数 $\dfrac{1}{f}$ 叫做透镜的焦度，用 D 表示，即

$$D = \frac{1}{f} \tag{7-5}$$

焦度 D 的单位是屈光度。透镜的焦距是 1m 时，它的焦度就是 1 屈光度。1 屈光度的 $\dfrac{1}{100}$ 为透镜的 1 度，所以 1 屈光度 = 100 度 = 100°。

眼睛的焦距

如果你戴的眼镜是 -400 度，其镜片的焦距是多少?

例题 7-2 一凸透镜的焦距是 25cm，透镜的焦度是多少屈光度？又可换算为多少度？

已知：$f = 25\text{cm} = 0.25\text{m}$

求：$D = ?$

解：由公式 $D = \dfrac{1}{f}$，得

$$D = \frac{1}{0.25} = 4(\text{屈光度})$$

因为 1 屈光度 = 100 度（100°），所以

4 屈光度 = 400 度（400°）

答：透镜的焦度是 4 屈光度，又可换算为 400 度。

三、透镜成像的几何作图方法

从同一点发出的旁轴光线经过透镜折射以后，汇聚在一点，这一点就是发光点的实像。如果发光点发出的旁轴光线被透镜折射后，折射光线的延长线交于一点，那么，这一点是发光点的虚像。因为发光点发出的光线经透镜折射后交于一点，因此我们求某一点的像时，只要画出任意两条旁轴光线，这两条光线折射后的交点就是发光点的像。常用的方法是从下面的三条典型光线中任意选取两条作出它们折射后的交点即可得到发光点的像。

三条典型的光线是：①通过光心的光线，经过透镜后方向不变；②平行于主光轴的光线，经过透镜后通过焦点；③经过焦点的光线，经过透镜后平行于主光轴。

利用几何作图法研究透镜成像既方便又直观。作图时，只要掌握了上述三条特殊光线的折射规律，就可以把透镜成像的位置、大小、倒正、虚实绘制出来。

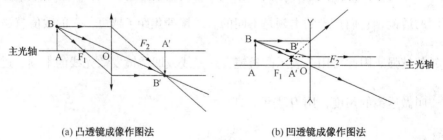

(a) 凸透镜成像作图法   (b) 凹透镜成像作图法

图 7-10　透镜成像作图法

课堂互动

画光路图

请同学们完成物距在 $f < u < 2f$ 之间的凸透镜成像光路图，并说说像是放大的，还是缩小的？是实像，还是虚像？

综上得出透镜成像的特点：①对于凸透镜来说，实像总是跟物体分居于透镜的两侧，且是倒立的；虚像总是跟物体居于透镜的同侧，且是正立的。②对于凹透镜来说，像跟物体总是居于透镜的同侧，且是缩小、正立的虚像。透镜成像的性质和应用如表7－3所示。

表7－3　透镜成像的性质及应用

透　镜	物的位置	像的性质				应　用
		像的位置	像的大小	倒，正	虚，实	
凸透镜	$u \to \infty$	两侧 $v = f$	缩小为一点	一点	实像	测焦距
	$2f < u < \infty$	两侧 $f < v < 2f$	缩小	倒立	实像	眼睛、照相机
	$u = 2f$	两侧 $v = 2f$	等大	倒立	实像	倒立实像
	$f < u < 2f$	两侧 $2f < v < \infty$	放大	倒立	实像	幻灯机、显微镜的物镜
	$u = f$	两侧 $v \to \infty$	不成像	不成像	不成像	探照灯
	$u < f$	同侧 $v < 0$	放大	正立	虚像	放大镜、显微镜的目镜
凹透镜	在主光轴任意位置	同侧 $v < 0$	缩小	正立	虚像	近视眼镜

由上表可知，透镜成像的共同特点是：实像与物位于透镜的两侧，是倒立的；虚像与物位于透镜的同侧，是正立的。

四、透镜成像公式

透镜成像除了能直观地用几何作图方法求出外，还可以用公式精确地计算。用几何方法推导可得出透镜成像公式：

$$\frac{1}{f} = \frac{1}{u} + \frac{1}{v} \tag{7-6}$$

式中 f 表示透镜的焦距，u 表示透镜的物距（即物体到透镜的距离），v 表示透镜的像距（即像到透镜的距离）。

该公式适用于薄凸透镜，也适用于薄凹透镜。

在应用透镜成像公式时应注意：凸透镜的焦距取正值，凹透镜的焦距取负值，物距总取正值，实像的像距取正值，虚像的像距取负值。

像的长度跟物的长度之比叫做像的放大率，通常用 K 表示。即

$$K = \frac{像长}{物长} = \frac{|v|}{u} \tag{7-7}$$

若 $K > 1$ 时，则表示是放大的像；若 $K = 1$ 时，则表示像与物等大；若 $K < 1$ 时，则表示缩小的像。

例题7－3　已知凸透镜的焦距是10cm，物体到透镜的距离为30cm，求像到透镜的距离？像的放大率？并分析所成像的性质。

已知：$f = 10\text{cm}$，$u = 30\text{cm}$

求：$v = ?$　$K = ?$

解：由透镜成像公式 $\dfrac{1}{f} = \dfrac{1}{u} + \dfrac{1}{v}$，得

$$v = \frac{uf}{u-f} = \frac{30 \times 10}{30 - 10} = 15(\text{cm})$$

由公式 $K = \dfrac{|v|}{u}$，得

$$K = \frac{15}{30} = 0.5$$

答：像到透镜的距离为15cm，像的放大率为0.5，这个像是倒立、缩小的实像。

第三节　眼睛的成像原理和异常眼的矫正

一、眼睛的光学结构

眼睛近似球状，是一个很复杂的光学系统，眼睛的剖面示意结构如图7-11所示，图中标出了眼睛结构的主要部分。

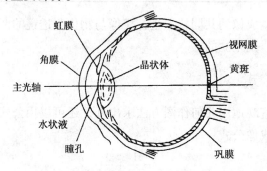

图7-11　人眼的解剖结构示意图

眼球的表层是巩膜，眼球最前面的透明膜是角膜。外面射来的光线是由角膜进入眼内，角膜的后面是虹膜，其中央有一个圆孔，叫做瞳孔，虹膜的收缩可改变瞳孔的大小，以控制眼睛的进光量。虹膜的后面是一种透明而富有弹性的组织，叫做晶状体（也叫水状体），它的形状如双凸透镜，其弯曲程度可以随睫状体的收缩和松弛而变化，因此晶状体的焦距是可以改变的。在角膜、虹膜和晶状体之间充满了一种无色的液体，叫做水状液。正对角膜的眼球的内层是视网膜，上面布满了视神经，是成像的地方。视网膜上正对瞳孔的部位有一个黄色的小凹陷，叫做黄斑，黄斑对光最为敏感。在晶状体和视网膜之间充满了另一种无色透明的液体，叫做玻璃体（也叫做玻璃状液）。这样，水状液、晶状体和玻璃体等构成了一个相当焦距约为1.5cm的凸透镜，其焦距是可以调节改变的。

二、眼睛的成像与调节作用

人要看到物体，就必须使物体发出的光线进入眼睛，经眼睛折射后把像成在视网膜

上，这样才能刺激视网膜上的感光细胞，经视神经传给大脑产生视觉，看清物体。眼睛为什么能使远近不同的物体都能成像在视网膜上呢？这是因为睫状体的收缩和松弛，使晶状体的弯曲程度发生变化从而改变晶状体的焦距。当看近处物体时，睫状体收缩使晶状体的弯曲程度变大，晶状体变凸，焦距变小，使近处物体的像落在视网膜上；当看远处物体时，晶状体变平，焦距变大，能使远处物体的像落在视网膜上。眼睛靠睫状肌的收缩和松弛来改变晶状体焦距的过程，叫做眼睛的调节。

　　眼睛的调节作用有两个极限，即远点和近点。眼睛在晶状体的调节下能看清物体的最远距离，叫做眼睛的远点。对正常眼来说，远点在无穷远处。眼睛在晶状体的调节下能看清物体的最近距离，叫做眼睛的近点。正常眼的近点约在眼前 10cm 处。近点随着年龄的增加，眼睛的调节功能逐渐降低，近点逐渐变远，老年人的近点约在眼前 30cm 处。正常眼在看距离眼睛 25cm 左右的物体，时间较长也不容易疲劳，通常把 25cm 的距离叫做眼睛的明视距离。所以平常在看书或写字时，要注意眼与书本之间的距离，尽可能保持在 30cm 左右，这样眼睛感觉舒适，且不容易疲劳。

　　眼睛观察物体时在视网膜上形成的是倒置图像，在大脑的控制下，通过视神经把在视网膜上倒置的印象传给大脑皮层的视觉中枢，通过视觉中枢的"智能空间变换"又把倒置的图像调节成正立的像。

三、视角与视力

　　眼睛要看清物体除了物体的表面应有一定的亮度、视网膜正常且物体的像落在视网膜上外，还与视网膜上的像的大小有关。而成像的大小取决于物体对人眼光心所张的角度。我们把物体两端对于人眼光心所引出的两条直线的夹角叫做视角，如图 7 – 12 所示。

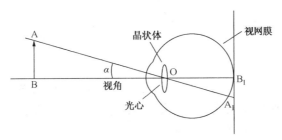

图 7 – 12　眼睛的视角 α

　　从图 7 – 12 可以看出，观察物体时，视角越大，所成的像就越大，物体看得越清楚。所以在观察微小的物体时，总习惯性地把物体拿到离眼睛较近的地方，就是为了增大视角，使物体在视网膜上的像大一些。如果视角过小，眼睛会把物体的两点误认为是一点。

　　眼睛能分辨的最小视角叫做眼睛的分辨本领。一般情况下，正常人眼能分辨的最小视角不小于 1 分。眼睛能分辨的最小视角越小，眼睛的视力越好；能分辨的最小视角越大，眼睛的视力越差。视力是表征眼睛分辨本领的物理量。不同的人，眼睛能分辨的最小视角是不同的，也就是说，视力是不同的。我们可以通过视力表检查视力。

国家标准对数视力表如图 7－13 所示。

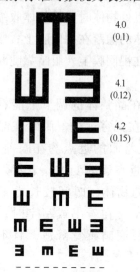

4.0
(0.1)

4.1
(0.12)

4.2
(0.15)

图 7－13　国家标准对数视力表

表 7－4　两种视力记录法的视力数值对照

能分辨的 最小视角（分）	国家标准 对数视力	国际标 准视力
10	4.0	0.1
7.943	4.1	0.12
6.310	4.2	0.15
5.012	4.3	0.2
3.981	4.4	0.25
3.612	4.5	0.3
2.512	4.6	0.4
1.995	4.7	0.5
1.585	4.8	0.6
1.129	4.9	0.8
1.0	5.0	1.0
0.794	5.1	1.2
0.631	5.2	1.5
0.501	5.3	2.0

1990 年 5 月之前，检查视力用的是国际标准视力表，采用小数记录法，即

$$视力 = \frac{1}{能分辨的最小视角 \ \alpha} \tag{7-8}$$

其中 α 的单位是"分"。

自 1990 年 5 月 1 日起，我国实行国家标准对数视力，用 L 表示，即

$$L = 5 - \lg\alpha \tag{7-9}$$

其中 α 的单位是"分"。

两种视力记录法的视力数值对照见表 7－4。

四、异常眼及其矫正

如果眼睛不调节时，平行光线射入眼睛内经折射后恰好会聚在视网膜上，这种眼睛叫做正常眼。如果眼睛睫状肌充分调节也不能把物体的像成在视网膜上，这种眼睛叫做异常眼。常见的异常眼有近视眼、远视眼和散光眼。

（1）近视眼　近视眼是指眼睛在无调节时，平行光线射入眼内经光学系统折射后，焦点落在视网膜之前，而在视网膜上所成的像总是模糊的，表现为视力下降。

近视的原因是近视眼的晶状体或角膜的折光本领比正常眼的折光本领强，或者说眼球的前后径较长，导致平行射入眼睛的光线会聚于视网膜之前，如图 7－14 所示。

近视眼的矫正方法是配戴一副凹透镜制作的眼镜，让光线经凹透镜适当发散后，再经眼睛折光使之恰好会聚在视网膜上，如图 7－15 所示。

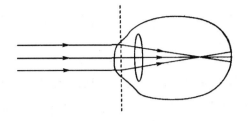 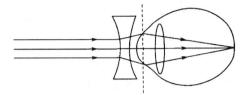

图 7-14　近视眼矫正前的光线折射状态　　　　图 7-15　近视眼矫正后的光线折射状态

近视眼还可以通过手术治疗，目前主要有角膜放射状切开术、角膜磨削术、准分子激光术等。准分子激光术与角膜切开术相比较，具有损伤小、精度高、可预测性强、适应证广等优点，因此在临床上得到迅速推广，并有良好的治疗效果。

（2）远视眼　远视眼是指在无调节时，平行光线射入眼内经光学系统折射后，焦点落在视网膜之后，物体在视网膜上所成的像总是模糊的，无法看清物体。

远视的原因是远视眼的晶状体或角膜的折光本领比正常眼的折光本领弱，或者说眼球的前后径较短，导致平行射入眼内的光线会聚于视网膜后，如图 7-16 所示。

远视眼的矫正方法是戴一副凸透镜制作的眼镜，让光线经凸透镜适当地会聚后，再经眼睛折射后使之恰好会聚在视网膜上，如图 7-17 所示。

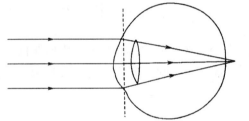

图 7-16　远视眼矫正前的光线折射状态　　　　图 7-17　远视眼矫正后的光线折射状态

（3）散光眼　散光眼是指眼无调节时，平行光线经眼睛的光学系统折射后，不能会聚形成焦点，无论看远处的物体还是看近处的物体都不能成像于视网膜上。正常眼的角膜和睫状体有一定规则的球面，各个方向有相同的曲率半径。如果眼睛的角膜和晶状体不同方向的曲率半径不同，且很难调节到一致的程度时，就会形成散光眼。

矫正散光眼的方法是配戴一副由柱形透镜制作的眼镜。

知识链接

矫正近视眼

矫正近视眼要配戴凹透镜，而且应该先验光后配镜，如果不验光或验光不准确，所配的眼镜不能很好地把光线调节到视网膜上，这时眼睛想看清物体还要通过眼睛自身的调节，这样眼睛容易疲劳，近视眼不但不能得到矫正，反而会加深近视的程度。

老花眼及其矫正

老花眼是老视眼的俗称。老花眼不是眼病，而是正常的生理现象。大约从 45 岁左右开始，人眼的调节能力减退，所以看不清近处物体，近点远移，但看远处物体仍然正常。所以，老花眼只需在看近处物体时配戴一适当焦度的凸透镜即可。

若老人既近视又老花，说明眼睛的远点近移，近点远移。这时就需要配戴两种眼镜：看远处物体时配戴一适当焦度的凹透镜，看近处物体时配戴一适当焦度的凸透镜。

第四节 几种医用光学仪器

一、放大镜

当人用眼睛去观察微小物体时，必须通过增大视角才能看清物体，增大视角常用的方法是将物体移近，由于眼的调节能力有限，物体不能离眼太近，因此必须借助于光学仪器来观察物体。

设光线通过仪器后对眼张的视角 γ 与物体直接放在眼的明视距离处对眼所张的视角 β 的比值，叫做光学仪器的放大率，由于光学仪器的放大的是视角，所以又叫做角放大率，用 α 表示，即

$$\alpha = \frac{\gamma}{\beta}$$

实际上 γ 和 β 都很小，可用正切值代替弧度值，即

$$\alpha = \frac{\tan\gamma}{\tan\beta}$$

为了增大视角，可以在眼睛前放一个凸透镜，这样使用的凸透镜，称为放大镜。利用凸透镜观察物体时，通常是把物体放在它的焦点以内且靠近焦点处，使通过放大镜的光线成平行光束进入眼内，这样就可以不必加以调节，便在视网膜上得到清晰的像。

放大镜是怎样增大视角的呢？如 7 - 18 所示，当用眼睛直接去观察物体时，如果把这个物体放在眼的明视距离处，物体对眼所张的角为 β；若把物体放在放大镜的焦点以内且靠近焦点处，使物体对眼所张的角 γ 比 β 大得多，就能够看到一个清晰的、被放大了的像。放大镜的角放大率 α 为

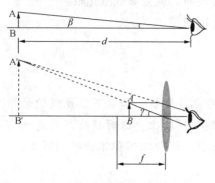

图 7 - 18 放大镜的原理

$$\alpha = \frac{\tan\gamma}{\tan\beta} = \frac{AB/f}{AB/d} = \frac{d}{f} \qquad\qquad (7-10)$$

式中的 d 为明视距离，f 是放大镜的焦距。

由式(7-10)可知，放大镜的角放大率与其焦距成反比，即焦距越短，角放大率就越大。但事实上放大镜的焦距也不能太短，由于焦距很短的透镜很难磨制、像差很大等原因，一个双凸透镜只能放大几倍，由透镜组构成的放大镜，其角放大率也不过几十倍。通常用的放大镜，焦距 10~1cm，相当于 2.5~25 倍的放大率。

知识链接

放大镜在低视力保健和康复中的应用

　　对由于屈光不正造成的低视力，或者是由于某些眼部疾病导致的屈光不正造成的低视力来说，利用放大镜能够使物体在视网膜上产生放大的像，从而使低视力患者的屈光不正得以矫正，在视网膜上得到物体放大的像，可以对更多的感光细胞产生刺激，改善视觉效果，从而对低视力保健和康复起到重要的作用。

二、光学显微镜

1. **光学显微镜的光学原理**　　光学显微镜是用来观察非常微小的物体及物体细微结构的精密光学仪器，如图 7-19 所示。最简单的光学显微镜由一个物镜和一个目镜组成，物镜和目镜都是凸透镜，两镜共用一个主光轴。与镜筒的长度相比，目镜的焦距很短，物镜的焦距更短。

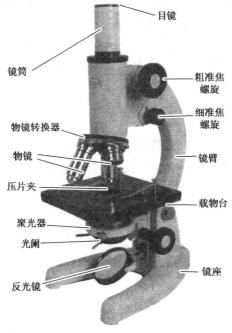

图 7-19　光学显微镜

图 7 - 20 是光学显微镜的光路图。

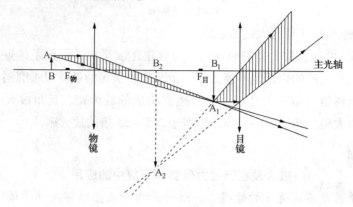

图 7 -20　光学显微镜的光路图

在图 7 - 20 中，微小物体 AB 放在显微镜的焦距以外靠近焦距的地方，AB 经物镜折射后在物镜的异侧生成一个倒立、放大的实像 A_1B_1；A_1B_1 在目镜的焦点以内靠近焦点的地方，A_1B_1 经目镜折射后生成一个正立、放大的虚像 A_2B_2。我们使用光学显微镜时，通过目镜所看到的像就是经过了物镜和目镜两次放大后的像 A_2B_2，A_2B_2 的视角比 AB 的视角要大得多，因此用显微镜可以使我们能看清微小的物体或物体的细微结构。

2. 光学显微镜的放大率　光学显微镜的放大率等于物镜的放大率和目镜的放大率的乘积，即

$$K = K_物 \cdot K_目 \tag{7-11}$$

3. 显微镜的分辨本领　是指显微镜能分辨被观察物体的微小细节形成清晰像的本领。显微镜的分辨本领由物镜决定。在使用显微镜时，既要注意显微镜的放大率，又要注意显微镜分辨本领的提高，才能达到较好的效果。

显微镜的分辨本领和放大率是两个不同的概念。放大率是指物体成像后放大的倍数，而分辨本领则是分辨物体细节的能力。前者与物镜和目镜的放大率有关，而后者只决定于物镜的放大率。

知识链接

显微镜的光学结构

显微镜的光学结构是由一个物镜和一个目镜组成。两镜同一主光轴，焦距都很短。将细微物体调节到物镜焦点之外，且十分靠近焦点的地方，得一放大的实像，使这一实像位于目镜的焦距以内，又十分靠近焦点的地方，再经目镜成一放大的虚像，这一虚像位于观察者的明视距离上。细微物体经显微镜两次放大后，最后成一放大倒立的虚像。

三、分光光度计

1. 分光光度计的光学原理　当光照射到物体时，一部分光会被物体反射，一部分

光穿透物体发生折射并继续传播。光通过介质后，强度要减弱，即有一部分光会被物体吸收。我们周围的物体能呈现一定的颜色，是因为白光通过棱镜可分解为红、橙、黄、绿、蓝、靛、紫几种颜色。两种适当颜色的单色光按一定强度比例混合可成为白光，这两种单色光叫做互补色光。

光源的颜色取决于它所发出的光谱成分，即不同颜色的光其波长不同；不发光的物体在外来光的照射下会有不同颜色，这时因为组成物体的分子不同或分子间的距离不同，使得照射在物体上的光被吸收的程度不同，从而物体呈现不同的颜色。例如 $CuSO_4$ 溶液呈现为蓝色，是因为 $CuSO_4$ 溶液主要吸收了白光中的黄色光，而其他颜色的光则通过溶液。但是，穿过 $CuSO_4$ 溶液的那些光，除了黄色光的互补色蓝色光外，其余颜色的光两两互补成白光，所以白光透过 $CuSO_4$ 溶液后我们只看到了蓝色光。如果我们看到某种溶液没有颜色，这是因为溶液对各种色光都不吸收，使各种颜色的光都能透过溶液。对于某一种溶液而言，溶液的浓度不同，溶液的颜色深浅会有差异，这是因为溶液对光的吸收程度不同所致。所以可以利用光通过被溶液吸收的程度来确定溶液的浓度。医学检验中利用比较溶液颜色的深浅来确定物质的含量，叫做比色法。根据物质对不同波长单色光的吸收程度不同确定物质含量的方法叫做分光光度法。常用的分光光度计就是这样一个根据被测物质对光的吸收程度来对物质进行定性和定量分析的装置。

如图 7-21 所示，光源 1 发出的白光经凸透镜 2 会聚于平面反射镜 3，光线由反射镜 3 反射后转 90° 通过狭缝 4 和保护玻璃 5 射到凹面准直镜 6 上，光线经凹面准直镜反射后成一平行光射向棱镜 7（背面镀有铝），经棱镜后的光线发生色散再经凹面准直镜 6，由准直镜反射的单色光经过狭缝 4，透过凸透镜 8，然后射入吸收池（吸收池内装有待测物质），除了部分光被吸收外，其他未被吸收的光经过光路闸门 10 和保护玻璃 11 后照射到光电管 12，光电管产生的光电流经放大电路放大后，由 $T-A$ 标尺指示出来，从标尺上直接可以读出吸收度或透光率的数值。

2. 朗伯-比尔定律　因为溶液的浓度不同，对光的吸收程度不同。朗伯在 1760 年研究了有色溶液的液层厚度与吸收度的关系。比尔在朗伯的研究基础上，于 1852 年提出了有色溶液的浓度与吸收度的关系，最后得出了朗伯-比尔定律：当一束平行的单色光通过均匀、无散射现象的溶液时，在单色光强度、溶液的温度等条件不变的情况下，溶液对光的吸光度与溶液的浓度及液层厚度的乘积成正比。用数学公式表示为

$$A = kcL \qquad\qquad (7-12)$$

朗伯-比尔定律中的 A 为吸光度，可用分光光度计测出；k 为吸光系数，它与入射光的波长、溶液的性质及溶液的温度有关，也与仪器的质量有关，在一定条件下是一个常数；c 为溶液的浓度；L 为溶液液层的厚度，单位为 cm。当溶液的浓度单位为 mol/L 时，吸光系数的单位为 $L/(mol \cdot cm)$；当溶液的浓度单位为 g/L 时，吸光系数的单位为 $L/(g \cdot cm)$。

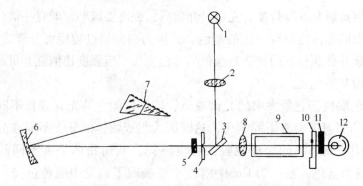

图 7-21 721 型分光光度计光学系统示意图

四、纤维内镜

1. 光学纤维　光学纤维简称光纤，是由玻璃或塑料制成的细丝，其直径约为若干微米（通常在几微米到 $100\mu m$ 之间），且分为内外两层，即是将低折射率的外层材料包在高折射率的内层纤维芯线上，两层之间形成良好的光学界面。当光从光学纤维的一端以一定的角度入射时，将在其内外两层分界面上不断地发生全反射而传播到光学纤维的另一端面，如图 7-22 所示。

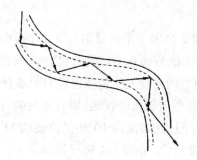

图 7-22　光纤导光的原理

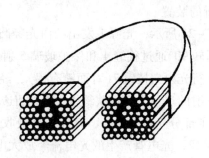

图 7-23　光纤导像示意图

2. 纤维内镜　实际应用时，一般将许多根柔软可弯曲且具有一定强度的光学纤维有规则地排列在一起构成纤维束，并使纤维束中的每根纤维在两端的排列顺序完全相同，就构成了能传递图像的传像束。传像束中每根光纤分别传递一个像元，整个图像就被这些光纤分解后传送到另一端面，如图 7-23所示。

在医学上，用光导纤维可以做成各种医用内镜，内镜也称纤镜。内镜具有结构简单（图 7-24）、纤维束柔软、可弯曲、图像的传输量大、使用方便安全等优点，随着纤维内镜结构的不断改进及附件的逐渐完善，内镜已广泛地应用于消化道、呼吸道、泌尿生殖道、胸腔、腹腔、耳鼻咽

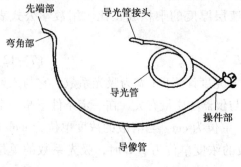

图 7-24　纤维内镜

喉腔、关节腔及脑室等部位的观察、诊断。

纤维内镜的临床应用，从根本上改变了过去所用的硬直型内镜的缺点，大大减小了患者的痛苦，还可减少检查的盲点，获得清晰的图像，从而提高了检查的准确性。但光纤一旦衰老，则容易断裂。每断一根，导像束中就会出现一个黑点。因此，在使用过程中要加倍爱护，不用时应妥善保管。

目前，由于调频电、激光、微波等技术的引入以及材料科学的配合，内镜的功能已从单一的诊断发展成集诊断、治疗、功能检查等多种功能为一体，在临床上已显示出很大的优越性。

本 章 小 结

一、光的折射 全反射

（一）光的折射

1. 光的折射定律 ①折射光线在入射光线和法线所决定的平面内，折射光线和入射光线分居在法线的两侧；②入射角的正弦跟折射角的正弦的比，对于所给定的两种介质来说是一个常数，即

$$\frac{\sin\alpha}{\sin\gamma} = n_{21}$$

2. 折射率 光密介质和光疏介质 光从真空进入某种介质发生折射时，入射角的正弦跟折射角正弦的比，叫做这种介质的绝对折射率，简称折射率，用 n 表示，即

$$n = \frac{\sin\alpha}{\sin\gamma}$$

如果用 c 表示光在真空中的速度，用 v 表示光在介质中的速度，折射率还可表示为

$$n = \frac{c}{v}$$

任意两种介质相比较，当光在其中的传播速度大或折射率小的介质，叫做光疏介质，光在其中传播速度小或折射率大的介质，叫做光密介质。

3. 光的色散 如果三棱镜对周围的介质为光密介质，通过三棱镜的光线，就向棱镜底面偏折。当一束白光经三棱镜折射到光屏上时，在屏上形成清晰的按红、橙、黄、绿、蓝、靛、紫依次排列的彩带，这种现象叫做光的色散。

（二）全反射

1. 全反射 光从光密介质射向光疏介质的入射光线全部反射无折射的现象叫做全反射。

2. 产生全反射的条件 ①光线从光密媒质射入光疏媒质；②入射角大于或等于临界角。

3. **临界角的计算**　当光从光密介质射入真空时，$\sin A = \dfrac{1}{n}$；对于任意的两种介质，当光从光密介质射入光疏介质时，$\sin A = \dfrac{n_{疏}}{n_{密}}$。

二、透镜成像

1. **透镜**　透镜分为：凸透镜——对光线有会聚作用；凹透镜——对光线有发散作用。

透镜的两个球面都有各自的球心，通过两球心的直线叫做主光轴。两球面球心的重合点即透镜的中心，称为光心。通过透镜的折射光线或它们的反向延长线会聚于主光轴上的一点，这点叫做透镜的焦点。从光心到焦点的距离叫做透镜的焦距。凸透镜的焦距取正值，凹透镜的焦距取负值。

2. **透镜的焦度**　透镜焦距的倒数叫做透镜的焦度，即 $D = \dfrac{1}{f}$。焦度越大，透镜的折光本领就越强。

3. **三条特殊光线经透镜折射后的作图方法**　①通过光心的光线，经过透镜后方向不变；②平行于主光轴的光线，经过透镜后交于焦点；③通过焦点的光线，经过透镜后平行于主光轴。

4. **透镜成像性质及应用**

成像原理	种类	焦距	物体位置	像的位置	像的大小	像的倒正	像的虚实	应用
折射定律	凸	$f>0$	$u<f$	同侧	放大	正	虚	放大镜、显微镜的目镜
			$u=f$	不成像	—	—	—	探照灯
			$f<u<2f$	$v>2f$，两侧	放大	倒	实	幻灯机、显微镜的物镜
			$u=2f$	$v=2f$，两侧	等大	倒	实	倒立实像
			$u>2f$	$f<v<2f$，两侧	缩小	倒	实	眼睛、照相机
			$u\to\infty$	$v=f$，两侧	一点	—	实	侧焦距
	凹	$f<0$	u 为任意值	$v<0$，同侧	缩小	正	虚	近视镜

5. **透镜成像公式**

$$\frac{1}{f} = \frac{1}{u} + \frac{1}{v}$$

应用成像公式时要注意符号：物距 u 取正值；凸透镜焦距 f 取正值，凹透镜焦距 f 取负值；实像 v 取正值，虚像 v 取负值。

6. **像的放大率**

$$K = \left|\frac{像长}{物长}\right| \qquad 或 \qquad K = \frac{|v|}{u}$$

三、眼睛的成像原理和异常眼的矫正

1. **眼睛的成像原理** 眼睛观察的物体，总是在眼睛的光学系统——凸透镜的两倍焦距以外，在视网膜上生成倒立的、缩小的实像，经视神经传给大脑产生视觉。

2. **视角与视力** 物体两端对于人眼光心所引出的两条直线的夹角叫做视角。

$$国际标准视力 = \frac{1}{能分辨的最小视角 \alpha}$$

国家标准对数视力 $L = 5 - \lg\alpha$，α 的单位是"分"，记作符号为"′"。

3. **近视眼与远视眼** 近视眼晶状体的折光本领比正常眼的折光本领强，或者说眼球的前径较短，导致平行射入眼的光线会聚于视网膜前。

远视眼晶状体的折光本领比正常眼的折光本领弱，眼球的前后径较短，导致平行射入眼的光线会聚于视网膜后。

四、常见医用光学仪器

1. **放大镜** 当用眼睛直接观察物体时，如果把这个物体放在眼的明视距离处，物体所张的角为 β，若把物体放在放大镜的焦距以内且靠近焦点处，使物体对眼所张的角 γ 比 β 大得多，就能够看到一个清晰的、被放大了的像。

$$放大镜的角放大率为 \alpha = \frac{\tan\gamma}{\tan\beta} = \frac{AB/f}{AB/d} = \frac{d}{f}$$

2. **光学显微镜** 显微镜是经过两次放大成像，第一次是微小物体经过物镜成的放大的实像落在目镜的焦点以内，于是第二次被目镜放大成虚像，从目镜中看到的是微小物体的虚像。

显微镜的放大率为 $K = K_物 \cdot K_目$。

3. **分光光度计** 分光光度计是根据被测物体对光的吸收程度来对物质进行定性和定量分析的装置。

$$朗伯-比尔定律：A = kcL$$

4. **纤维内镜** 纤维内镜（简称纤镜）的光学原理是：把折射率较高的光学玻璃或塑料熔化拉成若干微米（通常在几微米到 $100\,\mu m$ 之间）的柱形细丝作为芯线，外表涂上折射率较低的薄膜，内外两层间形成良好的光学界面，把这些柔软可弯曲且具有一定机械强度的光学纤维有规则地排列，并黏合固定成为玻璃纤维束，利用各纤维在光学界面上的多次全反射并沿弯曲纤维传播，实现传光、传像。

同步训练

一、填空题

1. 光在同一种均匀介质中是沿_____传播的，光从一种介质射向另一种介质时会发生反射和_____现象。

2. 光密介质的折射率比光疏介质的折射率_____。

3. 产生全反射的条件是_____ 和_____。

4. 通过位于空气中的三棱镜的光线具有向棱镜的_____偏折的性质，偏折角度与棱镜的材料有关，折射率越大，则偏转角度越_____。

5. 能在物体同侧生成正立、缩小虚像的透镜是_____；能在物体同侧生成正立、放大虚像的透镜是_____。

6. 焦度表示透镜的_____本领；近视眼镜的焦距为 0.5m，镜片的焦度是_____屈光度。

7. 矫正近视眼配戴_____透镜。

8. 医学纤维内镜的主要功能有_____、_____等。

9. 光线由玻璃射向空气时，发生全反射的临界角是 A，玻璃的折射率是_____；光在真空中的速度为 c，在玻璃中的光速是_____。

10. 如果显微镜物镜的放大率是 5，目镜的放大率是 20，则显微镜的放大率是_____。

二、选择题

11. 一束光线从空气斜射入水中，经过水面时(   )
   A. 只发生反射，不发生折射   B. 只发生折射，不发生反射
   C. 一般既发生折射，又发生反射   D. 既不发生折射，也不发生反射

12. 关于介质的折射率，下面说法正确的是(   )
   A. 与介质中的光速有关，光速小的折射率小
   B. 与介质中的光速有关，光速小的折射率大
   C. 随折射角增大，折射率增大
   D. 随折射率减小，折射率增大

13. 物体通过凸透镜成像时，如果像的大小和物体的大小等大，则物距为(   )
   A. f B. $2f$ C. $\frac{1}{2}f$ D. $3f$

14. 当光从光密介质射向光疏介质时，下列说法正确的是(   )
   A. 可能发生全反射   B. 一定发生全反射
   C. 一定不发生全反射   D. 以上都不对

15. 关于透镜成像，下列说法正确的是(   )
   A. 凸透镜只能成实像，不能成虚像
   B. 凹透镜只能成虚像，不能成实像
   C. 透镜成的虚像都是缩小的
   D. 透镜成的虚像都是放大的

16. 近视眼镜的焦距是 50cm，镜片的度数是(   )
   A. 2°   B. −2°   C. 200°   D. −200°

17. 对近视眼而言，眼睛在无调节状态下，平行光线射入眼内，成像于( )
    A. 视网膜上　　　　　　　　　　　B. 视网膜之前
    C. 视网膜之后　　　　　　　　　　D. 以上说法都有可能

18. 某人右眼的最小分辨视角是 10 分，其右眼的视力用国际标准对数视力表示为
( )
    　A. 1. 0　　　　　　B. 1. 5　　　　　　C. 2. 0　　　　　　D. 4. 0

19. 要得到与物体等大的实像，只能使用( )
    A. 凸透镜　　　　　　　　　　　　B. 凹透镜
    C. 平面镜　　　　　　　　　　　　D. 以上都不可能

20. 眼睛为了使远近不同的物体都能成像于视网膜上，靠睫状肌的作用改变( )
的焦距
    A. 角膜　　　　　　B. 瞳孔　　　　　　C. 晶状体　　　　　　D. 视网膜

三、计算题

21. 光从真空射入某种介质，当入射角为 60°时，折射角为 30°，求该介质的折射
率。光在该介质中的传播速度为多少？

22. 凸透镜的焦距是 10cm，物体到透镜的距离是 20cm，求像到透镜的距离。像的
放大率是多大？用几何作图法做出光路图。

四、简答题

23. 什么是近视眼、远视眼？其形成原因是什么？如何矫正？

24. 简述纤维内镜的光学原理。纤镜有什么作用？纤镜在医学上有什么应用？

第八章　原子物理基础知识及其应用

知识要点

　　掌握原子的核式结构、激光的生物效应与医学应用、X 射线的医学应用与防护、放射性核素在医学上的应用。

　　熟悉玻尔原子理论、激光的特性、X 射线的基本特性、原子核的组成和天然放射性。

　　了解原子能级和原子发光原理及原子光谱、激光和 X 射线的产生、核素和同位素及原子核能与核磁共振。

　　在 19 世纪末人类认识了原子结构以来的 100 多年里，物理学家们对原子和原子核的研究日益深入，逐步建立了原子和原子核的科学理论体系，并在实践应用领域取得了大量的成果，而这些新成果在医学临床中有着广泛的应用。本章将给大家介绍原子结构、激光、X 射线和原子核的放射性等内容。

第一节　原子结构　玻尔原子理论

一、原子核式结构

　　1803 年道尔顿建立了原子论以后，人们一直认为物质都是由原子构成，而原子是

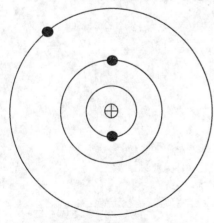

图 8-1　原子的核式结构

不可再分的。这种观点直到 1897 年汤姆逊发现电子之后才被打破，人们才知道电子是原子的组成部分，原子仍然是可以分割的。那么原子内部的结构究竟是怎样的呢？人们曾提出多种不同的假说，但都被实验否定了，直到 1911 年，英国物理学家卢瑟福（1871—1937 年）和他的同事们通过 α 粒子的散射实验提出了原子的核式结构模型。他认为，原子是由带正电荷的原子核和绕核旋转的带负电的电子构成。在原子的中心有一个很小的核，其半径不到原子半径的万分之一（原子半径 $r_0 = 0.529 \times$

10^{-10}m，原子核的半径只有它的 $\frac{1}{10^5} \sim \frac{1}{10^4}$），叫做原子核。原子核集中了原子的全部正电荷和几乎全部质量。带负电的电子在原子核外绕核旋转。原子核的正电荷数等于核外电子数，整个原子呈电中性。

二、玻尔原子理论

卢瑟福的原子核式结构学说虽然提出了原子的内部结构，但并没有具体指出原子内部电子的分布情况和运动规律，也不能用来解释原子光谱的规律。1913 年，丹麦物理学家玻尔（1885—1962 年）在卢瑟福学说的基础上，根据普朗克（1858—1947 年）的量子理论，提出了玻尔原子理论，其主要内容是：

1. 原子核外电子，只能在一系列不连续的，即量子化的可能轨道上绕核旋转。原子只能处在不连续的分立的能量状态中，这些状态叫做定态。

2. 电子在定态轨道上运动，不向外辐射能量，能量状态不变。在不同的定态轨道上运动，原子能量状态不同。

3. 原子从一种能量状态 E_2 跃迁到另一种能量状态 E_1 时，辐射或吸收一定频率的光子，光子的频率是由两种状态的能量差决定的。即

$$h\nu = |E_2 - E_1| \tag{8-1}$$

其中 h 叫做普朗克恒量，ν 为光子的频率，$h = 6.626176 \times 10^{-34}$ 焦·秒（J·s）。当 $E_2 - E_1 > 0$ 时，原子辐射光子；当 $E_2 - E_1 < 0$ 时，原子吸收光子。

三、原子能级和原子发光原理

（一）原子能级

根据玻尔理论，电子在不同的轨道上运动，原子具有不同的能量，即原子处于不同的能量状态。这些能量状态叫做原子能级。在正常状态下，原子处于最低的能级，电子在离原子核最近的轨道上运动，此时原子的状态最稳定，这一状态叫基态。如果物体受到光照或加热等外界作用，原子会吸收一定的能量由基态跃迁到较高的能级上，这时电子在离原子核较远的轨道上运动，这些状态叫做激发态，也叫做受激态。当原子由基态或较低能级向较高能级跃迁时，原子将吸收外界的能量；当原子由较高能级向较低能级跃迁时，原子将向外界释放能量。原子在跃迁过程中吸收或释放的能量等于原子发生跃迁的两个能级之间的能量差。

（二）原子发光原理

原子在发生跃迁时吸收或辐射的能量都是光子的形

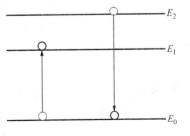

图 8-2 能级间的跃迁

式，吸收或释放的光子频率可由式（8-1）得到 $\nu = \dfrac{|E_2 - E_1|}{h}$。原子处于高能级时，它

是不稳定的，存在的时间很短，容易自发地从高能级向低能级跃迁，同时向外辐射能

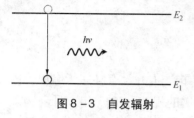

量，释放频率为 $\nu = \dfrac{|E_2 - E_1|}{h}$ 的光子。像这样，原子

在没有外界作用的情况下，高能级的电子自发地向低能

级跃迁，同时向外释放光子的过程，叫做自发辐射。自

发辐射发出普通的自然光，普通光源如白炽灯、日光灯

等的发光过程都是自发辐射。

图8-3　自发辐射

四、原子光谱

物体发光和原子内部电子的运动有着密切的关系，各种物质原子内部的电子运动情况不同，所以产生的光波也不同。研究不同物质的发光和对光吸收的情况的光谱学在现代科学技术中有着广泛的应用。下面就简单介绍一些关于光谱的知识。光谱分为发射光谱和吸收光谱两种。

（一）发射光谱

由发光物体发出的光直接产生的光谱，叫做发射光谱。发射光谱可分为两种类型：连续光谱和明线光谱。

连续光谱是指从红色到紫色各种色光依次连续排列的光谱。产生连续光谱的光源，是在高温下的固体、液体或高温高压下的气体。例如白炽电灯的灯丝（温度可达2000℃）发出的光、熔化的铁水（温度可达3000℃）发出的光、高压汞弧灯发出的光都可以产生连续光谱。

明线光谱是指由一些不连续的亮线构成的光谱。这些亮线叫做谱线。稀薄气体或炽热的蒸气产生的发射光谱是明线光谱。例如，把食盐撒在酒精灯的火焰上，观察火焰的光谱，可以看到是两条黄色的明线，这就是钠蒸气的明线光谱。由于明线光谱是由处于游离状态的原子产生的，所以又叫原子光谱。

实验研究表明，不同的原子产生的明线光谱的谱线也不同，每种元素的原子都有它特定的明线光谱。由于每种元素的原子只能发出特定的某些波长的光，因此，某种原子的明线光谱的谱线叫做该原子的特征谱线。根据特征谱线可以推知光源中的元素成分。

观察气体的原子光谱，可以使用光谱管。它是两端封闭、中间较细的玻璃管，里边充有低压气体，管子的两端有电极。把光谱管接到高压电源上，管内的稀薄气体放电发光，通过分光镜可以看到它的光谱。观察固态、液态物质的原子光谱时，可以把它们放到煤气灯或电弧中加热，使这些物质汽化后发光，通过分光镜观察光谱。

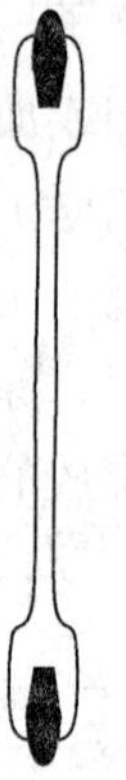

图8-4　光谱管

（二）吸收光谱

高温光源发出的白光在通过温度较低的气体后，所形成的由一些暗线构成的光谱叫做吸收光谱。例如，让弧光灯发出的白光通过温度较低的钠的蒸气(可以在酒精灯的火焰上撒一些食盐，食盐受热分解就会产生钠的蒸气)，然后通过分光镜来观察，会看到在连续光谱的明亮背景中有两条靠得很近的暗线，这就是钠原子的吸收光谱。经过对比后我们发现，钠原子吸收光谱的每一条暗线所在的位置，都分别和钠原子的一条特征谱线的位置一致。不仅钠原子如此，其他一切原子都是如此。这表明，低温气体原子吸收的光刚好就是这种原子在高温时发出的光。因此，吸收光谱中的谱线也是原子的特征谱线，只是在吸收光谱中看到的特征谱线通常会比明线光谱中的少一些。

在医学临床当中，利用吸收光谱可以用来确定待检生物样本中的金属成分。例如，检查患者是否有铅中毒，可以用受检者的血液或尿液作为吸收体，根据吸收光谱来确定是否含有金属铅。

（三）光谱分析

由于每种原子都有自己的特征谱线，因此可以根据光谱来鉴别物质和确定它的化学组成，这种方法叫做光谱分析。在做光谱分析时，可以利用发射光谱，也可以利用吸收光谱。如果只分析物质的化学成分，叫做光谱的定性分析；如果在分析物质的化学成分时，还要根据特征谱线的强度来确定元素含量的多少，叫做光谱的定量分析。跟化学分析相比，光谱分析的突出优点在于非常灵敏而且迅速。某种元素在物质中的含量只要达到 10^{-13}kg，就可以从光谱中发现它的特征谱线，从而确定它的存在。光谱分析在科学技术中有着广泛的应用。例如，在研究太阳的化学组成时，就可以通过研究太阳的吸收光谱，把其中的暗线和各种原子的特征谱线进行对比，确定太阳大气层中所含有的元素。光谱分析在药物和生物样品微量元素的分析中，也有着重要的作用。

第二节　激光及其应用

一、激光的产生

在上节我们讲到当原子从高能级 E_2 跃迁到低能级 E_1 时将会向外辐射频率 $\nu = \dfrac{|E_2 - E_1|}{h}$ 的光子，这种辐射叫做自发辐射。但激光并不是由自发辐射产生的，而是由另一种形式的辐射——受激辐射产生的。下面我们就简单介绍一下激光产生的原理。

如果原子受到外界光子的"刺激"作用，处在较低能级 E_1 的原子将吸收外界光子的能量，跃迁到较高的能级 E_2 上，像这样原子由于吸收外界光子能量从较低能级被激发到较高能级的过程叫做受激吸收。

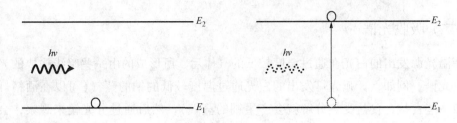

图 8-5　受激吸收

作用在原子上的外界光子的能量应该等于原子跃迁前后两个能级的能量差，即 $h\nu = | E_2 - E_1 |$，才会发生受激吸收。

原子被激发到高能级 E_2 后，在发生自发辐射之前，如果受到一个能量为 $h\nu = | E_2 - E_1 |$ 的光子的"诱发"，原子会释放出一个与诱发光子完全相同的光子并跃迁到低能级 E_1 上，这个过程叫做受激辐射。

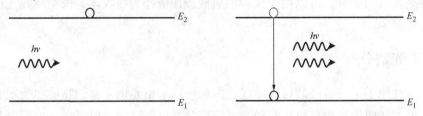

图 8-6　受激辐射

持续的受激辐射形成的放大的光叫做激光。

受激辐射具有以下一些特点：① 它不是自发产生的，而是必须有外来光子的"诱发"才能发生，并且要求外来光子必须满足式(8-1)给出的能量条件；② 辐射释放出来的光子与诱发光子的所有特征完全相同，即受激原子所发出的光波波列的频率、传播方向、振动方向、相位与诱发光子完全相同；③ 在受激辐射中，被激原子并不吸收诱发光子的能量，而是释放出一个与诱发光子完全相同的光子，这样，一个光子就变成了两个特征完全相同的光子，如果这两个光子能够在发光物质中继续传播，而发光物质中又有足够多的处于高能级 E_2 的原子，它们又会激发这些原子从高能级 E_2 发生同样的跃迁而释放出光子，光子数就从 1 变 2，2 变 4……呈几何级数增加下去，产生大量特征完全相同的光子，发生光放大，形成了激光。

要使受激辐射能够持续稳定地进行，真正获得激光，必须通过特殊的装置——激光器。激光器主要由工作物质、激励装置和光学谐振腔三个部分组成。

工作物质是指激光器中能产生激光的物质。在正常情况下，当光通过物质时，受激吸收和受激辐射两种过程是同时存在的。受激辐射使光子数增加，实现光放大，而受激吸收则是光子数减少，使光变弱。可见要获得大量特征相同的光子就必须使受激辐射占优势，而这取决于工作物质中处于高能级的原子的数目。只有处于高能级的原子的数目大于处于低能级的原子的数目，受激辐射的机会才会大于受激吸收的机会，实现光放大；否则，受激辐射的机会小于受激吸收的机会，就无法实现光放大，不能获得激光。

一般物质在正常状态下，物质中处于低能级上的原子要多于处在高能级上的原子，这是无法实现光放大的，这就需要通过人为的方法使处于高能级的原子的数目大于处于低能级的原子的数目，而这种情况与正常状态相反，称之为粒子数反转。

为了使工作物质实现粒子数反转，必须从外界输入能量，把处于低能级上的原子激发到高能级上去，这个过程叫做激励。激励可采用光照、气体放电、粒子碰撞、化学能、核能等方式来进行。实现激励需要靠激励装置。物质中的原子被激发到高能级后，由于原子在高能级状态通常是激发态，而原子处于激发态的时间很短，大约只有 10^{-8} 秒左右，此时如果没有外来刺激，原子就可能自发地跃迁到低能级上，仍然无法实现受激辐射光放大，不能获得激光。研究发现，物质的能级，除了基态和激发态之外，还有一种亚稳态能级。亚稳态虽然不如基态稳定，但比激发态稳定得多，原子处在亚稳态的时间相对来说要比激发态的时间长得多，可达 10^{-3} 秒。原子处于亚稳态，能停留较长时间而不发生自发辐射，这是形成粒子数反转的必要条件。因此，用于激光器的工作物质，必须具有合适的亚稳态能级。

当工作物质被激励实现了粒子数反转，虽然可以产生光放大，但开始时由于处于亚稳态的原子自发辐射发出的光子具有不同的传播方向，所以无法产生稳定的激光。要产生能够实际应用的激光，我们还需要光学谐振腔。

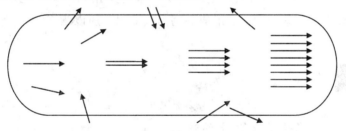

图 8-7　物质在粒子反转后的辐射

光学谐振腔的结构如图 8-8 所示，它由放置在工作物质两端的两个互相平行且垂直于主轴的平面反射镜构成。其中一个为全反射镜（反射率为 100%），另一个为部分透光的部分反射镜（反射率为 90%~99%）。光在粒子数反转的工作物质中传播时，得到了放大，放大的光到达反射镜后，又反射回来穿过工作物质，进一步又得到放大，如此往返传播，谐振腔内的光子数不断增加形成很强的光，这种现象叫光振荡。稳定的强光从部分反射镜透射出来就是激光。

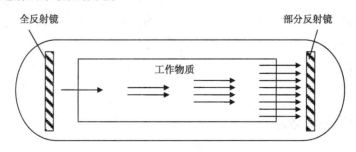

图 8-8　光学谐振腔示意图

二、激光的特性

激光的发光过程不同于普通光的发光过程，因此具有不同于普通光的一些特性，主要体现在以下几个方面：

1. **方向性好**　由激光器发出的激光发散角特别小，方向性很好，是理想的平行光源，能定向发射。把激光发射到 380000km 以外的月球上，其照射面的直径只有 3000m 左右，例如，Ar 离子激光器的激光发散角可以小到 10^{-4} 弧度。激光束经透镜会聚后可细到几微米，用作微型手术刀，能方便地对组织细胞进行切割和焊接手术。

2. **强度大**　激光由于方向性好，其能量能集中在很小的区域中，因而可以具有很高的强度。一般情况下，太阳光亮度大约是 $100W/cm^2$，而一支功率为数毫瓦的氦 – 氖激光器的光强度可比太阳光高数百倍；以脉冲方式工作的激光器，还通过采取特殊措施，先使激光器积蓄能量，然后在极短时间内释放，使激光强度更大，其光强可比太阳光高出 $10^7 \sim 10^{14}$ 倍。在高强度激光的照射下，物体可以在极短的时间内产生几千度到数万度的高温，使组织凝结、炭化、汽化。激光在医学上的许多应用正是基于这一特性。

3. **单色性好**　在受激辐射中产生的光子频率完全相同，又通过光学谐振腔的特殊作用，使得只有确定频率的光才能形成振荡而被输出，所以激光的频率宽度很小，具有很好的单色性。

知识链接

频率宽度

例如，氦 – 氖激光器发出的波长为 6328 埃的红光，其对应的频率为 $4.74 \times 10^{14}Hz$，它的频率宽度只有 $9 \times 10^{-2}Hz$；而普通的氦 – 氖混合气体放电管所发出的同样频率的光，其频率宽度达到 1.52×10^9Hz，比激光的频率宽度大 10^{10} 倍以上，也就是说，激光的单色性比普通光高 10^{10} 倍。目前，普通光源中单色性最好的是氪灯，激光的单色性比氪灯还高数万倍。

利用激光单色性好的这一特性，可把激光的波长作为长度标准进行精密测量，还可以利用激光进行通讯、等离子体测试等，已成为基础医学研究和临床诊断的重要手段。

4. **相干性好**　激光是电磁波的一种，在传播过程中，在空间某一点由于叠加而产生明显加强或减弱的现象，叫做相干性。由受激辐射产生的激光具有良好的相干性。它为医学、生物学提供了新的诊断技术和图像识别技术，由此发展起来的激光全息技术已被广泛应用。

三、激光的生物效应

激光与生物组织发生相互作用，使生物机体的活动及其生理、生化过程发生改变的现象叫做激光的生物效应。激光的生物效应主要有以下几种：

1. **激光的热效应**　当激光照射生物组织时，其能量被组织吸收转化为内能，使组织温度升高，这就是激光的热效应。随着温度的不断升高，在皮肤与组织中将由热致温热(38℃~42℃)开始，会相继出现红斑、水疱、凝固、沸腾、炭化、燃烧及汽化等反应。在临床上，热致温热与红斑被用于理疗；沸腾、炭化、燃烧等统称为"汽化"，被用于手术治疗；热致汽化被用于直接破坏肿瘤细胞与检测微量元素等。

2. **激光的非热致汽化效应**　紫外波段的激光频率高，它的能量也较高，可以破坏生物分子的化学键导致组织汽化；短脉冲激光产生的冲击波，可以将病变组织击碎。上述两种作用的主要原因不是热效应，基本没有热积累和对周围组织的损伤，适合做一些精细手术，如激光冠状动脉成型术、激光角膜成型术、激光虹膜打孔术、激光治疗文身和太田痣、激光碎石术等。

3. **激光的光化学效应**　激光的光化效应是指生物分子与激光作用后引起的一系列化学反应。在所用激光的剂量还不足以直接破坏(汽化或炭化)生物组织时，光化作用可能成为重要的生物效应。光化作用可导致酶、氨基酸、蛋白质和核酸变性失活，分子高级结构也会有不同程度的变化，从而产生相应的生物效应，如杀菌作用、红斑效应、色素沉着、维生素 D 合成等。根据光化反应的过程不同可分为光致分解、光致氧化、光致聚合、光致敏化等类型。

4. **弱激光的生物刺激效应**　弱激光是指其辐照量小于能引起生物组织产生最小可检测的急性损伤的最低限度，但又有刺激或抑制作用的激光。弱激光对生物作用，例如对血红蛋白的合成、细菌的生长、白细胞的噬菌作用、肠绒毛的运动、毛发的生长、皮肤和黏膜的再生、创伤溃疡的愈合、骨折再生等都有刺激作用；对神经，通过体液或神经－体液反射而对机体的免疫功能也有刺激作用。

四、激光在医学上的应用及其防护

(一)激光的医学应用

激光从 20 世纪中叶问世以来，便以其方向性好、强度大、单色性好、相干性好等特有的光学特性，迅速在军事、工业、通讯、家庭等多个领域得到广泛的应用，在应用光学领域引起了一场新的变革。医学领域是应用激光技术最早、最广泛，也是最活跃的一个领域。激光在医学领域的应用主要有：

1. **激光治疗**　1960 年世界上第一台红宝石激光器研制成功，次年就被应用到眼科当中。截至到目前，应用到临床上的激光医疗设备已达上百个品种，包括了从紫外－可见光－红外的各种波长，应用了连续、脉冲、巨脉冲、超脉冲等各种输出方式；激光医疗所涉及的范围几乎包括了临床所有的科室和专业。归纳起来，其基本方法有四大类：

(1)**激光手术**　激光手术是以激光束代替金属的常规手术器械对组织进行分离、切割、切除、凝固、焊接、打孔、截骨等以祛除病灶以及吻合组织、血管、淋巴神经等。

激光手术具有多功能、止血效果好、感染少、质量高、可选择性破坏特定组织等优点，还可用于各种精细的显微手术。

（2）弱激光治疗　弱激光以其生物作用被用于治疗多种疾病，其方法主要有三种：激光理疗——以弱激光为物理因子进行原光束、扩光纤与腔内照射的物理疗法；激光针灸——以弱激光光束直接照射穴位，兼有针与灸的作用；弱激光血管内照射疗法——以弱激光光针插入静脉照射循环血液的疗法。低强度激光经过大量实验及临床研究证明，可以调节机体多种功能，如神经传递、免疫、代谢、酶的活性组织修复等功能。低强度激光的临床治疗几乎包括了常规针灸和理疗的全部病种，特别是对一些急、慢性炎症，疼痛，慢性溃疡及创伤的愈合等有显著疗效。

（3）激光光动力学疗法　利用光动力学作用治疗恶性肿瘤的方法，有体表、组织间、腔内照射及综合治疗四种方式。

（4）激光内镜术治疗　是通过内镜对内腔疾病进行激光治疗的方法，可用于腔内手术、理疗与光动力学治疗，具有很大的发展优势。

2. 激光诊断　由于激光具有极好的方向性、单色性和相干性，为临床诊断提供了新的方法和手段。可利用激光测定红细胞的变形能力、检查软组织肿物、鉴别肿瘤细胞等。激光诊断技术为诊断学向非侵入性、微量化、自动化及适时快速地诊断疾病方向发展开辟了新途径。

此外，激光还为医学基础研究提供了新的技术手段。激光医学现在已成为专门的学科，一些医院还设立了激光科。

激光器的种类很多，表 8－1 列出了几种医学上常用的激光器。

表 8－1　常用的医用激光器

类别	发光物质	输出方式	输出波长(nm)	主要用途
固体	Ruby	脉冲	694.3	
固体	Nd：YAG	脉冲、连续	1064	眼科、皮肤科、基础研究
固体	Ho：YAG	脉冲	2120	各科手术、内镜手术
固体	Er：YAG	脉冲	2080；2940	胸外科、耳科、口腔科、内镜手术
气体	He～Ne	连续	632.8	耳科、眼科、口腔科、皮肤科、各科弱激光治疗、PDT、全息照相、基础研究
气体	CO_2	脉冲、连续	10600	体表与浅表体腔各科手术、理疗
气体	Ar	连续	488；514.5	眼科、皮肤科、内镜手术、针灸、全息照相、微光束技术、扫描共焦显微镜
气体	N_2	脉冲	337.1	肿瘤科、理疗、基础研究
气体	He－Cd	连续	441.6	肿瘤荧光诊断、理疗、针灸
气体	XeCl	脉冲	308	血管成型术
气体	Cu	脉冲	510.5；578	ODT、皮肤科
液体	Dye_2	脉冲、连续	300～1300	眼科、PDT、皮肤科、内镜治疗、细胞融合术、各科手术、内镜治疗、基础研究、弱激光治疗
半导体	半导体	脉冲、连续	300～34000	

激光在其他领域的应用

在工业领域，利用激光可进行激光焊接、激光切割、激光打标、激光打孔、激光热处理、激光快速成型、激光涂敷、激光成像、激光冷却等。

在军事领域，利用激光研制出各种激光武器，可分为战术激光武器、战略激光武器、激光雷达等，在未来战争中起着举足轻重的作用。

另外，激光还可用于激光测速、激光通信等方面。

（二）激光的防护

激光的用途非常广泛，但也可能对人体造成伤害。激光对人体的伤害分为两类：一类是直接伤害，即超过安全阈值的光辐射对眼睛、皮肤、神经系统以及内脏造成损伤；另一类是由于高压电、噪音、低温制冷剂以及电源等因素造成的间接伤害。

为了防止激光对人体的伤害，我们可以从两个方面采取措施：一方面是对激光系统及工作环境的监控管理；对激光器辐射危害应有明确的专用标志；应有自动显示、报警、停车装置；激光汽化形成的含碳气及组织分解产生的烟雾，可以吸入人体而沉积于工作人员的肺泡中，故需有吸尘装置，手术室应有良好的抽气设备；激光可引起麻醉剂的起火和爆炸，也可引起物品着火，室内禁止有易燃易爆的物品，并应备有起火时的紧急报警设备。另一方面是个人防护：工作人员要培训，避免直接或间接（反射和漫反射）的激光照射，佩戴与输出激光波长相匹配的防护眼镜以及尽量减少身体暴露部位，使人体接触的激光剂量在安全标准之内。

第三节　X射线及其应用

一、X射线的产生

X射线是德国物理学家伦琴（1845—1923年）于1895年在研究稀薄气体放电时发现的，由于当时不知道这种射线的本质，所以就把它叫做X射线，即未知射线的意思。他发现这种射线能穿透普通光线无法穿透的纸板，并能作用于荧光屏而产生荧光。这种射线还能透过木板，即使隔着厚厚的书本，射线也能透过使荧光屏发光。但这种射线却不易透过铜、铁、铅等重金属。伦琴把自己的手放在射线管和荧光屏之间时，发现在荧光屏上可以看到手掌内部的骨骼的影像，进而把自己手掌的影像拍摄成照片。伦琴的这个发现于1896年在德国物理医学会上正式公布于众，X射线的发现对社会各个领域尤其是医学领域的发展有着重大的意义。后人为了纪念伦琴，就把X射线称作伦琴射线。

X射线机是产生X射线的装置，它主要由X射线管、变压器和控制器三部分组成。其中，X射线管是它的核心部分，下面就着重介绍X射线管的工作原理。

研究表明，当高速微观粒子轰击物质而突然受阻时，都能产生 X 射线。在医学中，都是利用高速电子流轰击靶物质而产生 X 射线的。所以，产生 X 射线必须具备两个条件：① 具有高速电子流；② 具有阳极靶。

X 射线管是一个高度真空的硬质玻璃管，管内封装有阴极、阳极两个电极，阴极由钨丝被卷绕成螺旋状，由低压电源单独供电，其作用是向外发射电子；阳极与阴极正对，通常是铜制的圆柱体，在柱端的斜面上嵌有一小块钨板。在阴、阳两极加上几十千伏到几百千伏的直流高电压产生强大的电场，使阴极发射的电子在电场的加速下高速撞向阳极，阳极被这些高速电子轰击后发射出 X 射线。加在阳极和阴极之间的直流高电压叫做管电压；灯丝通电发射电子形成的电流叫做管电流。

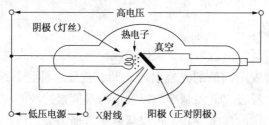

图 8 - 9 X 射线管

二、X 射线的特性

X 射线是一种电磁波，和其他电磁波一样以光速沿直线传播，能发生反射、折射等现象，是肉眼无法感知的。除此以外，X 射线还具有一些独特的性质。

1. **穿透能力强** X 射线的波长很短，具有很强的穿透能力，能穿透一般可见光无法穿透的各种不同密度的物质，当然在穿透过程中会有一定程度的能量被吸收。X 射线的穿透力与 X 射线管电压密切相关，管电压高，产生的 X 射线波长短，穿透力强；反之，管电压低，产生的 X 射线波长长，穿透力弱。X 射线的穿透力还与物质的性质和结构有关。通常情况下，原子序数大、密度大的物质对 X 射线的吸收多，X 射线的穿透性差；而原子序数小、密度小的物质对 X 射线的吸收少，X 射线的穿透性强。人体不同组织所含物质的原子序数和密度有差别，因而 X 射线的穿透性不同。X 射线对人体组织穿透性的差别是 X 射线透视、摄影和 X – CT 检查的基础；X 射线对不同物质穿透性的差别也是选择屏蔽材料和过滤板材料的依据。

2. **荧光效应** 某些物质被 X 射线照射时，会产生肉眼可见的荧光。如磷、硫化锌、钨酸钡等，这些物质被称作荧光物质。荧光物质实际上是一种换能器，当它受到 X 射线的照射时，其原子被激发或电离，在原子跃迁回基态时，发出可见的荧光。透视用的荧光屏、摄影用的增感屏都是利用这一特性制成的。

3. **电离作用** 在 X 射线通过任何物质被吸收时，都将产生电离作用，使构成物质的分子或原子电离。在生物体内，X 射线的电离作用可诱发各种生物效应。X 射线通过空气时，可以使空气发生电离而成为导电体。因为空气的电离程度，即其所产生的正负离子的数量与空气所吸收的 X 射线的量成正比，所以可以通过测量空气的电离程度来计算 X 射线的量。电离作用还是 X 射线损伤和治疗的理论基础。

4. **光化学作用** X 射线可以使照相胶片感光，产生潜影，经显影、定影处理后，便产生了黑和白的影像。这一特性是医学上人体 X 射线摄影的基础。

5. **生物效应** X 射线通过生物体被吸收时，与生物体内的物质发生相互作用，使生物体液和细胞内引起一系列的物理变化和化学变化，使机体和细胞产生生理和病理方面的改变。例如，生物细胞，特别是增殖性强的细胞，经一定量的 X 射线照射后，可产生抑制、损伤甚至坏死等效应。X 射线对机体细胞组织的生物效应主要是损害作用，其损害程度依吸收 X 射线的量的多少而定。微量或少量的 X 射线对机体不产生明显的影响；过量的 X 射线则导致严重的不可恢复的损害，即具有破坏细胞的作用。X 射线的生物效应是用以做放射治疗的基本原理，也是放射工作者应注意防护 X 射线的原因。

三、X 射线的强度和硬度

（一）X 射线的强度

医学中常用管电流与照射时间的乘积来表示 X 射线的量，其单位是毫安·秒，符号为 mA·s。管电流越大，则单位时间内轰击阳靶的电子数越多，产生的 X 射线量越大；X 射线照射时间越长，产生的 X 射线量越大。我们把单位时间内 X 射线的量即管电流的大小，叫做 X 射线的强度。

（二）X 射线的硬度

X 射线光子的能量，叫做 X 射线的硬度，又叫 X 射线的质，它用来表示 X 射线的穿透本领。X 射线的硬度主要与管电压有关，管电压越高，电子轰击阳极靶时的速度就越大，由此产生的 X 射线光子的能量就越大；X 射线的波长越短，穿透力越强，X 射线就越硬。因此，可以用管电压的大小表示 X 射线的硬度。X 射线按照硬度通常分为四类，见表 8 – 2。

表 8 – 2　X 射线硬度分类

名　称	管电压（kV）	最短波长（nm）	用　　途
极软 X 射线	5 ~ 20	0.248 ~ 0.062	软组织摄影、表皮治疗
软 X 射线	20 ~ 100	0.062 ~ 0.012	透视和摄影
硬 X 射线	100 ~ 250	0.012 ~ 0.005	较深组织治疗
极硬 X 射线	250 以上	0.005 以下	深部组织治疗

四、X 射线在医学上的应用及防护

（一）X 射线诊断

1. **透视** 透视是 X 射线检查的基本方法之一。由于人体不同的组织和器官对 X 射线的吸收程度不同，强度相同的 X 射线在透射过人体后的强度就不一样，透射过人体后的 X 射线携带了人体内部解剖结构的信息，把它投射到荧光屏上，就可以显示出明暗不同的荧光影像，观察和分析这种影像，就能诊断人体组织器官的正常和异常，这种应用荧光屏显像的检查方法叫做 X 射线透视。例如，骨组织对 X 射线的吸收要比肌肉组织多，所以，骨组织透射出来的 X 射线的强度要比肌肉组织弱，利用透视可以清楚地看到骨折的情况。肺结核病灶由于组织上的病理变化，引起吸收本领的变化，也可以通过透视检查出来。此外，还可以确定进入体内的异物及伤员体内弹片的准确位置等。

利用 X 射线不仅可以观察体内器官的形态，而且可以观察器官的活动情况，是胃肠道造影检查、骨折复位手术、导管和介入性放射治疗等采用的基本方法。透视的优点在于它可以直接观察器官的运动情况，可以任意改变患者体位从不同方向进行观察，操作简便，能通过观察荧光屏直接得到结果，而且在透视下，可以进行骨折复位、异物摘除、心导管插入等操作，但由于人体组织器官透视影像产生重叠、组织密度或厚度差别小等原因，使得形成的影像分辨率不高，不能作永久保存。

传统的 X 射线透视，医生和受检者都在暗室近台操作，致使工作人员和受检者都受到过多的 X 射线照射。现在可以通过采用影像增强器，不仅把 X 射线转变为可见荧光，也把影像亮度增强数千倍，通过闭路电视在明室观察，视觉灵敏度高，提高了透视的准确性；同时，也使得透射的 X 射线强度大幅度降低，使受检者的 X 射线照射量大大减少，而医生由于是隔室操作，可以基本不受 X 射线的照射。

2. 摄影　　X 射线摄影是 X 射线检查的另一种基本方法。由于机体各组织器官对 X 射线的吸收能力不同，让透过身体的带有解剖结构信息的 X 射线投射到 X 射线照相胶片上，使胶片感光，然后经过显影、定影的处理，就可以在 X 射线照片上看到人体组织器官的影像，这种应用 X 射线胶片显像的检查方法叫做 X 射线摄影。

在进行 X 射线摄影时，为了能增加胶片的感光量，可以在胶片前后各放置一个紧贴着的荧光屏，这个屏称为增感屏，它可以使照相胶片上的感光量增加许多倍。使用增感屏进行 X 射线摄影，可以降低摄影时 X 射线的强度或缩短摄影时间，从而减少患者所接受的照射量。测试表明，一次拍片的照射量不到荧光透视的八分之一。

X 射线胶片的分辨率要比透视荧光屏的分辨率高，它比透视能发现更多有诊断价值的影像，而且胶片可以长期保存，便于会诊和复查对比。

3. 造影检查　　人体某些脏器或病灶对 X 射线的吸收能力与周围组织相差很小或吸收很弱，X 射线透过这些部位后，强度相差不多，在荧光屏或照片上就不易显示出来。我们可以通过给这些脏器或组织注入吸收系数较大或较小的物质，来增加它与周围组织的差别，这些物质称为造影剂。例如，在检查消化道时，可以让受检者吞服吸收系数很大的"钡餐"，使其陆续通过食道和胃肠，同时进行 X 射线透视或摄影，就可以把这些脏器显示出来。在做关节检查时，可以在关节腔内注入密度很小、对 X 射线吸收很弱的空气，然后进行 X 射线透视或摄影，就可以显示出关节周围的结构。这种利用造影剂进行 X 射线检查的方法，叫做 X 射线造影检查。

全身有空腔和管道的部位都可以做造影检查。造影检查扩大了 X 射线的检查范围，但需要精心操作才能获得满意的效果，同时还要注意保证患者的安全。

4. 数字减影技术　利用造影剂虽然能使要观察的器官或病灶与周围其他组织的影像区分开，但是得到的影像仍然是重叠的。如果能将使用造影剂前后的两幅图像相减，就可以去掉没有造影剂部分的图像，得到有造影剂部分的图像，这就是减影。利用计算机技术进行的这种图像的减影处理，叫做数字减影。

数字减影技术在临床上常用于血管造影，即数字减影血管造影（DSA）。它是将未造影的图像和造影图像分别经过影像增强、摄影机扫描、数字化转换，然后通过图像处理器将这两幅数字化图像相减，得到 DSA 图像。它能使含造影剂的血管保留下来，而骨髓等无关组织的影像被消除，最后将减影处理的数字图像转换为视频输出，获得实时血管图像。DSA 是一种理想的非损伤性的血管造影检查技术，它取代了危险性较大的动脉造影检查。DSA 不仅用于血管疾病的检查诊断，如观察血管梗阻、狭窄、畸形及血管瘤等，还可以为血管内插管进行导向，从而施行一些"手术"和简易治疗，如吸液、引流、活检和化疗及阻断肿瘤的血供等。

5. X – CT　从 X 射线应用于诊断的 60 多年来，所用的方法都是利用物体对它的吸收程度不同所造成阴影的投影来进行诊断的。这种传统的 X 射线诊断有下列缺陷：一是影像重叠。常用的放射照相，是把一个非均匀的三维物体，照成二维的平面像。它是许多平面重叠而成，故影像相互混淆，使得正常的和病变的精细结构不易分辨，脂肪及其他软组织分布的细节都难以分辨。二是几何形状的影响。由于底片所显示的是把立体图像变成平面像，所以容易把一般 X 射线底片的有关形状和不同结构的相对位置搞混淆。造影检查虽然可以使普通 X 射线检查不能显示的器官显影，但影像的分辨率不高，一些器官或组织，特别是由软组织构成的器官仍不能显影。1969 年人们首次设计出电脑运算横断体层成像装置解决了上述问题。经神经放射诊断学家应用于临床，取得了极为满意的效果。这种检查方法称为 X 射线计算机断层成像，即 X – CT 检查。X – CT 可获得较好的三维空间信息像。由于它诊断效果明显、方法简单、迅速、检查范围广，已成为现代医院中一种先进技术。

（二）X 射线治疗

X 射线在临床上主要用于治疗癌症。当 X 射线通过人体组织时，能产生各种相互作用，由此诱发一系列生物效应。研究发现，X 射线对生物组织细胞特别是分裂活动旺盛或正在分裂的细胞有很强的破坏作用。而组织细胞分裂旺盛是癌细胞的特征，所以用 X 射线照射可以抑制癌细胞的生长或使它坏死。

皮肤和浅表组织的肿瘤，通常采用低能 X 射线进行近距离的照射治疗，深部组织的肿瘤多采用医用高能 X 射线进行照射治疗。

加热放疗　是采用适当的高热与 X 射线放疗协同并用，发挥各自优势，用于治疗恶性肿瘤，有良好的治疗效果。它已成为继手术、放疗、化疗、免疫疗法之后的第五种治癌方法。

X – 刀　是以 X – CT、磁共振和血管造影图像为诊断依据，用计算机进行三维图像重建, 立体定位, 制定精确的照射方案, 然后利用医用电子直线加速器产生的高能 X 射线做放射源, 进行大剂量窄束定向集中照射的技术。它不用手术开颅就能对颅内肿瘤或病灶进行准确无误的定向照射治疗, 并能最大限度地减少正常组织的损伤, 是一种高效、精确、无创无血无痛的非手术治疗方法。

介入放射治疗 是近十多年发展起来的, 把 X 射线诊断与治疗相结合的新技术, 是临床医学和医学影像学相结合的产物。它是在 X 射线电视、X – CT 等的导向下, 将穿刺针或导管插入人体某部位进行 X 射线诊断, 同时还能采集病理学、细胞学、细菌学、生物化学等检查诊断资料, 也可施行简易治疗的方法。它可用于消化、呼吸、心血管、神经、泌尿、骨骼等多个系统疾病的诊断和治疗, 尤其是对以往人们认为的不治或难治之症, 如癌症、心血管疾病等开辟了新的治疗途径, 并且简便、安全、有效且并发症少。

(三) X 射线的防护

X 射线会对人体组织造成一定的损害, 但只要我们了解了 X 射线通过人体组织时产生的各种反应, 通过采取一定的防护措施, 充分利用现有物质的防护作用, 尽量减少对 X 射线的直接接触, 认真做好防护工作, X 射线对人体的损害是完全可以避免的。

1. X 射线对人体的损害 当 X 射线通过人体组织时, 根据通过 X 射线量的多少, 人体对 X 射线的感受程度, 会产生一些生理反应, 使人体组织细胞和功能受到损害。X 射线对人体的损害多表现在神经系统所引起的功能失调、衰退, 其全身性反应表现为疲劳、食欲不振、呕吐、头痛等。淋巴组织与血液里的白细胞对 X 射线也非常敏感, 受到过量的 X 射线照射后, 其淋巴细胞、白细胞就会出现发育障碍, 影响人体健康。

2. X 射线的防护 由于 X 射线对机体的生物作用, 因此在 X 射线照射时会产生各种程度的损害, 其中一部分是积累性的, 甚至成为不可恢复的慢性放射病。所以, 在 X 射线诊断工作中, 必须采取防护措施, 既要注意工作人员的防护, 又要注意患者的防护。对 X 射线的防护主要从三个方面着手: 照射时间、离 X 射线源的距离和屏蔽防护。这是防护 X 射线对人体损害的三个基本要点。具体的防护措施有: ① 增大人与 X 射线源的距离; ② 减少接触 X 射线的时间; ③ 穿戴各种防护用具, 如用铅密度为 $3.3 \sim 6.2 \mathrm{g/cm^3}$ 的铅玻璃作荧光屏及防护眼镜, 用含铅密度为 $3.3 \sim 5.8 \mathrm{g/cm^3}$ 的铅橡皮制成的围裙、手套、挂帘、工作服等; ④ 按国家规定建造合格的检查室, 一般不小于 $25 \mathrm{m^2}$, 高度不低于 $3.5 \mathrm{m}$, 四壁都有防护措施; ⑤ 遵守操作规程, 采取防护措施等。

第四节 原子核和放射性及其应用

一、原子核的组成

我们已经知道原子是由原子核和电子构成, 那么原子核又有怎样的结构呢? 1932 年英国物理学家查德维克发现了中子, 随后, 人们经过实验和理论分析, 证明原子核是由质子和中子组成，质子和中子都叫做核子。

质子就是氢原子核，常用 p 表示，它所带的正电荷电量与电子的带电量相同，质量 $m_p = 1.6726 \times 10^{-27} \text{kg}$，是电子质量($m_e = 9.1095 \times 10^{-31} \text{kg}$)的 1836.1 倍。中子常用 n 表示，不带电，质量 $m_n = 1.6749 \times 10^{-27} \text{kg}$，比质子质量略大，是电子质量的 1836.8 倍。

原子核内的多个核子能够结合在一起，表明核子之间存在强大的相互作用力。这种力不是静电力，因为中子不带电，而质子间是库仑斥力；也不是万有引力，因为质子间的万有引力比库仑斥力小得多。这意味着核子之间还存在一种特殊的力，我们称之为核力，是核力使核子结合在一起构成原子核。核力是短程力，其作用范围大约在 10^{-15} m 以内。每个核子只与跟它临近的核子之间才有核力作用，而且与核子是否带电无关。

二、原子核的电荷数与质量数

原子核位于原子中心，体积非常小，其半径约为 $10^{-14} \sim 10^{-15}$ m 左右，比原子的半径 10^{-10} m 小得多，但它集中了几乎整个原子的质量。原子核所带的正电荷的电量和核外电子所带的负电荷的电量相等，即原子核内的质子数和核外电子数相等。

原子核带正电，其所带电量 q 等于电子电量绝对值 e 的整数倍，即 $q = Ze$，Z 为整数，叫做原子核的电荷数，它等于该原子在元素周期表中的原子序数。

质子、中子等微观粒子的质量都非常小，用千克作为质量单位来量度太大。为了方便使用，国际上规定用原子质量单位作为微观粒子的质量单位。我们把碳原子 $^{12}_6\text{C}$ 质量的十二分之一作为一个质量单位，叫做原子质量单位，记做 u。经过计算可知，$1u = 1.660566 \times 10^{-27} \text{kg}$。原子的质量以"原子质量单位"来量度时，都接近于某一整数，我们把这一整数称为原子核的质量数，用 A 表示。如氦原子核的质量是 4.002604u，则它的质量数 $A = 4$。质量数实际上就是原子核内质子数与中子数的总和。表 8-3 给出了一些微观粒子的质量和质量数。

表 8-3　几种微观粒子的质量和质量数

名称	质量		质量数
	单位：kg	单位：u	
e	9.1095×10^{-31}	0.000549	0
p	1.6726×10^{-27}	1.007276	1
n	1.6749×10^{-27}	1.008665	1
^3_2He	5.0083×10^{-27}	3.016030	3
^4_2He	6.6466×10^{-27}	4.002604	4
$^{12}_6\text{C}$	1.9927×10^{-26}	12.000000	12
$^{16}_8\text{O}$	2.6561×10^{-26}	15.994915	16

原子核的电荷数和质量数是表征原子核的两个重要的标志性参数。我们通常用 ^A_ZX 来表示原子核，X 是元素的化学符号，A 是原子核的质量数(核子总数)，Z 是原子核内的质子数(正电荷数或原子序数)。如氢的原子核记作 ^1_1H，氦的原子核记作 ^4_2He，碳的

原子核记作 $_6^{12}C$，氧的原子核记作 $_8^{16}O$。A 是原子核的核子总数，Z 是原子核内的质子数，那么，中子数 $N = A - Z$，如 $_{92}^{235}U$ 表示铀原子核内电荷数 $Z = 92$，核子总数 $A = 235$，则核内中子数 $N = A - Z = 235 - 92 = 143$。

三、核素和同位素

在原子核物理中把具有确定质子数和中子数的原子核叫做核素，用 $_Z^A X$ 表示。对于确定的核素来说，质子数是已知的，所以核素可简记为 $^A X$，如 $_{92}^{235}U$ 可简记为 ^{235}U。目前发现的 112 种元素共有 2000 多种核素，其中有近 300 种是稳定的，其余的都是不稳定的，能释放出射线的称之为放射性核素。

在同一种元素的核内可以含有不同的核子数，即它们具有相同的质子数 Z 而有不同的核子数 A，像这样同一元素电荷数 Z 相同，而质量数 A 不同的一组核素，叫做这种元素的同位素，也可以说同一元素的质子数相同而中子数不同的一组核素，叫做这种元素的同位素。例如，氢的同位素有三种，分别是 $_1^1 H$、$_1^2 H$ 和 $_1^3 H$，它们的电荷数相同但质量数不同，分别叫做氢(氕)、重氢(氘)和超重氢(氚)，由于它们的电荷数相同，所以在元素周期表中占据着同一位置，具有相同的化学性质。

四、放射性及三种放射线的性质

（一）放射性

1896 年法国物理学家贝克勒尔在研究铀盐时，首次发现铀及其化合物能释放出某种看不见但能穿透黑纸并且使照相底片感光的射线。进一步研究发现，这些射线不仅能使照相底片感光，而且能使气体电离，使荧光物质发出荧光。1898 年法国物理学家比埃尔·居里夫妇又发现镭也能释放类似射线，而且强度比铀所放出的射线更强。我们把铀、镭等元素具有这种发出放射线的性质叫做放射性。具有放射性的元素叫做放射性元素。

放射性元素分为两种：一种是自然界自身存在的能够不断释放出射线的元素，叫做天然放射性元素，如铀、镭等；另一种是人工制造的能够释放出射线的元素，叫做人工放射性元素，如钴、铯、铱等。我们把具有放射性的元素的原子核统称为放射性核素。研究发现，原子序数在 84 以上的元素都具有放射性，目前发现的核素已经有 2000 多种，其中大部分是人造的，比较稳定的大约只占 1/10。

（二）三种放射线及其性质

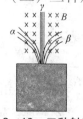

图 8－10　三种射线示意图

在上部开有一个小孔的铅室底部放少量镭，它释放出的射线由于无法穿过很厚的铅板而从上部所开的小孔射出，在孔道上方的空间加一个磁场，我们发现从小孔射出的射线被分为三束，分别称之为 α、β、γ 射线。三种射线在磁场中的偏转方向不同，说明它们的带电情况各不相同。研究表明，α 射线在磁场中向左偏转，表明 α 射线带正电，实际上是具有很高速度的氦原子核 $_2^4 He$ 流，即 α 粒子流；β 射线在磁场中向右偏转，表明 β 射线带负电，实际上是高速运动的电子流；γ 射线在磁场中不发生偏转，表明 γ 射线不带电，实际上是波长比 X 射线还短的光子流。

后来人们发现，不仅铀、镭等元素具有天然放射性，那些位于门捷列夫元素周期表末端的重元素也都具有天然放射性，都能放射这三种射线。研究发现，这些射线具有以下一些主要性质：

1. 穿透本领强。它们可以穿透可见光所不能穿透的一些物体，如黑纸板。其中以 γ 射线的穿透本领最强，其次是 β 射线，α 射线的穿透本领最弱。

2. 能激发荧光。例如，在硫化锌中掺入极微量的镭可以制成夜光物质。

3. 能使照相底片感光。

4. 能使气体电离。其中 α 射线的电离作用最强，β 射线次之，γ 射线的电离作用最弱。

5. 当射线强度超过一定数值时会破坏组织细胞。

6. 能使物质升温。放射性元素在放射过程中不断向外释放能量，使得吸收射线的物质发热，温度升高。

五、放射性核素在医学上的应用

（一）诊断作用

放射性核素的诊断作用主要是示踪原子作用。由于放射性核素能释放出容易被探测的射线，从而显示出一种特殊讯号标记，它的踪迹就可以被放射性探测仪器观测到。而放射性核素与稳定的同位素核素具有完全相同的化学性质，可利用对放射性核素的观测了解稳定同位素的活动情况。放射性核素所到之处总伴随有放射线的释放，以探测到的放射线为标志，就可以起到"指示踪迹"的作用。放射性核素的这种作用叫做示踪原子作用。它可以用于脏器扫描显像、功能测定，体内微量物质定量分析，追踪体内代谢物质变化等。

放射性核素的示踪原子作用主要有两个突出优点：

1. 简单方便，可以进行体外测量 通过对引入体内的放射性核素所释放的射线的观测，在体外就可以了解体内相应组织器官的情况，而无需动大手术，不仅降低了医疗风险，也减轻了患者的痛苦，操作也十分方便。假如要了解磷元素在机体内的转移代谢情况，可以把含有放射性磷元素的制剂引入体内，通过体外探测装置对放射性磷元素释放的射线进行探测来确定各个组织器官对磷元素的吸收情况。

2. 灵敏度高 通过放射性核素的示踪作用可以探测到 $10^{-14} \sim 10^{-18}$ g 的放射性物质，便于准确了解检查对象的情况。

（二）治疗作用

放射性核素的治疗作用主要是利用其释放射线的穿透作用和对机体组织的破坏作用来实现的。通常有以下几种治疗方式：

1. 体外照射　利用体外放射性核素照射装置对患病部位进行照射，射线到达患病组织器官实现治疗目的。比如，利用^{60}钴($^{60}_{27}$Co)所释放出的γ射线从体外进行照射，γ射线能够穿透肌体组织到达深部治疗肿瘤。

2. 体内照射　通过引入体内的放射性核素到达患病组织器官后释放射线来治疗疾病。比如，为了治疗甲状腺癌，可以把^{131}碘($^{131}_{53}$I)引入体内，经过代谢汇聚于甲状腺，从而达到治疗甲状腺癌的作用。

3. 体表敷贴　把含有放射性核素的药膏直接敷贴于体表患病部位来实现治疗疾病的目的。比如在治疗体表疾病时可以利用含有^{32}磷($^{32}_{16}$P)、^{90}锶($^{90}_{38}$Sr)等放射性核素的药膏进行敷贴。

4. 体腔内敷　把含有放射性核素的胶体注入体腔内，使胶体附着于体腔内表面，从而使得其中的放射性核素释放的射线对该部位进行照射达到治疗的目的。

（三）放射性物质的危害和防护

放射性物质释放的射线与物质发生相互作用时会产生电离现象，这种现象叫做电离辐射。电离辐射会对人体发生作用，产生多种辐射效应，它既能治病，也能致病。所以我们一方面要了解放射性物质在医学上的应用，另一方面也要了解放射性物质对人体可能造成的危害和有效的防护。

1. 放射性物质的危害　放射性物质对人体的危害主要取决于辐射剂量的大小，辐射剂量的大小可通过照射量、吸收剂量和剂量当量来反映。

（1）照射量　射线辐射使空气电离所产生离子的电荷量Q与被照射空气质量m之比，叫做该处的照射量，用X表示，即$X = \dfrac{Q}{m}$，国际单位制中，照射量的单位是库仑/千克，符号为C/kg。照射量常用的单位还有伦琴R和毫伦琴mR。1伦琴$= 2.58 \times 10^{-4}$库仑/千克

（2）吸收剂量　被照射物体吸收的辐射能量E与该物体质量m之比，叫做该物体的吸收剂量，用D表示，即$D = \dfrac{E}{m}$，在国际单位制中，吸收剂量的单位是戈瑞，符号为Gy。1Gy $= 1$J/kg。

（3）剂量当量　放射线对人体组织细胞的损伤破坏不仅与物体的吸收剂量有关，还与射线的种类、辐射的条件等因素有关。通常使用剂量当量来反映机体组织所受损伤破坏的程度。剂量当量定义为吸收剂量与该射线相对生物效应倍数的乘积。在国际单位制中，剂量当量的单位是希沃特，符号为Sv。

2. 放射线的防护　放射线的电离作用是导致生物效应的主要因素。生物效应按损害的影响，分躯体效应和遗传效应。按时间分近期效应和远期效应等。在人体受到过量的放射线的照射时，正常组织受到破坏引起病变，如出现皮肤红斑、毛发脱落、溃疡、肺纤维变性、白细胞减少、白内障等现象，有时还能诱发生殖细胞突变，引起遗传变异引发肿瘤等，所有这些生物效应，与射线的剂量当量以及照射时间、照射距离等因素有关，年纪越小越易受到伤害，因此，加强防护就显得尤为重要。

放射线工作者可采取缩短照射时间、远离病人和采用屏蔽方法等措施加以防护。放射防护的措施有：① 控制辐射源的量和质；② 防止放射源扩散，做好三废处理的环境保护；③ 尽量减少照射时间；④ 尽量增大工作人员与放射物之间的距离；⑤ 利用屏蔽物质，如铅玻璃、铅橡皮等吸收放射射线，采取有利于保护自己身体的措施。

例如在暗室透视时，要避免不必要的长时间照射，在不影响检查效果的前提下，应尽量降低照射强度、缩短照射时间。照射时应尽量利用铅椅、铅帘等屏蔽防护，穿戴防护衣具。在进行胃肠透视、支气管造影、心导管检查等时，尽可能远离病人，以减少散射线的影响。必须与患者接触时，操作者不要忘记穿戴防护衣具。

从事放射工作者年剂量当量限值约为 50 毫希（mSV），而一般放射工作人员实际接收的平均年剂量当量在 5 毫希（mSV）上下，即相当于限值的 1/10，这说明放射工作还是比较安全的。

第五节　原子核能及其应用

随着人类对原子世界认识的不断深入，物理学家发现在原子核内部蕴藏着巨大的能量，我们把贮藏在原子核内的能量叫做原子核能，简称核能。和其他形式的能量一样，核能也可以与动能、势能、内能等各种形式的能量之间发生转换。

一、核能和质量亏损

（一）原子核的结合能

我们知道，构成原子核的核子——质子和中子之间存在极强的引力——核力，当两个或两个以上的核子结合构成原子核时，由于核力作用使得核子之间的势能减少，而减少的势能则转换为其他形式的能量向外释放，这种在核子结合成原子核时所释放出来的能量叫做原子核的结合能。

（二）质能方程和质量亏损

由于核力是一种极强的引力，所以当核子结合为原子核时会向外释放极大的能量。究竟原子核的结合能大到什么程度，该如何进行运算，著名的物理学家爱因斯坦给我们指明了方向、提供了方法。

爱因斯坦在相对论中提出物体的质量和能量满足一定的关系，用式子表达出来，即

$$E = mc^2$$

这个方程叫做爱因斯坦质能联系方程，简称质能方程。式中 E 是物体的能量，m 是物体的质量，c 是真空中的光速。

由质能方程可知，物体的能量与其质量成正比，当物体的质量增加（或减少）时，可根据质能方程求得物体增加（或减少）的能量。如果物体的质量增加（或减少）了 Δm，

则物体增加(减少)的能量为 $\Delta E = \Delta m \cdot c^2$。

由于核力作用,核子在结合成原子核时要向外释放结合能,所以原子核的能量要比构成原子核的核子能量总和小,因此原子核的质量也要比构成原子核的核子质量总和小。我们把构成原子核的核子质量总和与原子核的质量之差叫做原子核的质量亏损,即 Δm。

(三)平均结合能

绝大多数情况下,原子核都是不止一个核子结合而成。我们把原子核的结合能与核子总数之比定义为原子核核子的平均结合能。设原子核的结合能是 ΔE,核内核子总数是 A,则原子核核子的平均结合能是 $\overline{\Delta E} = \dfrac{\Delta E}{A}$。

平均结合能与原子核质量数的关系可由二者的关系曲线反映。如图 8 – 11 所示,质量数较小的轻核和质量数较大的重核平均结合能都较小;中等质量数的原子核的平均结合能较大;质量数在 60 左右的原子核的平均结合能最大。

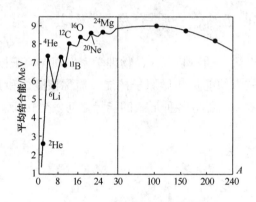

图 8 – 11　平均结合能曲线

由于重核和轻核的平均结合能都比中等质量的原子核的平均结合能小,所以当重核分裂成中等质量原子核时,会有一部分结合能释放出来;当轻核结合成质量较大的原子核时,也会释放出一部分结合能。通常人类就是利用原子核的裂变和聚变两种方式来获得原子核能。

二、重核的裂变

重核裂变是指较重的原子核在外界作用下分裂成较轻原子核并释放出相应能量的过程,是人类利用原子核能的一种方法。重核裂变是在 20 世纪 30 年代末用中子轰击铀核时发现的。如:$^{235}_{92}U + ^{1}_{0}n \rightarrow ^{139}_{54}Xe + ^{95}_{38}Sr + 2^{1}_{0}n$。但铀核裂变的产物并不是唯一的,除了会裂变产生 Xe(氙)和 Sr(锶)以外,也可能会裂变产生 Ba(钡)和 Ka(氪)或者 Sb(锑)和 Zb(铌)。如图 8 – 12。

铀核裂变时,所释放的中子如果进一步引起其他铀核的裂变,就可使裂变反应不断进行下去,释放的能量也越来越多,越来越剧烈,这种反应叫做链式反应。原子弹就是利用链式反应制造的。

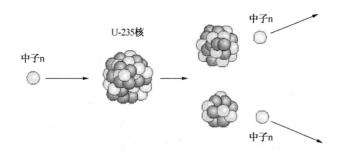

图 8 - 12　原子核的裂变

三、轻核的聚变

　　轻核聚变是指较轻的原子核在一定外界条件下结合成为较重原子核并释放出相应能量的过程，是人类利用原子核能的另一种方法。轻核聚变必须在高温下才能发生，使轻核聚合并释放出大量原子核能，这种反应叫做热核反应。如 $_1^2H + _1^3H \rightarrow _2^4He + _0^1n$

　　氢弹就是根据热核反应的原理制造的。在自然界中，太阳其实就是一个巨大的热核反应堆，在其内部高温环境下，不断进行着热核反应，向外释放巨大的能量。太阳每秒钟向外辐射的能量约为 3.8×10^{26} J。

知识链接

核能及其应用

　　核能俗称原子能，它是原子核里的核子——中子或质子，重新分配和组合时释放出来的能量。核能是人类最具希望的未来能源。目前人们开发核能的途径有两条：一是重元素的裂变；二是轻元素的聚变。

　　核能有巨大威力。1 千克铀原子核全部裂变释放出来的能量，约等于2700 吨标准煤燃烧时所放出的化学能。一座 100 万千瓦的核电站，每年只需25 吨至 30 吨低浓度铀核燃料，运送这些核燃料只需 10 辆卡车；而相同功率的煤电站，每年则需要 300 多万吨原煤，运输这些煤炭，要 1000 列火车。核聚变反应释放的能量则更巨大。据测算 1 千克煤只能使一列火车开动 8 米；一千克裂变原料可使一列火车开动 4 万公里；而 1 千克聚变原料可以使一列火车行驶 40 万公里，相当于地球到月球的距离。

　　核能开发目前主要用于发展核电，为人类社会发展提供巨大能源。当今，全世界几乎 16% 的电能是由 441 座核反应堆生产的，而其中有 9 个国家 40%多的能源生产来自核能。中国目前建成和在建的核电站总装机容量为 870 万千瓦，预计到 2020 年约为 4000 万千瓦。截至 2011 年底，中国已有 7 个核电站投入运营，总装机达到 1257 万千瓦，为 2002 年装机 447 万千瓦的 2.8 倍。据统计，目前，中国在建（含扩建）核电站 13 个，在建装机容量 3397 万千瓦，在建规模居世界第一。

第六节　核磁共振

20 世纪中期，美国哈佛大学的珀塞尔和斯坦福大学的布洛赫首先发现了核磁共振现象，二人并因此获得了 1952 年诺贝尔物理学奖。核磁共振现象被人们发现之后很快就进入了实际应用，最初核磁共振主要用于对核结构和性质的研究，化学家利用分子结构对氢原子周围磁场产生的影响，发展出了核磁共振谱，用于解析分子结构。随着时间的推移，核磁共振技术不断发展，1973 年纽约州立大学石溪分校的物理学家保罗·劳特伯尔开发出了基于核磁共振现象的成像技术（MRI），并且应用他的设备成功地绘制出了一个活体蛤蜊的内部结构图像。劳特伯尔之后，MRI 技术日趋成熟，应用范围日益广泛，成为一项常规的医学检测手段，广泛应用于帕金森症、多发性硬化症等脑部与脊椎病变以及癌症的治疗和诊断。目前核磁共振已经广泛应用于分子组成和结构分析，生物组织与活体组织分析，病理分析，医疗诊断，产品无损监测等方面。

一、核磁共振的概念

根据量子力学原理，原子核具有自旋特性，而原子核又带有电荷，当原子核进行自旋运动时，就相当于产生了以自旋轴为中心的环形电流。在这个环形电流周围就会产生磁场，也就使得每个原子核都有其自旋磁矩，其大小与原子核的自旋角动量成正比，方向与原子核的自旋角动量方向相同。当原子核处于外加磁场中时，若原子核自旋磁矩方向与外加磁场方向不同，则原子核磁矩会绕外加磁场方向旋转，这一现象类似陀螺在旋转过程中转动轴的摆动，称为旋进，也称进动。根据理论分析可知，原子核旋进时的频率由外加磁场的强度和原子核本身的性质决定，也就是说，对于某一特定原子，在一定强度的外加磁场中，其原子核旋进运动的频率是固定不变的。对于处在外加磁场中的原子核而言，其自旋磁矩方向与外加磁场方向仅限于有限的特定情况，每种情况对应于一个可能的能级。当处在外加磁场中的原子核受到射频波的照射时，若射频波的能量恰好是原子核不同能级间的能量差，就会出现原子核强烈吸收射频波能量，从低能级向高能级跃迁的现象，这就是核磁共振现象中的共振吸收。当射频波停止照射时，处于高能级激发态的原子核不稳定，将会迅速由高能级向低能级跃迁，这种跃迁过程叫做弛豫过程，所经历的时间叫做弛豫时间。原子核在由高能级向低能级跃迁的同时以电磁波的形式向外释放能量，这就是核磁共振现象中的共振发射。原子核在共振吸收和共振发射时都会形成核磁共振信号。

二、核磁共振谱

核磁共振谱技术简称 NMR 技术，它是利用核磁共振现象来分析测定分子结构的一项技术。对于有机分子结构测定来说，核磁共振谱扮演了非常重要的角色，核磁共振谱与紫外光谱、红外光谱和质谱一起被有机化学家们称为"四大名谱"。早期的核磁共振谱主要集中于氢谱，这是由于能够产生核磁共振信号的 ^1H 原子在自然界丰度极高，由其产生的核磁共振信号很强，容易检测。随着傅立叶变换技术的发展，核磁共振设备可以在很短的时间内同时发出不同频率的射频波，对样品进行重复扫描，从而将微弱的核磁共振信号从噪音背景中分离出来，这使得人们可以收集 ^{13}C 核磁共振信号。近年来，二维核磁共振谱技术逐步发展起来，这使得人们能够获得更多关于分子结构的信息，目前利用二维核磁共振谱已经可以解析分子量较小的蛋白质分子的空间结构。

三、核磁共振成像

核磁共振成像技术简称 MRI 技术，是核磁共振在医学领域的应用，从 20 世纪 70 年代开始在医学诊断领域逐步发展起来，已成为当前进行检查诊断的一项重要手段。核磁共振设备通过接受核磁共振信号，经过转换和处理，从而在显示器上显示图像。

核磁共振成像技术（图 8 - 13）是一种非介入探测技术，最大优点在于它是对人体没有任何伤害的安全、快速、准确的临床诊断方法。核磁共振成像对人体没有游离辐射损伤；各种参数都可以用来成像，多个成像参数能提供丰富的诊断信息，使得成像更加清晰，能够显示更多细节；此外，相对于其他成像技术，核磁共振成像不仅能够显示有形的实体病变，而且还能够对脑、心、肝等功能性反应进行精确的判定。核磁共振成像技术可以清晰地鉴别脑部和脊髓神经系统疾病；可识别心肌梗死；对肺水肿、肺部肿瘤、肺栓塞诊断比较准确；能诊断肝硬化、胆硬化和肾脏各种疾病。在帕金森症、阿尔茨海默症、癌症等疾病的诊断方面，核磁共振成像技术也发挥了非常重要的作用。

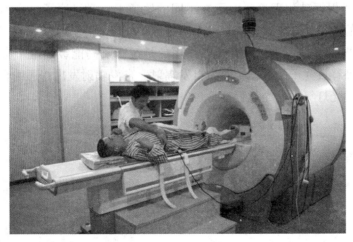

图 8 - 13　核磁共振成像

本章小结

一、原子结构　玻尔原子理论

(一)原子的核式结构

原子是由带正电荷的原子核和绕核旋转的带负电的电子构成。在原子的中心有一个很小的核，其半径不到原子半径的万分之一，叫做原子核。原子核集中了原子的全部正电荷和几乎全部质量。带负电的电子在原子核外绕核旋转。原子核的正电荷数等于核外电子数，整个原子呈电中性。

(二)玻尔原子理论

1. 原子核外电子，只能在一系列不连续的，即量子化的可能轨道上绕核旋转。原子只能处在不连续的分立的能量状态中，这些状态叫做定态。

2. 电子在定态轨道上运动，不向外辐射能量，能量状态不变。在不同的定态轨道上运动，原子能量状态不同。

3. 原子从一种能量状态 E_2 跃迁到另一种能量状态 E_1 时，辐射或吸收一定频率的光子，光子的频率是由两种状态的能量差决定的。即

$$h\nu = |E_2 - E_1|$$

其中 h 叫做普朗克恒量，$h = 6.626176 \times 10^{-34} \text{J} \cdot \text{s}$。

(三)原子能级和原子发光原理

1. 原子能级根据玻尔理论，电子在不同的轨道上运动，原子具有不同的能量，即原子处于不同的能量状态。这些能量状态叫做原子能级。

2. 原子发光原理　原子在没有外界作用的情况下，高能级的电子自发地向低能级跃迁，同时向外释放光子的过程，叫做自发辐射。自发辐射发出普通的自然光，普通光源如白炽灯、日光灯等的发光过程都是自发辐射。

(四)原子光谱

光谱分为发射光谱和吸收光谱两种。

1. 发射光谱　由发光物体发出的光直接产生的光谱，叫做发射光谱。发射光谱可分为两种类型：连续光谱和明线光谱。连续光谱是指从红色到紫色各种色光依次连续排列的光谱。明线光谱是指由一些不连续的亮线构成的光谱，这些亮线叫做谱线。

2. 吸收光谱　高温光源发出的白光在通过温度较低的气体后，所形成的由一些暗线构成的光谱叫做吸收光谱。

3. 光谱分析　每种原子都有自己的特征谱线，因此可以根据光谱来鉴别物质和确

定它的化学组成，这种方法叫做光谱分析。

二、激光及其应用

（一）激光的产生

持续的受激辐射形成的放大的光叫做激光。要使受激辐射能够持续稳定地进行，真正获得激光，必须通过特殊的装置——激光器。激光器主要由工作物质、激励装置和光学谐振腔三个部分组成。

（二）激光的特性

1. 方向性好
2. 强度大
3. 单色性好
4. 相干性好

（三）激光的生物效应与医学应用

1. 激光的生物效应
（1）激光的热效应
（2）激光的非热致汽化效应
（3）激光的光化学效应
（4）弱激光的生物刺激效应
2. 激光在医学上的应用
（1）激光诊断
（2）激光治疗
（3）激光防护

三、X 射线及其应用

（一）X 射线的产生

高速电子流轰击靶物质而产生 X 射线。

（二）X 射线的特性

1. 穿透能力强
2. 荧光效应
3. 电离作用
4. 光化学作用
5. 生物效应

（三）X 射线的强度和硬度

1. X 射线的强度——单位时间内 X 射线的量即管电流的大小。

2. X 射线的硬度——X 射线光子的能量，它表示 X 射线的穿透本领，又叫 X 射线的质。

（四）X 射线在医学上的应用及防护

1. X 射线诊断

（1）透视

（2）摄影

（3）造影检查

（4）数字减影技术

（5）X – CT

2. X 射线治疗　　X 射线在临床上主要用于治疗癌症。

（1）加热放疗

（2）X – 刀

（3）介入放射治疗

3. X 射线的防护

（1）X 射线对人体的损害

（2）X 射线的防护　　防护措施有：① 增大人与 X 射线源的距离；② 减少接触 X 射线的时间；③ 穿戴各种防护用具，如用铅密度为 $3.3 \sim 6.2 g/cm^3$ 的铅玻璃作荧光屏及防护眼镜，用含铅密度为 $3.3 \sim 5.8 g/cm^3$ 的铅橡皮制成的围裙、手套、挂帘、工作服等；④ 按国家规定建造合格的检查室，一般不小于 $25 m^2$，高度不低于 $3.5 m$，四壁都有防护措施；⑤ 遵守操作规程，采取防护检查措施等。

四、原子核、放射性及其应用

（一）原子核的组成

原子核是由质子和中子组成，质子和中子都叫做核子。

（二）原子核的电荷数与质量数

原子核带正电，其所带电量 q 等于电子电量绝对值 e 的整数倍，即 $q = Ze$，Z 为整数，叫做原子核的电荷数，它等于该原子在元素周期表中的原子序数。

我们把碳原子 $^{12}_{6}C$ 质量的十二分之一作为一个质量单位，叫做原子质量单位，记做 u。原子的质量以"原子质量单位"来量度时，都接近于某一整数，我们把这一整数称为原子核的质量数，用 A 表示。质量数实际上就是原子核内质子数与中子数的总和。

（三）核素和同位素

具有确定质子数和中子数的原子核叫做核素，用 $^A_Z X$ 表示。不稳定的核素能释放出射线，所以称之为放射性核素。

同一元素电荷数 Z 相同，而质量数 A 不同的一组核素，叫做这种元素的同位素，也可以说同一元素的质子数相同而中子数不同的一组核素，叫做这种元素的同位素。

（四）放射性及三种放射线的性质

我们把铀、镭等元素具有这种发出放射线的性质叫做放射性。具有放射性的元素叫做放射性元素。

我们把具有放射性的元素的原子核统称为放射性核素。

α 射线带正电，实际上是具有很高速度的氦原子核 ${}^{4}_{2}He$ 流，即 α 粒子流；β 射线带负电，实际上是高速运动的电子流；γ 射线不带电，实际上是波长比 X 射线还短的光子流。

这些射线具有以下一些主要性质：

1. 穿透本领强。其中以 γ 射线的穿透本领最强，其次是 β 射线，α 射线的穿透本领最弱。

2. 能激发荧光。

3. 能使照相底片感光。

4. 能使气体电离。其中 α 射线的电离作用最强，β 射线次之，γ 射线的电离作用最弱。

5. 当射线强度超过一定数值时会破坏组织细胞。

6. 能使物质升温。

（五）放射性核素在医学上的应用

1. **诊断作用** 放射性核素的诊断作用主要是示踪原子作用。

2. **治疗作用** 放射性核素的治疗作用主要是利用其释放射线的穿透作用和对机体组织的破坏作用来实现的。

3. **放射性物质的危害和防护**

（1）放射性物质的危害

照射量 射线辐射使空气电离所产生离子的电荷量 Q 与被照射空气质量 m 之比，叫做该处的照射量，用 X 表示，即 $X = \dfrac{Q}{m}$，国际单位制中，照射量的单位是库仑/千克，符号为 C/kg。照射量常用的单位还有伦琴 R 和毫伦琴 mR。1 伦琴 = 2.58 × 10^{-4} 库仑/千克。

吸收剂量 被照射物体吸收的辐射能量 E 与该物体质量 m 之比，叫做该物体的吸收剂量，用 D 表示，即 $D = \dfrac{E}{m}$，在国际单位制中，吸收剂量的单位是戈瑞，符号为 Gy。1Gy = 1J/kg。

剂量当量 在国际单位制中，剂量当量的单位是希沃特，符号为 Sv。

（2）放射的防护 放射防护的措施有：① 控制辐射源的量和质；② 防止放射源扩

散，做好三废处理的环境保护；③尽量减少照射时间；④尽量增大工作人员与放射物之间的距离；⑤利用屏蔽物质，如铅玻璃、铅橡皮等吸收放射射线，采取有利于保护自己身体的措施。

五、原子核能及其应用

（一）核能和质量亏损

1. **原子核的结合能** 在核子结合成原子核时所释放出来的能量叫做原子核的结合能。

2. **质能方程和质量亏损** 爱因斯坦在相对论中提出物体的质量和能量满足一定的关系，用式子表达出来即

$$E = mc^2$$

这一方程就叫做爱因斯坦质能联系方程，简称质能方程。式中 E 是物体的能量，m 是物体的质量，c 是真空中的光速。

我们把构成原子核的核子质量总和与原子核的质量之差叫做原子核的质量亏损，即 Δm。

3. **平均结合能** 我们把原子核的结合能与核子总数之比定义为原子核核子的平均结合能。设原子核的结合能是 $\overline{\Delta E}$，核内核子总数是 A，则原子核核子的平均结合能是 $\overline{\Delta E} = \dfrac{\Delta E}{A}$。

（二）重核的裂变

重核裂变是指较重的原子核在外界作用下分裂成较轻原子核并释放出相应能量的过程。

（三）轻核的聚变

轻核聚变是指较轻的原子核在一定外界条件下结合成为较重原子核并释放出相应能量的过程。

六、核磁共振及其应用

（一）核磁共振

当处在外加磁场中的原子核受到射频波的照射时，若射频波的能量恰好是原子核不同能级间的能量差，就会出现原子核强烈吸收射频波能量，从低能级向高能级跃迁的现象，这就是核磁共振现象中的共振吸收。

原子核在由高能级向低能级跃迁的同时以电磁波的形式向外释放能量，这就是核磁共振现象中的共振发射。

原子核在共振吸收和共振发射时都会形成核磁共振信号。

（二）核磁共振谱

核磁共振谱技术简称 NMR 技术，它是利用核磁共振现象来分析测定分子结构的一项技术。

（三）核磁共振成像

核磁共振成像技术简称 MRI 技术，是核磁共振在医学领域的应用。核磁共振成像技术是一种非介入探测技术，最大优点在于它是对人体没有任何伤害的安全、快速、准确的临床诊断方法。

同步训练

一、名词解释

1. 能级
2. 激光
3. X 射线的强度
4. 核子
5. 同位素
6. 天然放射现象

二、填空

7. 原子是由带_____电荷的____和绕核旋转的带____电荷的____组成的。

8. 原子从一种能量状态 E_2 跃迁到另一种能量状态 E_1 时，要_____或_____一定频率的光子，光子的频率是由两种状态的能量差决定。即_____。

9. 原子从基态或较低能级状态向较高能级状态跃迁时要_____能量；原子从较高能级跃迁到较低能级状态或基态时要_____能量。

10. 原子一般会自发的从较_____能级状态向较_____能级状态跃迁，并向外辐射能量，放出频率是_____的光子，这就是原子自发辐射的发光原理。

11. 光谱分为_____和_____两种。

12. X 射线也叫做_____，它是波长很短的_____，波长范围约在_____，也是一种_____。

13. X 射线的穿透力与_____有关，_____越高，产生的 X 射线波长越_____，贯穿本领越_____。

14. 原子核是由_____和_____组成，_____和_____统称为核子。

15. 我们把_____作为一个原子质量单位，记作_____。用原子质量单位表示碳原子的质量数为_____。

16. α 射线带_____电，是具有很高速度的_____，β 射线带_____电，是高速运动的_____，γ 射线不带电，是波长比 X 射线还短的_____。_____射线的穿透本领最强，_____射线的电离作用最强。

三、单项选择

17. 下列说法正确的是(　　　)
    A. 在正常状态下，原子处于最低能级的基态
    B. 原子所处的最低能级，叫做激发态
    C. 原子从基态向激发态跃迁，要辐射能量
    D. 原子从激发态向基态跃迁，要吸收能量

18. 原子由较高能量的激发态向较低能量的激发态或基态跃迁时，释放的能量(　　　)
    A. 转化为热能　　　　　　　　　　　B. 转化为内能
    C. 产生光子　　　　　　　　　　　　D. 转化为电子的动能

19. 原子在两个能级之间发生跃迁时，吸收或辐射的能量应该(　　　)
    A. 大于这两个能级的能量差　　　　　B. 等于这两个能级的能量差
    C. 小于这两个能级的能量差　　　　　D. 与这两个能级的能量差无关

20. 激光的产生是由于(　　　)
    A. 自然发光　　　B. 自发辐射　　　C. 受激辐射　　　D. 电子碰撞

21. 下列哪项不是激光的特性(　　　)
    A. 方向性好　　　B. 亮度高　　　C. 单色性好　　　D. 有荧光效应

22. 下列哪项不是激光的生物效应(　　　)
    A. 热效应　　　B. 空化效应　　　C. 光化效应　　　D. 压强效应

23. 关于 X 射线，错误的是(　　　)
    A. 是可见光　　　B. 会发生反射　　　C. 以光速传播　　　D. 沿直线传播

24. 下列关于 X 射线的特性，错误的是(　　　)
    A. 能使照相底片感光　　　　　　　　B. 具有电离作用
    C. 能使荧光物质产生荧光　　　　　　D. 是可见光，具有可见光的一切特性

25. X 射线的量取决于(　　　)
    A. 灯丝电压　　　　　　　　　　　　B. 管电流和照射时间
    C. 管电压　　　　　　　　　　　　　D. 灯丝温度

26. X 射线的波长越短，则(　　　)
    A. 强度越小　　　　　　　　　　　　B. 硬度越小
    C. 穿透本领越强　　　　　　　　　　D. 穿透本领越弱

27. 要降低 X 射线的硬度，可采用的方法是(　　　)
    A. 增大管电压　　　　　　　　　　　B. 增大管电流
    C. 减小管电压　　　　　　　　　　　D. 减小管电流

28. 要增加 X 射线的强度，可采用的方法是(　　)

    A. 增大管电压　　　　B. 增大管电流　　　　C. 减小管电压　　　　D. 减小管电流

29. X 射线用以做放射治疗的理论基础是(　　)

    A. 生物效应　　　　B. 荧光作用　　　　C. 感光作用　　　　D. 贯穿本领

30. X 射线穿透能力的大小取决于(　　)

    A. 管电流　　　　B. 管电压　　　　C. 灯丝温度　　　　D. 电子数量

31. 下列检查中不属于 X 射线检查的是(　　)

    A. 胸部透视　　　　B. 骨折拍片　　　　C. B 超检查　　　　D. X – CT

32. 构成原子核的是(　　)

    A. 电子和中子　　　　　　　　　　B. 电子和质子

    C. 正电子和负电子　　　　　　　　D. 质子和中子

33. 关于原子核的电荷数，下列说法错误的是(　　)

    A. 就是原子核内的质子数　　　　　B. 就是原子核内的中子数

    C. 就是原子核外的电子数　　　　　D. 就是元素周期表中的原子序数

34. 铀 $^{235}_{92}$U 核中有(　　)

    A. 92 个质子，143 个中子　　　　　B. 143 个质子，92 个中子

    C. 235 个质子，92 个中子　　　　　D. 92 个质子，235 个中子

35. 关于 α、β、γ 射线，错误的是(　　)

    A. α 射线带正电　　　　　　　　B. β 射线带负电

    C. γ 射线不带电　　　　　　　　D. γ 射线是高速电子流

36. 同位素是指(　　)

    A. 电荷数不同而质量数相同的核素

    B. 电荷数相同而质量数不同的核素

    C. 质子数不同而中子数相同的核素

    D. 质子数与中子数之和相同的核素

四、计算及回答问题

37. 玻尔理论的基本内容有哪些？

38. 激光有哪些特性？举例说明激光在医学上的应用及其防护措施。

39. X 射线有哪些特性？举例说明 X 射线在医学上的应用及其防护措施。

40. 举例说明放射性核素在医学上的应用及放射性防护措施。

物理实验

一、物理实验是物理学的基础

物理学是一门以实验为基础的学科，其每一个概念的建立，每一个定律的发现，都是通过观察、实验、抽象、假说等研究方法，并通过实践的检验而得出的结果。纵观物理学的发展史，物理学的许多重大发现都是从实验室开始的，人类的物理知识来源于实践，特别是来源于科学实验的实践，所以说物理学是以实验为基础的科学。

实验课是在教师的指导下学生自主学习的过程，是学生之间合作学习的过程，是学生探究知识和获得科学方法的重要途径，也是培养学生良好的道德素养和科学作风的过程。通过物理实验，使学生生动地感知物理现象，加深对物理概念的理解，加强对物理规律的掌握，更重要的是学会运用观察和实验的方法，掌握处理物理问题的基本程序和技能(包括仪器的使用、数据的读取和分析、实验报告的书写等)，培养观察能力、思考能力和操作能力，从而启迪心智，激发灵感，不断质疑，勇于探索，进而培养严谨治学的态度和坚韧求索的精神。

二、实验课的基本程序和要求

1. 实验预习　根据教师提前下达的实验课题和相关思考题，以小组为单位进行实验方案构思，弄清实验的原理、目的，对所用的仪器和测量方法做基本了解，拟定实验步骤，设计记录实验数据表格等。

2. 实验准备　各实验小组根据预习内容，在教师的指导下，到实验室做好实验器材和用品的准备工作。

3. 实验过程　实验课开始，临时指定由某一实验小组的组长将实验的步骤先介绍给大家，其他小组做补充，最后，由教师强调指出实验的重点、难点及注意事项。

在操作过程中，各小组应有明确的分工，按预习拟定的实验步骤进行操作，并如实记录实验数据。教师巡回各实验小组，根据各小组的实际问题，给予启发、引导和答疑。

4. 实验报告　实验报告是记录实验的文件。主要包括实验名称和实验日期；实验原理(包括主要公式、受力图或电路图或光路图等)；实验器材；实验步骤；实验数据表格；实验数据处理；实验结论；讨论和建议等。内容要各有特色，避免千篇一律。

5. 实验考核　根据制订的考核方案和评分标准，进行实验技能考核，并记录成绩。

实验一　测量与误差

一、测量

在物理实验和其他科学实验及工作中，常常对一些物理量进行测量，以便定量地研究各个量之间的关系。测量通常分为直接测量和间接测量两种。

1. 直接测量　能从仪器上直接读出该物理量的数值，这种测量方法叫做直接测量。例如，用各种尺子量长度、天平称物体的质量、秒表记录时间、电压表测量电压、血压计测量血压、体温计测量体温等。

2. 间接测量　在测量某些物理量时，不能从仪器上直接读出，而需要先测出一些与之相关的其他物理量，然后通过一定的公式计算得到，这种测量方法叫做间接测量。例如，各种形状的面积、体积，透镜的焦距，电池的内阻，重力加速度，液体的黏滞系数等的测量。

二、误差

一个物理量客观存在的值叫做真值。用仪器测出的值叫做测量值。当我们对某一物理量进行测量时，由于受到仪器、测量方法、人的感觉器官及周围环境的影响，使测量值与真值之间总有一定的差异，测量值只能是真值的近似值。我们把真值与测量值之差叫做测量误差。

误差存在于一切测量之中，而且贯穿于测量过程的始终。误差的大小反映测量值的精确程度。

误差按其性质可分为系统误差和偶然误差。

1. 系统误差　系统误差是由于仪器本身的原因(如制造精度、调节不当等)、测量原理不够严密、实验方法不完善或者测量环境(如光线、温度、电磁干扰、空气湿度等)等造成的。其特点是在相同条件下多次测量时，所得到的测量值总是比真值偏大或者总是偏小某一固定值。故这种误差也叫做固定误差。例如，米尺的刻度不均匀，天平称质量时没有考虑空气浮力，液体压强计和气体压强计受温度影响，在读取仪表读数时，眼睛没有正对指针刻度等。

可通过改良仪器、改进测量方法、改善测量环境等来减小系统误差。在无法排除造成系统误差的原因时，可在测量数值上增减这个固定误差来修正测量值，使测量值尽可能地接近真值。

系统误差反映测量的正确程度。

2. 偶然误差　偶然误差是由偶然因素或不确定因素(如观察者的视、听器官的限制，以及手脚的灵活性的限制；温度和气压的起伏；地基的振动；光线的闪动；电磁场的干扰等)所造成的每一次测量结果时大时小，无规则的涨落，这种误差是随机变化的，也叫随机误差。

实践表明，偶然误差随着测量次数的增多，也呈现一定的规律性，即偶然误差的算术平均值随着测量次数的增加而越来越趋向于零。因此，可通过适当增加测量次数取其平均值来减小偶然误差。例如，在给患者测量血压时，一般都要测量 2~3 次取平均值，这样可减小偶然误差，使测量值更接近血压的实际值。

偶然误差反映测量的精确程度。

总之，任一测量结果的误差是系统误差和偶然误差的总合，但影响测量结果的准确度的因素，有时主要因素是系统误差，有时主要因素是偶然误差，因此应对每项实验进行具体分析，加以区分，科学处理。

3. 误差的表示

（1）绝对误差　真值与测量值之差的绝对值叫做绝对误差。用 A 表示真值（公认值），N 表示测量值，则绝对误差 ΔN 为

$$\Delta N = |A - N|$$

例如，照明电的额定电压的公认值是 220V，如果测量值是 219.6V，则绝对误差是

$$\Delta N = |A - N| = |219.6 - 220| = 0.4(V)$$

（2）相对误差　绝对误差与公认值的比，叫做相对误差。即

$$\frac{\Delta N}{A} = \frac{|A - N|}{A}$$

相对误差表示测量的准确程度。一般用百分数表示，又叫百分误差。

例如，已知水的密度公认值为 $1.0g/cm^3$，水银的密度公认值为 $13.6g/cm^3$，其测量值分别为 $1.1g/cm^3$ 和 $13.5g/cm^3$，由上述公式计算得到：绝对误差都是 $0.1g/cm^3$，前者的相对误差是 10%，后者的相对误差是 0.7%，由此可以看出，后者比前者准确得多。这个例子说明，绝对误差虽然相同，并不意味测量的精度相同，显然，相对误差能够反映出测量的准确程度。

三、有效数字的表示及其运算

在实验测量中，记录实验数据和进行数据运算处理时，必须要用到有效数字的知识，它关系到实验结果的客观性和可信度。

1. 有效数字及其表示　测量的精确程度，决定于仪器的精密程度，仪器的最小刻度越小，测量就越精确。由仪器最小刻度直接读出的数是准确的、可靠的，叫做可靠数字。但是待测的量往往不正好是最小刻度的正数倍，而读数落在两刻度线之间，这种情况通常用肉眼等分最小刻度，然后根据读数所占的分数估计出一个读数，由于这位数是估计的，是不可靠的，叫做可疑数字。

在测量结果中，前几位可靠数字加上最后一位估计的可疑数字，都是有效的，通常叫做有效数字。例如，用米尺测量一段铜导线的长度是 656.8mm，由于米尺的最小刻度是毫米（mm），所以前三位是有效数字，最后一位是估计出来的可疑数字，这个测量结果就用四位有效数字表达。

有效数字是测量结果的客观表达，所以有效数字的位数不能人为地随意变动。在测

量时，对有效数字的表示要注意以下几点：

①"0"在非零数字后面是有效的。例如，测量值是 0.060m 是两位有效数字，其中 6 是可靠的，6 后面的 0 是可疑的。

②"0"在非零数字前面不是有效数字的位数。例如，在测量值 0.060m 中，6 前面的两个 0，只与单位的变换有关，不表达有效数字的位数。

在对测量数值进行单位变换时，不要改变其有效数字的位数。例如，0.060m 变为 6.0cm，如果写成 6cm，有效数字就人为地减少了一位，由两位变成了一位，因而改变了测量的精度。又如，长度 2.8m，不要写成 280cm，这样有效数字就人为地从两位变成了三位，也改变了测量精度，故应改写为 2.8×10^2cm。

2. 有效数字的运算

在实验中，平均值、绝对误差、相对误差和间接待测的量等等，都要对直接测得的量经过一定的运算才能求得。由于直接测得的量是用有效数字表示的，所以在运算过程中，要遵循有效数字的运算法则。

(1)加减运算　可靠数字与可疑数字相加减，其结果为可疑数字。在加减结果的有效数字中，对第二位可疑数字进行四舍五入，保留一位可疑数字。例如，15.05cm + 208.10cm ≈ 223.15cm

$$
\begin{array}{r}
15.05 \\
+\ 208.10 \\
\hline
223.15
\end{array}
$$

计算结果中的 5 是可疑数字 5 与可疑数字 0 相加得到的，因此 5 是可疑数字，正确结果是 223.15cm。

又如，126.52g − 22.5g ≈ 104.0g

$$
\begin{array}{r}
126.52 \\
-\ \ \ 22.5 \\
\hline
104.02
\end{array}
$$

结果中小数点后的 0 是 5 与 5 相减的结果，因此 0 是可疑数字，末尾的 2 就没有必要保留了，应舍去，正确结果是 104.0g。

(2)乘除运算　可靠数字与可疑数字相乘除，其结果也是可疑数字。乘除结果的有效数字的位数，与参与运算的因数中有效数字最少的相同。

例如，14.21cm × 4.52cm ≈ 64.23cm²；18.258m ÷ 1.6m ≈ 11.4

(3)乘方、开方运算　有效数字乘方时，幂底数有几位有效数字，计算结果中就可保留几位有效数字。

有效数字开方时，被开方数有几位有效数字，计算结果中就可保留几位有效数字。

【思考题】

1. 误差按其性质可分为哪几种？各种误差产生的原因各是什么？

2. 绝对误差和相对误差各怎样表示？

3. 数 9.8 和 9.80 的含义有什么不同?

4. 指出下列测量值中各有几位有效数字?

① 760mm; ② 256.6s; ③ 0.050g; ④ 2836.0cm; ⑤ 1.6×10^2 kg; ⑥ 3.65×10^{-3} km。

5. 计算: ① 125.1 + 23.50; ② 6.126 × 2.1

(王震宇)

实验二　长度的测量

[实验目的]

1. 了解游标卡尺和螺旋测微仪的构造及原理。

2. 会使用游标卡尺测量工件的内径、外径、高度和深度。

3. 会使用螺旋测微仪测量金属丝的直径。

[实验器材]

游标卡尺、螺旋测微仪、钢杯、金属丝。

[实验原理]

1. 游标卡尺的原理　如实验图 2 - 1 所示, 主尺和游标的上下都有量脚。上面的两个量脚用于测量内径, 叫做内测脚; 下面的两个量脚用于测量外径, 叫做外测脚。游标在主尺上滑动时, 在主尺的尾端会相应地出现细尺, 称为尾尺(又叫深度尺), 尾尺与游标连在一起, 可测深度。游标上有一个紧固螺钉, 避免游标意外滑动。

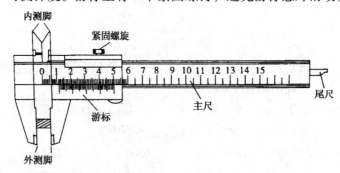

实验图 2 - 1　游标卡尺

主尺的最小刻度为 1mm, 不同精度的游标卡尺, 其游标的刻度不同。实验图 2 - 2 所示的游标有十个刻度, 总长等于 9mm, 即游标的每一个刻度长为 0.9mm, 与主尺的最小刻度相差 0.1mm, 该游标卡尺的精度为 0.1mm。

当两测脚闭合, 游标和主尺的"0"刻度对齐时, 游标上的第 10 条刻度线与主尺上的第 9 条刻度线也对齐, 其他刻度线都不对齐。如果把游标向右推动使游标的第 1 条刻度

实验图 2-2　游标卡尺的读数原理

线正好对准主尺的第 1 条刻度线，便知道游标移动了 0.1mm，这时，游标的"0"刻度线与主尺的"0"刻度线相距 0.1mm，两测脚之间的距离也是 0.1mm。如果把游标再向右推动，使游标的第 2 条刻度线正好对准主尺的第 2 条刻度线，外测脚之间的距离就是 0.2mm，以此类推，如果游标的第 n 条刻度线与主尺的某一刻度线最为重合，则外测脚之间的间隔就是 0.1mm 的 n 倍。

当被测物体的厚度超过 1mm 时，整毫米数可以从游标"0"刻度线与主尺相对应的刻度线读出，小于毫米的数值可以从游标上读出。如实验图 2-2 所示，游标的"0"刻度线在 5mm 和 6mm 之间，读出整毫米数是 5mm，游标的第 4 条刻度线与主尺的刻度线对齐，读出小于毫米的数值是 0.4mm，则物体的长度为 5.4mm。

若游标上有 50 个刻度，总长 49mm，则每一个刻度长度为 0.98mm，与主尺的 1mm 相差 0.02mm。

由上所述，若游标上一共有 m 个刻度，则 m 个刻度的总长度与主尺上的 $(m-1)$ 个刻度的总长相等。设主尺上最小刻度的长度为 y，游标上最小刻度的长度为 x，则有

$$mx = (m-1)y$$

$$x = \frac{m-1}{m}y$$

那么，主尺与游标每一刻度的差值为：

$$\Delta x = y - x = y - \frac{m-1}{m}y = \frac{1}{m}y$$

Δx 叫做游标卡尺的最小读数值，即最小刻度的分度数值。

例如，主尺的最小分度是 1mm，若 $m = 20$，则游标卡尺的最小分度为 1/20mm = 0.05mm，称为 20 分度游标卡尺。不同分度游标卡尺的读数可归纳成一个读数公式：

$$L = ky + n \cdot \Delta x$$

式中 k 表示游标的"0"刻度线所处在主尺上刻度的整毫米数，n 是游标卡尺的第 n 条刻度线与主尺上的某一刻度线重合。

2. 螺旋测微仪的原理　如实验图 2-3 所示，螺旋测微仪的主尺与 U 型部分相连固定在一起，主尺的最小刻度为 0.5mm。可在主尺上旋转移动的螺旋杆上固定有螺旋柄 A 和小螺旋柄 C，A 的边缘一周刻有 50 格。接触面 a、b 用来卡测物体，a 与 U 型部分固定在一起，b 可伸缩移动。A 旋转一周，b 将前进或后退 $\frac{1}{2}$mm，A 的边缘上刻有 50 格，b 每旋转一小格，则将前进或后退 $\frac{1}{2} \times \frac{1}{50} = \frac{1}{100}$mm，所以螺旋测微仪的最小刻度值是 0.01mm，因为还可以再估计一位，精确到 0.001mm，所以螺旋测微仪又叫千分尺。

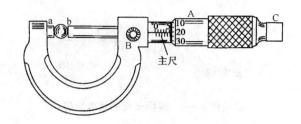

实验图2-3 螺旋测微仪

测量时，先将开关B扳开，旋转A使b与a分离到略大于待测物体的长度，然后把物体放在a和b之间，并使物体靠紧a。旋转A使b向物体靠近，待b将要接触物体时，停止旋转A，然后再改旋微调C，使b继续靠近物体，听到响声后立即停止旋转，此时a和b都与物体紧密接触。关上开关B，读数。

读数时，先读主尺露在A边缘外的数值，即整数部分（即大于0.5mm部分），再加上A边缘刻度与中心线对齐的刻度读数，就是待测物的长度。

如实验图2-4(a)所示，主尺露在A边缘外的数值为4mm，A边缘刻度与中心线对齐的刻度数为2.8格（8为估计值），则有 $2.8 \times \dfrac{1}{100} = 0.028(\text{mm})$，两数相加，最后的测量值为4.028mm。同理可得，实验图2-4(b)所示的测量值为3.964mm。

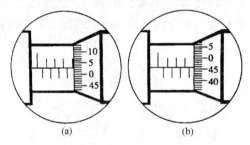

实验图2-4 螺旋测微仪读数示例

[实验步骤]

1. 游标卡尺的使用

（1）仔细观察游标卡尺的构造，熟悉它的使用。

（2）将游标卡尺的两测脚并拢，观察并记下初始误差（注意正负）。

（3）用卡尺的内、外测脚分别测量工件的内、外径及高度，用尾尺测量杯的深度，各3次，要求3次测量的方位互为120°左右，将所测数值填入实验表2-1。

（4）计算各自的平均值，求出工件的体积。

2. 螺旋测微仪的使用

（1）仔细观察螺旋测微仪的构造，熟悉它的使用。

（2）将a和b并拢，观察并记下初始误差（注意正负）。

（3）测金属丝直径3次，方位互为120°左右，数值填入实验表2-2。

（4）计算平均值，求出金属丝的横截面积。

[实验数据及处理]

实验表 2 - 1　用游标卡尺测量钢杯的几何尺寸　　　　单位：mm

	内径	外径	高度	深度
1				
2				
3				
平均值				
体 积(mm³)				

实验表 2 - 2　用螺旋测微仪测量金属丝的直径　　　　单位：mm

	直　径	平 均 值	
1			
2			
3			

（王震宇）

实验三　听力的测试

[实验目的]

1. 了解声源的方向、距离与听觉的关系。
2. 感觉双耳听觉的效应。
3. 了解气传导和骨传导。

[实验器材]

闹钟或机械手表、秒表、音叉、听诊器、皮尺、大手帕、药棉。

[实验步骤]

1. 测定声源的方向、距离对听觉的影响　　实验以 3 人为一组：一人蒙眼受试，一人手持闹钟主试，一人测距离并记录。主试者分别从受试者前后、左右及斜侧方向，约 5m 远处开始，逐渐把闹钟移近受试者。当受试者听到闹钟的嘀嗒声，立即指出听到声音的方向。量取并记录闹钟与耳之间的距离和方向。每一方向上重复 3 次，数据填入实验表 3 -1 并求其平均值。

闹钟改用机械手表时，距离从 1m 处开始，重复上述的过程，将数据填入实验表

3-2并求其平均值。

2. **测定双耳的听觉效应**　用药棉球塞住受试者的一耳，重复上述的实验，并记录受试者听到声音的距离和方向。比较单耳、双耳对声源的定位能力和听觉的距离。

把听诊器一侧的乳胶管增长一倍，再将听诊器反戴在受试者的双耳上，如实验图3-1所示。

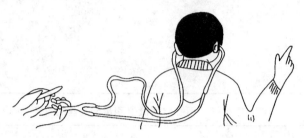

实验图3-1　测定双耳的听觉效应示意图

主试者轻敲听筒的金属板，让受试者指出声源的方向。

3. **验证气传导和骨传导**　受试者蒙眼端坐，主试者敲击音叉发声，并让受试者指出声源方向。再用药棉球塞住双耳，重复上述实验，受试者听不到音叉振动声。如这时把振动的音叉柄放在受试者耳后乳突或颅骨顶部，如实验图3-2所示。

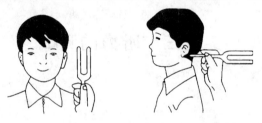

实验图3-2　验证气传导和骨传导示意图

[实验数据及处理]

测定声源的方向、距离对听觉的影响。

实验表3-1　测定声源不同方向上的听觉距离

	第1次（m）	第2次（m）	第3次（m）
前方			
后方			
左方			
右方			
左前方			
右前方			
左后方			
右后方			

实验表 3.-2　测定声源不同方向上的听觉距离

	第 1 次(m)
前方	
后方	
左方	
右方	
左前方	
右前方	
左后方	
右后方	

［现象分析］

1. 通过比较在各个方向能听到声源发声的距离可以得知，听觉的效果或听力跟声源的方向有关。声源在正前方，因耳郭有利于收集声音，所以较远距离也能收到，这时听觉效果或听力最佳。声源在正后方时，因背着耳郭，听觉效果或听力最差。声源在左右方向时听觉效果或听力一般。

2. 比较单耳与双耳的听力可知，单耳听到声音的距离比双耳近得多，单耳的定位能力和听力都比双耳的差。听诊器实验表明，受试者必须回答声音来自乳胶管短的一侧，这是短管一侧的声音早到耳朵，早传入大脑的缘故。上述实验中双耳听力较单耳声音好的现象，称双耳效应。

3. 音叉实验表明，通过空气传导可以听到声音，这种由声音通过耳郭集音经外耳道、中耳、内耳传入大脑的途径叫做气传导。当耳朵被塞住，音叉振动通过乳突或颅骨其他部位的振动，再使内耳的内淋巴运动，传入大脑的途径叫做骨传导。

（何炯　王震宇）

实验四　液体表面张力系数的测定

［实验目的］

1. 学会测量液体表面张力系数的方法。
2. 学会正确使用测力计，能准确读取实验数据。
3. 了解液体表面张力与交界线长度的关系。
4. 会用有效数字处理实验数据。

［实验器材］

测力计、直尺、水槽、M 形金属架、温度计、液体(水或食用植物油)等。

[实验原理]

液体表面具有一种促使液体表面收缩的力，叫做表面张力。作用在液体表面单位长度分界线上的表面张力就是液体的表面张力系数。如实验图 4 – 1 所示，M 是金属丝架，它的重量为 G，把 M 挂在弹簧秤下面，当 M 处在空气中时，弹簧秤的示数 $F_1 = G$。

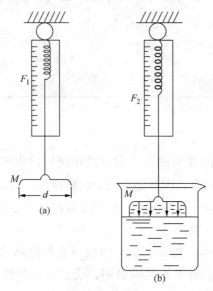

验图 4 – 1 液体的表面张力系数测定示意图

当金属丝架 M 浸入液体中，然后慢慢匀速提起，让它从液体中刚刚露出来，可以看到这时弹簧秤的示数不再是 F_1，而是 F_2，且 $F_2 > F_1$。这表明：金属丝架 M 从液体中露出时，其上有附加力的作用。因为金属丝架 M 从液体中露出时，上面蒙着一层液膜，此液膜要收缩它的表面，从而使金属丝架受到液膜对它向下的拉力，这个拉力就是表面张力。如果用 F 表示液膜断开的瞬间表面张力的大小，则有

$$F = F_2 - F_1 \qquad (忽略液膜重力)$$

如果保持金属丝架的长度不变，用不同的液体来做实验，得到的结果不同。这说明液体表面张力的大小跟液体的种类有关，容易蒸发的液体 α 较小。

就同一种液体，改变金属丝的长度，表面张力也不同。实验结果表明，表面张力的大小跟液体的分界线长度 L 成正比（液膜有两个表面，$L = 2d$，d 为一边液膜的长度）。即

$$F = \alpha L$$

式中 α 叫做表面张力系数，α 在数值上等于作用在液体表面单位长度的分界线上的表面张力，则有，$\alpha = \dfrac{F}{L}$。因此，各种液体的表面张力之大小，可用表面张力系数来衡量。

α 的大小不仅跟液体的种类有关，还跟液体的温度有关。同种液体的表面张力系数，随着温度的升高而降低，随着温度的降低而升高。除此之外，液体的表面张

力系数还跟液体的纯度有关，在大多数情况下，掺入杂质，液体的表面张力系数降低。

表面张力的方向是跟液面相切。如果液面是平面，表面张力就在这个平面上；如果液面是曲面，表面张力就在这个曲面的切面上，且指向液体内部。作用在任何一部分液面上的表面张力，总是跟这部分液面的分界线垂直。

[实验步骤]

1. 用弹簧秤称量出金属丝架 M 在空气中的重量。

2. 用直尺量出金属丝架 M 的长度。

3. 将挂在弹簧秤下的金属丝架 M 完全浸入水槽中水里，然后慢慢提升直到金属丝架 M 刚刚完全露出水面，使金属丝架 M 上蒙上一层液膜，从测力计上读出所受的力，即 F_2。

4. 计算出两种情形下所受力之差，即 $F = F_2 - F_1$。

5. 重复实验 3 次，求出平均值。

6. 将平均值 F 和 L 代入公式 $\alpha = \dfrac{F}{L}$ 中，计算结果。

[实验数据及处理]

实验表 4 – 1　测定水的表面张力系数 $\alpha_水$

测试液体	温度(℃)	次数	长度(m)	F_1(N)	F_2(N)	F(N)	α(N/m)
水		1					
		2					
		3					

实验表 4 – 2　测定酱油的表面张力系数 $\alpha_{酱油}$

测试液体	温度(℃)	次数	长度(m)	F_1(N)	F_2(N)	F(N)	$\alpha/$(N/m)
酱油		1					
		2					
		3					

[实验结果]

实验表明，液体的表面张力系数跟液体的种类有关，液体的种类不同，其表面张力系数不同。水和酱油的表面张力系数分别为：$\alpha_水 = $　　　；$\alpha_{酱油} = $　　　。另外，表面张力系数跟液体的温度、掺杂情况有关。

（王震宇　何炯）

实验五　液体黏滞系数的测定

[实验目的]

学会用奥氏黏度计测定乙醇的黏滞系数 $\eta_{乙醇}$。

[实验器材]

奥氏黏度计、移液管(2 只)、温度计、秒表、大量筒、橡皮球、乙醇、蒸馏水。

[实验原理]

奥氏黏度计如实验图 5-1 所示，是有两个球泡 M 和 N 的 U 形玻璃管，M 的两端各有一刻痕 A 和 B，B 刻痕下是一均匀的毛细管。

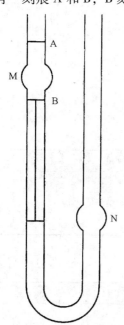

实验图 5-1　奥氏黏度计示意图

由泊肃叶方程导出

$$Q = \frac{\Delta P}{R} = \frac{\Delta P}{\left(\frac{8\eta L}{\pi r^4}\right)} = \frac{\Delta P \pi r^4}{8\eta L}$$

而 $Q = \dfrac{V}{t}$，$V = Q \cdot t = \dfrac{\Delta P \pi r^4 t}{8\eta L}$

因此黏滞系数　$\eta = \dfrac{\Delta P \pi r^4 t}{8 V L}$

以蒸馏水为标准液，使之流过 M 泡，记录蒸馏水通过 A 和 B 刻痕所用的时间 t_1。设馏流水的黏度为 η_1，可以查表得知数值；设待测液体的黏度为 η_2，可以测出待测液体通过 A 和 B 刻痕所用的时间 t_2。

显然，不论什么液体流过 M 泡，A 和 B 刻痕间的体积 V 都是相同的，即 $V_1 = V_2$，故有

$$\frac{\Delta P_1 \pi r^4 t_1}{8 L \eta_1} = \frac{\Delta P_2 \pi r^4 t_2}{8 L \eta_2}$$

因为此处的压强是由液柱的重力所产生，$\Delta \rho = \rho g L$，代入上式整理后得

$$\eta_2 = \frac{\rho_2 t_2}{\rho_1 t_1} \cdot \eta_1$$

式中 ρ_1、ρ_2、η_1 可以查表得知，利用此式可以计算出 η_2。

这种利用标准液体的黏度来测量，求得待测液体黏度的方法叫做间接比较法。

[实验步骤]

1. 用试管夹夹住黏度计，竖直置于盛水的大量筒中。

2. 用移液管将 5ml 乙醇从黏度计较粗的一端注入，使其充满 N 泡。

3. 数分钟后，用橡皮球把乙醇吸到 M 泡，使液面稍高于刻痕 A，用秒表测出液面从 A 降至 B 所用的时间，并记录于表中。重复 3 次，取平均值。同时测出并记录量筒中水的温度。

4. 倒出乙醇，用蒸馏水冲洗黏度计 3 次并甩干。用移液管向黏度计注入 5ml 蒸馏水，按步骤 3 测出并记录液面从 A 降至 B 的时间 t，重复 3 次，取平均值。同时测出并记录量筒中水的温度。

5. 在附录表中查出该温度时水的密度 ρ_1 和黏滞系数 η_1 以及乙醇的密度 ρ_2，计算出乙醇在该温度时的黏滞系数 η_2。

[实验数据及处理]

实验表 5-1　测定乙醇的黏滞系数（$\eta_{乙醇}$）

测试液体	测试温度	时　间(s)				密　度 （×10kg/m³）	黏滞系数 （×10⁻²Pa·s）
		第1次	第2次	第3次	平　均		
水							
乙醇							

$$\eta_2 = \frac{\rho_2 t_2}{\rho_1 t_1} \cdot \eta_1 =$$

乙醇在 _____ ℃时，黏度系数为 _____ 。

附表 1　水和乙醇的密度 ρ（×10³kg/m³）

温度 （℃）	5	10	11	12	13	14	15	16	17	18	19
水	1.0000	0.9997	0.9996	0.9995	0.9994	0.9993	0.9991	0.9990	0.9988	0.9986	0.9984
乙醇	0.802	0.798	0.797	0.796	0.795	0.794	0.794	0.793	0.792	0.791	0.790
温度 （℃）	20	21	22	23	24	25	26	27	28	29	30
水	0.9982	0.9980	0.9979	0.9975	0.9973	0.9971	0.9968	0.9965	0.9962	0.9960	0.9957
乙醇	0.789	0.788	0.787	0.786	0.786	0.785	0.784	0.784	0.783	0.782	0.781

附表 2　水的黏滞系数 η（×10⁻³Pa·s）

温度(℃)	10	15	16	17	18	19	20
η	1.307	1.139	1.109	1.081	1.053	1.027	1.002
温度(℃)	21	22	23	24	25	30	
η	0.9779	0.9548	0.9325	0.9111	0.8904	0.7975	

（王震宇）

实验六　血压计的使用

[实验目的]

1. 熟悉水银血压计的构造。
2. 理解水银血压计的测量原理。
3. 学会使用血压计。

[实验器材]

水银柱式血压计、听诊器。

[实验原理]

1. 血压　血液在血管中流动时，作用在血管壁的侧压强叫做血压。血压的单位一般用 kPa 或 mmHg。

心脏收缩时，血液由左心室射入主动脉，此时血压达到最高值，称为收缩压。心脏舒张末期动脉压所能保持的最低值称为舒张压。正常人的收缩压为 12 ~ 16kPa（90 ~ 120mmHg），舒张压为 8 ~ 12kPa（60 ~ 90mmHg）。

测量血压就是测定心脏的收缩压和舒张压，实际上是用无创伤方法间接测定离心脏很近的肱动脉在心脏收缩和舒张时的压强，近似地表示血压。

2. 血压计的构造　如实验图 6 - 1 所示，血压计是由水银测压计、袖袋和气球三部分组成。测压计是一个标有刻度的玻璃管，上端与大气相通，下端与水银槽相连。气球是一个带有气门调节螺杆的橡皮球，供充气和放气用。

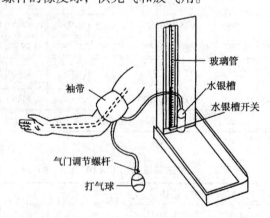

实验图 6 - 1　用水银血压计测量血压的示意图

3. 测量原理　当气袋不断充气，其压强大于肱动脉的最大压强时，此压强挤压肌肉组织将血管压闭，血流中断。当气袋内压强介于肱动脉最大压强和最小压强之间时，被压迫处血管间断性闭合，血液间断性冲过压闭的血管，被压闭处两端的血管压强差较大，血液流动速度快，形成湍流，可通过听诊器听到声音。气袋压强等于收缩压时，血液正好压闭的血管，开始出现声音，当气袋压强等于舒张压时，血液恢复连续流动，声音消失。利用这种现象，可以测量出收缩压和舒张压。

[实验步骤]

1. 测量前的准备　将血压计放平后，揭开上盖，使其与底盒垂直，打开水银槽开关，把 U 形管底部阀门杆拨向"通位"，检查血压计是否完好，水银是否充足，气球是否漏气等。

被测者脱去一侧衣袖，靠桌旁静坐，前臂平放在桌上，使上臂、测压计的零刻度线与心脏处于同一水平线。将袖带缠绕于上臂，其下缘就在肘关节上约 2cm。将听诊器胸件放在袖带下，贴在肱动脉搏动处，戴上听诊器。

2. 测量收缩压　关闭气门，用气球向袖带内打气加压，使测压计上的水银柱上升到 180mmHg 左右。

慢慢放气减压，使水银柱缓慢下降，同时仔细听诊，当听到第一声搏动时，测压计所示的刻度即为收缩压。

3. 测量舒张压　继续缓慢放气减压，水银柱慢慢下降，搏动声音依然存在，而后突然消失，在声音突然消失的一瞬间，测压计上所示的刻度即为舒张压。

4. 整理仪器　测量结束后，将气袋内的气体排尽，血压计向右倾斜 45°时关闭水银槽开关。将各部件平整地放入盒内盖好。

[实验数据及处理]

实验表 6-1　血压记录表

	收缩压	舒张压
1		
2		
3		
平均值		

[注意事项]

1. 血压计要放置水平。
2. 橡胶皮管一定要理顺，防止出现打结、纠缠等情况，保持气路畅通。
3. 袖带不能打得太高，以免水银溢出。
4. 保持袖带卫生，袖带松紧要适中。
5. 测量时应先使水银柱降至"0"时再测。

（何炯　王震宇）

实验七　空气湿度的测量

【实验目的】

1. 学会正确使用干湿泡湿度计。
2. 掌握空气湿度的测量方法。

【实验仪器】

干湿泡湿度计。

【实验原理】

干湿泡湿度计由两支相同的温度计组成，湿泡温度计下端的玻璃泡上包有纱布，纱布的下端浸入装有水的容器，由于水分不断从湿泡温度计蒸发需吸收热量，所以湿泡温度计的读数一般比干泡温度计低，干、湿温度计总是存在着温差，这种温差是由水分蒸发造成的，与空气的干、湿程度有关，即与空气的相对湿度有关。相对湿度越小，就越容易蒸发，湿泡温度计的读数越低，两个温度计的温差越大；反之，相对湿度越大，水就越不容易蒸发，湿泡温度计读数越高，两个温度计的温差越小。因此，只要读出干、湿泡两支温度计的读数，查阅本书表5-4相对湿度表，即可得到此时此地空气的相对湿度。

【实验步骤】

1. 观察干泡温度计与湿泡温度计的读数是否相等，如果不等记下误差。
2. 将湿泡温度计下的容器盛满水后，分别将湿度计放置在教室、实验室、操场和水房等地。
3. 数分钟后，观察湿泡温度计的读数变化。待稳定后分别读出干、湿泡温度计的示数，求出温度差。
4. 根据湿泡温度计的温度和干、湿泡温度计的温差，从本书表5-4中查出该温度时空气的相对湿度。

【实验数据及处理】

实验表7-1　测量不同环境中空气湿度记录表

	干泡温度(℃)	湿泡温度(℃)	干湿泡温差(℃)	相对湿度
教　室				
实验室				
操　场				
水　房				

（王守芹）

实验八　多用电表的使用

【实验目的】

1. 了解多用电表的测量项目、量程和表盘刻度线的分布特点。
2. 学会使用多用电表测量电阻、电压和电流。
3. 验证串联电路中电压、电流、电阻的分配规律。

【实验器材】

多用电表、直流稳压电源、电阻箱、滑动变阻器、交流电源(6.3V)、开关、导线等。

【实验原理】

多用电表(通常叫万用表)是一种能测量电阻、直流电压、直流电流、交流电压等的多用途测量仪表,只需旋转功能选择开关,便可以选择不同的测量项目和量程。多用电表具有功能多、使用方便、用途广泛等优点,是常用的电路检测仪表。

多用电表的核心是电磁式灵敏电流计(如实验图8-1所示),根据欧姆定律及电阻的串、并联原理,附加整流电路,经过适当的电路连接,就将灵敏电流计改装成多用电表,如实验图8-2所示。多用电表种类很多,使用方法大同小异。

现以MF-47型多用电表(如实验图8-2)为例介绍多用电表的使用如下:

实验图8-2中"1"为表头刻度盘,由上向下,第一行刻度用于读取电阻值,刻度不均匀,注意区别;第二、三、四行读取电流、电压值。"2"为电压、电流的调零旋钮(零点在表盘刻度的左边)。"3"为测量电阻的调零旋钮(零点在表盘的右边)。"5"为插孔,用于插入红、黑两个表笔。

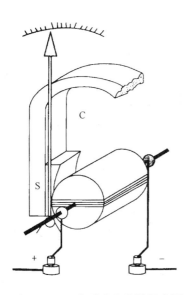

验图8-1　电磁式电流计示意图

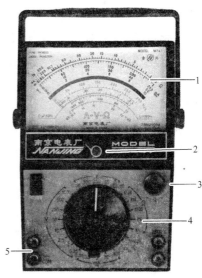

实验图8-2　MF-47型多用电表

1. 电阻的测量

测量范围：$R \times 1\Omega$，$R \times 10\Omega$，$R \times 100\Omega$，$R \times 1k\Omega$，$R \times 10k\Omega$。误差：$\pm 2.5\%$。

测量方法：

（1）根据被测量电阻值的大小，选择适当的量程，使指针指示在刻度线的中间一段，以便于观察，减小误差。例如，测量 $2.2k\Omega$ 的电阻，把功能转换开关拨到 $R \times 100$ 档，电表指示为22，这时观察清楚；也可以把转换开关拨到 $R \times 1k$ 档，电表指针指示为 2.2，也可以观察清楚。如果把功能转换开关拨到 $R \times 10k$ 档，此时表针只偏离"0"刻度线一点点，很难读数。

（2）零点调整：选定适当量程后，将红、黑表笔短路，调整调零旋钮，使表针准确地指在"Ω"刻度线的"0"上，然后可进行测量电阻值。

（3）读数：从表盘第一条刻度线读数。测量某一电阻，如果表盘读数为26，转换开关指示倍数为 $R \times 100$，则被测电阻数值 $R_x = 26 \times 100 = 2600\Omega = 2.6k\Omega$。

2. 直流电流的测量

测量范围：$0 \sim 0.05mA \sim 0.5mA \sim 5mA \sim 50mA \sim 500mA \sim 5A$。误差：$\pm 2.5\%$。

测量方法：

（1）估计被测电流值，将转换开关拨到适当的量程。

（2）将电流表串联在被测电路中，并注意正、负接线（红表笔接电源的"+"，黑表笔接电源的"－"）。

（3）读数：从表盘的第二条刻度线上读数，根据量程读出表针所指的数值。如转换开关拨到 50mA，表示指针满刻度为 50mA。

3. 直流电压的测量

测量范围：$0.25V \sim 1V \sim 2.5V \sim 10V \sim 50V \sim 250V \sim 500 \sim 1000V$。误差：$\pm 2.5\%$。

测量方法：

（1）估计被测的电压值，将转换开关拨到适当量程。

（2）将电压表并联在被测电路元件上，并注意正、负接线（红表笔接电源的"+"，黑表笔接电源的"－"）。

（3）读数：从表盘第二条刻度线读数，根据量程读出指针所指的数值。

4. 交流电压的测量

测量范围：$10V \sim 50V \sim 250V \sim 500V \sim 1000V$。

测量方法：

（1）估计被测电压值，将转换开关拨到适当量程。

（2）将电压表并联在被测电路元件上，不考虑红、黑表笔的正、负。

（3）读数：$0 \sim 10V$ 档从表盘第三条刻度线上读数。其余各档从表盘第二刻度线上读数。根据量程读出指针所指的数值。

【实验步骤】

1. 测量电阻　选择多用电表的欧姆档量程，将红、黑表笔短路，调节多用电表上的欧姆旋钮，使表针在欧姆刻度的零刻度线上，这一过程叫做欧姆调零。按照实验图8-3(a)连接电路，分别测量电阻 R_{AB}、R_{BC}、R_{CD}、R_{AD}，比较 $R_{AB}+R_{BC}+R_{CD}$ 与 R_{AD} 电阻值的大小，如果不相等，应分析产生误差的原因。在使用多用电表测量电阻时，一定要切断电源，使被测电路不能带电；每转换一个量程，就必须进行一次欧姆调零。

2. 测量直流电压　按照实验图8-3(b)连接电路。将多用电表的直流电压档拨到适当量程，分别测量电压 U_{AB}、U_{BC}、U_{CD}、U_{AD}，比较 $U_{AB}+U_{BC}+U_{CD}$ 与 U_{AD} 电压值的大小，如果不相等，应分析产生误差的原因。在使用多用电表测量时，一定要注意红表笔接电源的"＋"，黑表笔接电源的"－"；若不能估计被测电压的大小，则应先拨到高量程电压档，如指针偏转很小时，再换为较小的量程。

3. 测量直流电流　按照实验图8-3(c)连接电路。将多用电表选择适当直流电流档，分别串联在电路中的 A、B、C、D 各点之间，测量电路中的电流强度，比较它们的大小，如果不相等，应分析产生误差的原因。在测量直流电流时，应将电表串联在被测电路中，而且红表笔接电源的"＋"，黑表笔接电源的"－"，绝对不允许将电表直接与电源的正、负极相连接。

4. 测量交流电压　按照实验图8-3(d)连接电路。选择量程适当的交流电压档，分别测量交流电压 U_{AB}、U_{BC}、U_{CD}、U_{AD}。比较 $U_{AB}+U_{BC}+U_{CD}$ 与 U_{AD} 电压值的大小，如果不相等，应分析产生误差的原因。

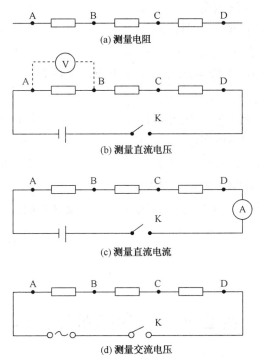

实验图8-3　多用电表的测量电路

【实验数据及处理】

实验表 8 – 1　电阻、电压测量记录表

	量程	AB 段	BC 段	CD 段	AD 段
电阻(Ω)					
直流电压(V)					
交流电压(V)					

实验表 8 – 2　电流测量记录表

	A 点	B 点	C 点	D 点
直流电流(mA)				

【注意事项】

1. 测量前，应先检查表针是否停在左端的"0"位置，如果没有，要用小螺丝刀轻轻地转动表盘下边的调整定位螺丝，使指针指零。然后将红色表笔插入标有" + "的插孔内，黑色表笔插入标有" – "的插孔内。

2. 测量时，应根据测量项目和量程，把选择开关旋到相应的档位上。读数时，应注意选择与该档位相对应的刻度线。

3. 测量直流电压或电流时，要注意正确连接极性。对于直流电，必须使电流从红表笔流进多用电表，从黑表笔流出来，如接反，表针将反打，损坏电表。

4. 在不知被测数值的大概范围时，应先选择最大量程，然后逐步减小量程，到读数清楚易读为止。

5. 测量电压时，应将两根表笔并联接在所测电路的两端；测量电流时，应将表笔串联接在所测电路中，切不可用电流档测电压，以防损坏电表。

6. 测量电路中的电阻时，要先切断电源。在每次选择不同的电阻档时，都要先将红、黑表笔短接调零，以保证测量结果准确。

7. 多用电表使用完毕，应将选档旋钮旋至空档或最大的交流电压档上，以免再次使用该表时，由于疏忽造成烧表事故。

（王玉仓）

实验九　室内电路的检修

【实验目的】

正确使用工具进行室内电路的检查、维修。

【实验器材】

万用电表、电烙铁、电工刀、钳子、起子(改锥)、试电笔、导线、保险丝、绝缘胶布等。

【实验原理】

一般室内生活用电使用的都是相电压(指相线与中性线之间的电压,其有效值为220V),进户的两根线,一根火线和一根零线。

1. 室内电路整体无电,而室外供电正常,应按下列步骤进行检查:

(1)检查室内总保险盒里的保险丝是否熔断。如果熔断,可能是电路里的负载太大,也有可能是电路里发生了短路事故,应做进一步检查。

(2)如果保险丝未断,则要用试电笔测试一下保险盒的上接头有没有电。如果没有电应检查总开关(闸)里的保险丝是否熔断。用小改锥检查螺丝有无松动或接触不良。

(3)如果室内总开关内保险丝也未断,用试电笔测试一下室内总开关的上接头线桩有没有电。

(4)如果室内总开关的上接头线桩也没有电,可能是进线脱落了;也可能是室外保险盒里的保险丝熔断,应通知供电部门检修。

2. 室内部分电路无电,而其余电路有电,是总电路与分支电路断路。仔细观察并使用万用电表、试电笔测出断点。

3. 室内某一用电器无电,其余电路有电,应按下列步骤检查:

(1)检查支路与用电器间电路连接点有无断开。

(2)用试电笔或多用电表测试供电插座是否有电。

(3)若插座有电则检查插头线是否脱落。

(4)若插头完好就检查用电器保险盒里的保险,若保险完好,可能是用电器内部电路断路,需进一步检查维修。

4. 室内电压偏低(灯具发光不正常,仪器不能正常工作),室外电压正常,就按下列步骤检查:

① 检查配电板与室内总电路的接触情况。

② 仔细听室内有无电火花的"叭、叭……"声;看有无黑烟从电器或电路中冒出;嗅有无异味出现。若有上述现象出现,则可能是电路短路、电路负载过大、仪器内部电路短路或仪器内部元件损坏,应及时断电维修。

③ 检查电路有无漏电,若有漏电应及时维修。

5. 某一用电器的电压较低,无法正常工作,其他电路正常,则是分支电路到该用电器间接触不良或用电器损坏。

发现保险丝熔断,必须查明原因,排除故障再更换保险丝;若是焊点脱开,则应切断电源后,重新焊接;螺丝松动,则使用改锥或活口扳拧紧;接头锈蚀断路,断电后用小刀刮去锈蚀重新接线；若发生电路短路故障，先切断电源将火线、地线、零线分开，再重新接线，检查无误方可通电；若是由于用电器或电器元件造成的短路，应断电后更换用电器或电器元件。

【实验步骤】

检查、维修室内电路。

1. 检查、维修室内总开关(总闸)，练习更换总开关内保险丝。
2. 检查、维修室内保险，练习更换保险盒内保险。
3. 检查、维修室内电路总干线。
4. 检查、维修室内电路支路。

［实验结论］

室内电路的基本检修应遵照：断电作业，身地绝缘，查明原因，排除故障，遵守规程，安全第一。

（王玉仓）

实验十　观察电磁感应现象

【实验目的】

1. 观察电磁感应现象。
2. 掌握正确使用电流计的方法。

【实验器材】

电流计(零位在中间)、干电池、条形磁铁、单刀开关、滑线变阻器、线圈(附铁芯)、导线。

【实验原理】

1. **电磁感应现象**　当穿过闭合电路的磁通量发生变化时，闭合电路中就有感生电流产生的现象叫做电磁感应现象。

2. **电流计**　电流计一般不能用作电流强度的定量测量，但它能检验电路中微弱电流的大小和方向。电流计的零刻度在表头的中间，若有电流通过时，指针左偏或者右偏，这由电流的方向决定。

【实验步骤】

1. **确定电流计指针的方向**　用导线将干电池、电流计、滑线变阻器、单刀开关连接成实验图 10 – 1 所示的电路。闭合单刀开关 K，注意观察这时电流计指针的偏转方向，用简图表示。同时，根据电池正负极的连接，确定通过电流计的电流方向，用简图表示。

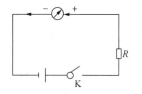

实验图 10 – 1　确定电流计指针偏转方向

交换电流计的正、负接线柱后，重复上述实验，结果发现，电流计指针的偏转方向发生了改变。

实验表明：如果电流从电流计的"＋"接线柱流进，电流计的指针就向"＋"的方向偏转。如果电流从电流计的"－"接线柱流进，电流计的指针就向"－"的方向偏转。

2. 产生感生电流的条件　按实验图 10 – 2 连接好电路，在条形磁铁的 N 极插入线圈的过程中，观察以下三种情形感生电流的大小。

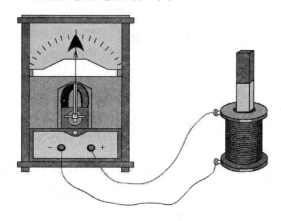

实验图 10 – 2　电磁感应现象

（1）条形磁铁缓慢地地插入线圈或从线圈中缓慢拔出。穿过闭合线圈中的磁通量发生缓慢变化，电流计指针发生偏转，表明闭合电路中有感生电流产生。

（2）条形磁铁快速地地插入线圈或从线圈中快速拔出。穿过闭合线圈中的磁通量发生迅速变化，电流计指针发生偏转，表明闭合电路中有感生电流产生。

（3）条形磁铁与线圈保持相对静止。穿过闭合线圈中的磁通量没有发生变化，电流计指针没有发生偏转，表明闭合电路中没有感生电流产生。

【实验结论】

实验表明：只要闭合电路中的磁通量发生变化，就有感生电流产生。感生电流的大小与条形磁铁和线圈间的相对运动有密切关系，也就是说跟磁通量的变化快慢有密切的关系。

（朱正平）

实验十一　洗胃器　吸痰器和呼吸机

一、洗胃器

【实验目的】

1. 掌握洗胃器在临床上的作用。
2. 知道电动洗胃器与自动洗胃器的工作原理。
3. 学会洗胃的方法。

【实验器材】

漏斗式洗胃器、电动洗胃器、自动洗胃器。

【实验原理】

1. 漏斗式洗胃器

（1）构造　如实验图 11 - 1 所示，漏斗式洗胃器主要由漏斗、洗胃管、量杯和盛水桶组成。

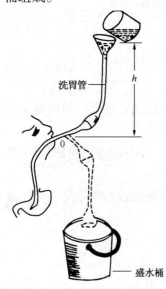

洗胃管

盛水桶

实验图 11 - 1　漏斗式洗胃器

（2）工作原理　漏斗洗胃法是利用虹吸原理。在洗胃管转换点 O 处有一个竖直的液片，这个液片既受到左边液体的压强也受到右边液体的压强，液片受到向左的压强等于大气压强加上液柱 h 产生的压强，即 $P = P_0 + \rho g h$，只要控制 h 的大小使 $P_0 + \rho h g$ 大于 O 点受到向右的压强，液片就向左移动，液体流进胃部；控制 h 使 $P_0 + \rho h g$ 小于液片受到向右的压强，液片就向右移动，液体从胃部流出。如此反复就可达到洗胃的目的。但这种洗胃方法产生的负压小，禁食后洗胃易堵，故临床已不常用。

（3）注意事项　① 使用前先抽尽内容物；② 插入洗胃管，向胃内注入液体时，漏斗应高于头部 30 ~ 50cm，当漏斗低于胃的位置，液体自动流出；③ 在整个过程中橡皮管中不能进入空气，所以当漏斗中尚余有少量液体时就迅速变换位置。

2. 电动洗胃器

（1）构造　如实验图 11 - 2 所示，电动洗胃器主要由电动吸引器、洗胃管、输液瓶、贮液瓶、三通管和夹子组成。

（2）电动洗胃器的原理　如图实验 11 - 2 所示，先将上面的夹子打开，下面的夹子关闭，这时输液瓶中的液体就会通过洗胃管进入人体内。第二步将上面的夹子关闭，下面的夹子打开。这时开启电动吸引器，将贮液瓶中的气体抽出，瓶中压强会随之降低，进而使人胃部液体流出，达到洗胃的目的。这个装置产生的负压比较大，操作快捷，效果明显，是目前最常用的洗胃方法。

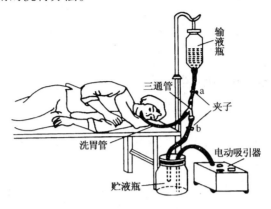

实验图 11 – 2　电动洗胃器

（3）注意事项　① 正确安装洗胃器，管口连接处要密封，防止漏液、漏气；② 电源电压要与电动吸引器的额定电压一致，防止损坏机器；③ 贮液瓶中的液体不能过满，否则会被吸入电动吸引器内使机器损坏。

3. 自动洗胃机

（1）结构　自动洗胃机的构造如图实验 11 – 3 所示，自动洗胃机装有开关、电子钟、调节药物按钮、时间调节按钮、手吸键、自动键、清洗键、药管口、胃管口、污管口等。使用时还必须备有塑料桶两只和胃管若干。

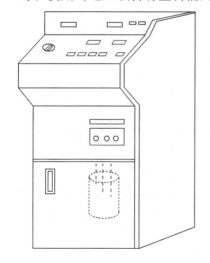

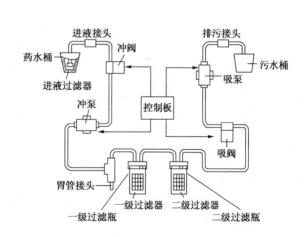

实验图 11 – 3　自动洗胃器　　　　**实验图 11 – 4　自动洗胃器工作原理图**

（2）原理　自动洗胃机的原理如实验图 11 – 4 所示，利用电磁泵作为动力源，通过电路控制，使电磁阀自动转换工作，使溶液增压、减压，分别完成胃内灌注药液和从胃中吸出内容物的洗胃过程。使用自动洗胃机能迅速、彻底清除胃内的有害物质。

（3）注意事项　① 使用前要检查各管道连接是否正确、密封；② 机器电源要有接地线，使用过程中要避免水流入开关内，以确保安全。

二、吸痰器

【实验目的】

1. 了解手动吸痰器和电动吸痰器的构造及原理。
2. 学会使用吸痰器。

【实验器材】

手动吸痰器、电动吸痰器。

【实验原理】

1. 手动吸痰器

（1）构造　手动吸痰器如实验图 11 - 5 所示，主要由大型注射器、积痰瓶、吸痰管组成。

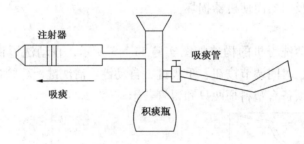

实验图 11 - 5　手动吸痰器

（2）工作原理　大型注射器与积痰瓶连接，当用大型注射器抽吸时，积痰瓶内气体的压强减小，导致吸痰管内气体压强减小，并小于外界大气压强，进而将痰吸出。由于手动吸痰器通过注射器可以随时调节吸力，不易损伤患者的呼吸道，所以特别适合对儿童使用。

（3）注意事项　① 为了提供较大的吸力，管间衔接处和积痰瓶盖要密封；② 使用前用等渗盐水试吸，检查吸痰器的性能；③ 由于注射器的体积有限，所以要多次反复抽吸才可将痰完全吸出；④ 若痰液黏稠，不易吸出，可先用蒸汽吸入、雾化吸入方法减小痰液的黏滞系数，再吸出。

2. 电动吸痰器

（1）构造　电动吸痰器的构造如实验图 11 - 6 所示，主要由电动机、偏心轮、气体过滤器、压力表、安全瓶和贮液瓶（二者容量均为 500 ~ 1000ml）组成。

（2）工作原理　将电动吸痰器与电源接通，电动机会带动偏心轮转动，从吸气孔中吸出瓶内空气，由排气孔排出，这样偏心轮不断地转动，使瓶内的压强小于外界大气压

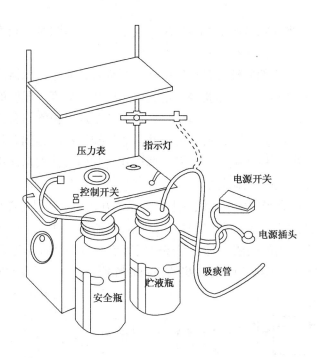

实验图 11 - 6   电动吸痰器

强，将痰吸出。由于电动机产生的吸力较大，所以电动吸痰器具有省时、省力、高效的特点。

（3）注意事项   ① 使用前需检查吸痰器性能是否良好，电源电压与电动机额定电压是否一致，检查各管道连接是否正确；② 使用前先用等渗盐水试吸，以检验导管是否畅通；③ 贮液瓶内吸出液不能过满（一般不超过瓶体的 2/3），以免吸入机器，而导致机器烧坏；④ 电动吸痰器工作时间不能过长。

三、呼吸机

【实验目的】

1. 了解呼吸机的构造和原理。
2. 知道呼吸机的使用方法和注意事项。

【实验器材】

呼吸机。

【实验原理】

1. 呼吸机的构造   如实验图 11 - 7 所示，一般呼吸机包括呼吸管、过滤器、增压器、湿润器、温控器及附件等。
2. 呼吸机的原理   呼吸机产生的压强大于大气压强，气流从患者呼吸道开口处输入人体，完成吸气；当呼吸机产生的压强消失或小于大气压强时，利用肺部的收缩将肺内气体推出体外，完成一次呼吸。

在吸气期间，一定比例的氧气和空气由吸气源吸入，通过过滤器清洁，经过增压器适度增压，再经过润湿器和温控器获得一定成分、压强、湿度、温度的气流。此气流压强大于外界气体压强，也大于肺内气体压强，气流冲击通气控制阀移到1处，气流通过气道进入人肺。增压器停止工作，没有气流冲击通气控制阀将移到2处，呼气开始，又由于吸气肌松弛，肺内气体压强大于外界气体压强，肺内气体被动地排出体外，经一定间歇，再转入吸气期，如此周而复始。

3. **注意事项**　① 在吸气期间提供给患者的通气方式一定要尽可能地接近正常呼吸条件；② 使用前还要检查仪器有无漏气现象，再检查机器的启动、运转和雾化状况；③ 使用时应吸净患者呼吸道内的痰液，封闭连接输气管道，将呼吸机与患者连通；④ 为了患者的安全，报警器和报警器必须与呼吸机的控制装置独立，以便于及时发现异常。

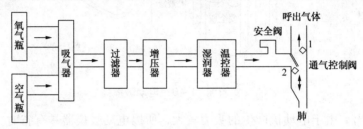

实验图 11-7　间歇性呼吸机原理图

（杜宏）

实验十二　心电监护仪和心电除颤器的原理

【实验目的】

1. 了解心电监护仪和心电除颤器的结构。
2. 熟悉心电监护仪和心电除颤器的工作原理。

【实验原理】

一、心电监护仪

心电监护仪是监测病人心脏电活动动态变化的一种仪器。监护仪可实时、连续、长时间地监测病人的重要生命特征参数，如心率（速率）、心律（节律）、体温、血压、脉搏、呼吸变化及血氧饱和度的高低等，监测数值连续在显示屏上显示，能全面反映患者的整体病情变化，具有很重要的临床使用价值，如实验图 12-1 所示为一心电监护仪。

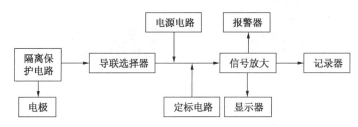

实验图 12 – 1　心电监护仪

（一）仪器构造

心电监护仪的种类和形式很多，一般由电极、隔离保护电路、导联选择、定标电压、信号放大、报警、心电显示、记录、电源九部分组成，如实验图 12 – 2 所示。

实验图 12 – 2　心电监护仪的基本结构框图

（二）工作原理

心电监护仪是由电极作用于人体获取人体心电信号，经隔离保护电路接到导联选择器上。导联选择器的作用是选择合适的导联并把该导联所需的电极连接到信号放大器的输入端，放大器会把信号强化放大，再转换成电信号，这时数据分析软件就会对数据进行计算、分析和编辑，输入记录器、显示器和报警器，记录器可记录患者心电信号图表，作为患者的病案资料；显示器的荧光屏上显示心电图、呼吸、血压、血氧饱和度、脉率、体温等，医护人员可直接观察、诊断、确定治疗方法。心电信号输入报警器有识别装置，若输入的信号超过限定的阈值，识别装置就会发出信号，报警器鸣笛。医生根据连续监护的病人的生理参数，准确记录病情变化，指出临危情况，及时发现并发症，为应急处理和治疗提供依据。

（三）注意事项

1. 心电监护仪房间设置应向阳、通风、有取暖条件，且远离各种电器设备，防止电磁干扰。心电监护仪还须有接地保护，既可防止干扰，又可避免漏电伤人。其适用电压为(220 ± 22)V，接稳压电源更好。

2. 诊断、监护床上需铺一块绝缘的橡胶布，让患者与金属绝缘。

3. 使用时应检查导联，防止脱落和折断，还要防止电极松脱发生假报警。

二、心电除颤器

心脏除颤器又名电复律机，它是一种应用电能来抢救和治疗心律失常的一种医用仪器。如实验图12-3所示。它具有疗效高、作用快、操作简便以及较药物安全等优点，广泛应用于各级医疗单位。

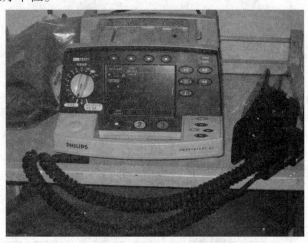

实验图12-3　心电除颤器

当患者发生严重快速心律失常时，如心房扑动、心房纤颤、室上性或室性心动过速等，往往造成不同程度的血液动力障碍。尤其当患者出现心室颤动时，由于心室无整体收缩能力，心脏射血和血液循环终止，如不及时抢救，常造成患者因脑部缺氧时间过长而死亡。若及时使用除颤器，使一定能量的电流通过心脏，就能消除某些心律失常，可使心律恢复正常，从而使上述心脏疾病患者得到抢救和治疗。

（一）心电除颤器的结构及原理

心脏电复律指在严重快速型心律失常时，用外加的高能量脉冲电流通过心脏，使全部或大部分心肌细胞在瞬间同时电击，造成心脏短暂的电活动停止，然后由最高自律性的起搏点（通常为窦房结）重新主导心脏节律的治疗过程。在心室颤动时的电复律治疗也常被称为电击除颤。

原始的除颤器是利用工业交流电直接进行除颤的，如实验图12-4所示，这种除颤器常会因触电而伤亡，因此，目前除心脏手术过程中还有用交流电进行体内除颤（室颤)外,一般都用直流电除颤,多数采用 *RLC* 阻尼放电的方法,其充放电基本原理是电压变换器将直流低压变换成脉冲高压,经高压整流后向储能电容 *C* 充电,使电容获得一定的储能。除颤治疗时,控制高压继电器 K 动作,使充电电路被切断,由储能电容 *C*、电感 *L* 及人体(负荷)串联接通,使之构成 *RLC*(*R* 为人体电阻、导线本身电阻、人体与电极的接触电阻三者之和)串联谐振衰减振荡电路,即为阻尼振荡放电电路,如实验图 12 - 5 所示。

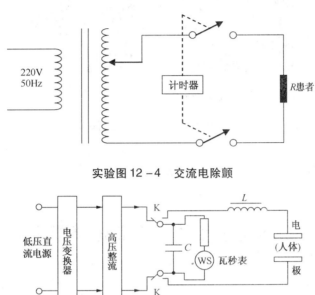

实验图 12 - 4   交流电除颤

实验图 12 - 5   直流电除颤原理

实验和临床都证明这种 *RLC* 放电的双向尖峰电流除颤效果较好,并且对人体组织损伤小。放电时间一般为 4 ~ 10ms,电能在 40 ~ 400J 内,可以适当选取 *L*、*C* 实现。电感 *L* 应采用开路铁芯线圈,以防止放电时因大电流引起铁芯饱和造成电感值下降,而使输出波形改变。另外,除颤中存在高电压,对操作者和病人都有意外电击危险,因此必须防止错误操作,采取各种防护电路,接到监视装置,便于及时检查除颤的进行和除颤效果。监视装置有两种:一种是心电示波器,在示波器荧光屏上观察除颤器的输出波形,从而进行监视;另一种是如心电图机一样的自动记录仪,把除颤器的输出波形以及心电图自动描记在记录纸上,达到监视目的。当然,有的同时具有上述两种装置,既可以在荧光屏上观察波形,又可以把波形自动描记下来。

(二)注意事项

1. 检查电源电压与除颤器额定电压符合规定要求后,再接通电源。

2. 将患者身上的各类仪器断开,检查患者全身,不能接触金属,使患者处于绝缘状态。

3. 除颤器上涂有导电胶,置于患者胸部,操作者双手分别紧压电极,两拇指同时按下电极板上按钮。如实验图 12 - 6 所示。

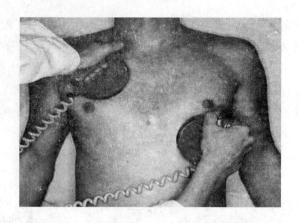

实验图 12-6　心电除颤

4. 仪器要保持干燥、洁净，经常充电，定期检查其性能，以备急用；长期不用时，电源开关关闭。

（宋国英）

实验十三　凸透镜焦距的测定和透镜成像规律的研究

[实验目的]

1. 掌握测定凸透镜焦距的方法。
2. 研究凸透镜的成像规律。

[实验器材]

光具座、凸透镜、蜡烛、像屏、直尺。

[实验原理]

在近轴光线的条件下，透镜成像的公式为：

$$\frac{1}{f} = \frac{1}{u} + \frac{1}{v}$$

式中 u 表示物距，总是取正值；v 表示像距，实像时 v 取正，虚像时 v 取负；f 表示透镜的焦距，凸透镜的 f 取正，凹透镜的 f 取负。

[实验步骤]

1. 凸透镜焦距的测定

（1）如实验图 13-2，将蜡烛、凸透镜和像屏依次安装在光具座上，然后调节使它们各自的中心在一条与光具座平行的直线上。

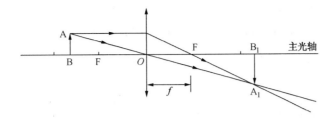

实验图 13-1　光路图

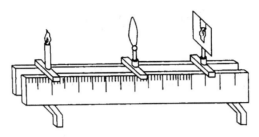

实验图 13-2　凸透镜焦距的测定

（2）调节蜡烛或像屏的位置，使蜡烛在像屏上形成一清清晰的像，然后用直尺在光具座上测量出物距 u 和像距 v，重复 3 次，分别将数据记录于实验表 13-1 中。应用透镜成像公式求出 f。

2. 凸透镜成像规律的研究　在如实验图 13-2 中，固定透镜，将蜡烛由远向透镜移动，使 $u > 2f$、$u = 2f$、$f < u < 2f$、$u < f$ 等，观察所成像的性质和位置，将所测 u、v 和所观察到的现象记录于实验表 13-2 中。

[实验数据及处理]

实验表 13-1　有效数字修约规则及实例

	$u(m)$	$v(m)$	$f(m)$
1			
2			
3			
平均值			

实验表 13-2　成像位置和性质及物距记录表

	$u(m)$	$v(m)$	像　的　性　质
$u > 2f$			
$u = 2f$			
$f < u < 2f$			
$u < f$			

（王震宇）

实验十四 分光光度计的使用

[实验目的]

1. 了解分光光度计的结构及工作原理。
2. 利用分光光度计观察光的波长与颜色的关系。
3. 利用分光光度计验证朗伯 – 比尔定律 $A = kcL$。

[实验器材]

721 型分光光度计、高锰酸钾溶液($5.0\mu g/ml$，$10.0\mu g/ml$，$15.0\mu g/ml$)、蒸馏水、白纸。

[实验原理]

可见光经过棱镜色散后成为单色光，将所需波长的单色光通过被测溶液，溶液的浓度不同，对光的吸收程度就不同，溶液的颜色也就会有差异，所以可利用光线通过溶液后被溶液吸收的程度来确定溶液的浓度。分光光度计就是这样的一个根据被测物质对光的吸收程度对物质进行定性和定量分析的装置。

朗伯 – 比尔定律：当一束平行的单色光通过均匀、无散射现象的溶液时，在单色光强度、溶液的温度等条件不变的情况下，溶液对光的吸收度与溶液的浓度及液层厚度的乘积成正比，用数学公式表示为 $A = kcL$。

朗伯 – 比尔定律中的 A 为吸光度，可用分光光度计测出；k 为吸收系数，它与入射光的波长、溶液的性质及溶液的温度有关，也与仪器的质量有关，一定条件下是一个常数，可从《中国药典》或其他有关文献中查得；c 为溶液的浓度；L 为溶液层的厚度。

[实验步骤]

1. 观察分光光度计的结构及光学线路　旋开固定 721 型分光光度计上盖的螺钉，轻轻打开上盖，把上盖靠在仪器后面；小心不要碰坏 $A - T$ 指示电表，不要拉断连接 $A - T$ 指示电表的导线；观察分光光度计的结构。打开电源开关，观察分光光度计的光学线路。关闭电源开关，盖好上盖，拧紧螺钉。

2. 观察光的波长与颜色的关系　打开电源开关，打开吸收池暗箱盖，放入一张白纸并使白纸对准光路，缓慢调节波长旋钮(波长在 $400 \sim 760nm$ 的范围内变化)，观察波长发生变化后，光路上光的颜色有何不同，在实验表 14 - 1 中记录不同波长的光的颜色。

3. 测定吸收度　将仪器波长调节至 $525nm$，然后打开吸收池暗箱盖，仪器预热 $20min$ 后，调节调零旋钮，使指针指在 $T = 0$ 处。将蒸馏水、$5.0\mu g/ml$ 的高锰酸钾溶液、$10.0\mu g/ml$ 的高锰酸钾溶液、$15.0\mu g/ml$ 的离锰酸钾溶液依次装入 $1cm$ 厚的 4 个吸收池中，并按顺序放入仪器吸收池架上，关闭吸收池暗箱盖。用蒸馏水作空白溶液，调节透光率为100%，测出高锰酸钾溶液的吸收度 A ，把结果填入实验表14-2中。

[实验数据及处理]

实验表14-1　波长与光的颜色

光的颜色
波长(nm)

实验表14-2　液层厚度及溶液的浓度与吸光度

液层厚度 L (cm)	1.0	1.0	1.0	2.0	2.0	2.0
溶液浓度 c (μg/ml)	5.0	10.0	15.0	5.0	10.0	15.0
吸收度 A						

（宋国英）

实验十五　X 射线检查与 X – CT 检查

【实验目的】

1. 了解 X 射线成像和 X – CT 成像的原理及其在临床中的应用。
2. 认识 X 射线检查和 X – CT 检查设备。
3. 观摩 X 射线检查和 X – CT 检查的设备及工作过程。

【实验方式】

组织学生到医院参观见习。

【知识简介】

一、X 线成像

1. X 线成像设备　X 线机由 X 线管、变压器、操作台等基本部件组成。X 线管为一内部密封有两个电极的真空管，杯状的阴极内装着灯丝，灯丝采用高熔点的钨丝绕制而成，阳极由呈斜面的钨靶和附属散热装置组成。变压器包括降压变压器和升压变压器，降压变压器向 X 线管灯丝提供电源，一般电压在12V以下；升压变压器向 X 线管的两极提供高压电，约40～150kV。操作台主要是用以调节电压、电流和曝光时间的电压表、电流表、记时装置和调节旋钮等。X 线管、变压器和操作台之间通过电缆相互连接。如实验图15-1。

2. X 线成像原理　X 射线之所以能使人体组织在荧光屏上或胶片上形成影像，一方面是由于 X 射线具有穿透性、荧光效应和感光效应，另一方面是由于人体组织之间的密度和

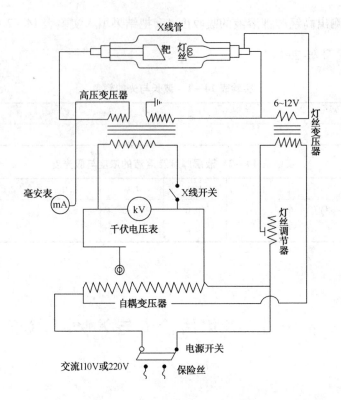

实验图 15 – 1　X 线机主要部件示意图

厚度存在差别，这样，当 X 射线通过人体不同的组织结构时，被吸收的程度不同，因此通过组织后到达荧光屏或胶片上的 X 射线的量就会不同。于是在荧光屏或胶片上就会形成明暗或黑白对比不同的影像。比如，胸部的肋骨密度高，对 X 射线的吸收比较多，照片上呈白影；而肺部含气体较多，密度低，对 X 射线的吸收较少，照片上则呈黑影。

如果人体组织发生了病变，其密度将会发生改变。此时荧光屏或胶片上会看到与正常组织不同的影像。例如，肺结核病变会在低密度的肺组织中产生中等密度的纤维性改变和高密度的钙化灶，在胸片上可见在肺的黑影背景上出现代表病变的灰影和白影。因此，与正常组织的密度不同的病变部分会产生相应的病理 X 射线影像。

人体的组织结构和形态不同，其厚度也不一样。厚的部分，吸收 X 射线多，透过的 X 射线少，而薄的部分吸收 X 射线少，透过的 X 射线多，这样在荧光屏或胶片上就会显示出黑白对比和明暗差别的影像。可见，X 射线成像还与组织结构和器官的厚度有关系。

3. X 线检查　X 射线检查可分为普通检查、特殊检查和造影检查。普通检查包括荧光透视和摄影；特殊检查包括体层摄影、软 X 射线摄影、放大摄影、荧光摄影等。

在选择 X 射线检查方法时，首先应考虑到各种 X 射线检查方法的适应证、禁忌证和优缺点，然后根据临床诊断需要来决定。一般应选择安全、准确、简便而又经济的方法。对于可能发生一定反应和有一定危险的检查方法，选择时更应严格掌握适应证，不可滥用，以免给患者带来损害。

4. X 线诊断　X 射线诊断用于临床已经有一百多年的历史，由于 X 射线具有成像清晰、经济、简便等优点，所以，X 射线诊断仍然是影像诊断中使用最多和最基本的方法。X 射线诊断是以 X 射线图像为基础，因此需要对 X 射线影像进行认真、细致的观察，在了解 X 射线影像所反映的正常与病变的组织结构解剖特点的基础上分辨正常与异常。综合 X 射线各种病理表现，结合临床资料，包括病史、症状、体征及其他临床检查结果进行分析推理，才能得出比较正确的 X 射线诊断。

二、X‑CT 成像原理（计算机断层成像原理）

1. CT 的产生　1969 年人类首次设计出计算机断层成像装置。经神经放射诊断学家应用于临床，取得了令人满意的效果。这种检查方法称为 X 射线计算机断层成像，即 X‑CT 检查。X‑CT 可获得较好的三维空间信息像。X‑CT 的出现大大促进了医学影像学的发展。

2. CT 的成像原理与设备　X‑CT 是以 X 射线束从多个方向对人体检查部位一定厚度的层面进行扫描，由探测器接收透过该层面的 X 射线量，转变为可见光后，由光电转换器转变为电信号，再由模/数转换器转换成数字信号，输入计算机进行处理，得出该层面组织各个单位容积（体素）的吸收系数，再排列成数字矩阵，这些数字可以储存于磁盘或光盘中。通过数/模转换器可以把数字矩阵中的每个数字转换为由黑到白不同灰度的小方块，即像素，并按照矩阵排列，这样就构成了 X‑CT 图像，并可摄于胶片上（实验图 15‑2 扫描层面体素和像素）。X‑CT 设备主要包括扫描部分（探测）、计算机系

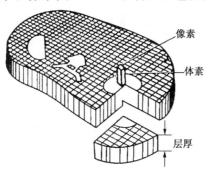

实验图 15‑2　扫描层面体素和像素

统、图像显示与存储系统。扫描部分主要由 X 射线管、探测器和扫描架组成，用以对检查部位进行扫描，收集信息。X 射线管现在都采用 CT 专用 X 射线管，容量较大。探测器用高转换率的探测器，其数目少则几百个，多则上千个，最多可达4800 个。主要目的是尽可能多地获得信息。计算机系统是将扫描收集到的信息数据进行存储运算。计算机是 CT 的心脏，左右着 CT 的性能。现在已由小型计算机改用多台微处理器，使 CT 可同时进行多种功能运转。图像显示与存储系统能将经过计算机处理、重建的图像显示在显示器上并用照相机将图像摄于胶片上。X‑CT 的成像流程和装置示意图如实验图 15‑3 所示。

　　X‑CT 图像是由一定数目从黑到白不同灰度的像素按矩阵排列所构成，这些像素反映的是相应体素的 X 射线吸收系数。不同 CT 装置所得图像的像素的大小及数目不同，

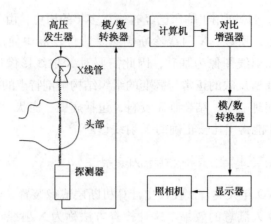

实验图 15 – 3　X – CT 装置和流程示意图

像素越小，像素越多，构成的图像就越细致越清楚。X – CT 图像以不同的灰度来表示，反映组织和器官对 X 射线的吸收程度。所以，与 X 射线图像所示的黑白影像一样，黑影表示低吸收区，即低密度区，如肺部；白影表示高吸收区，即高密度区，如骨骼。X – CT图像是断层图像，常用的是横断面。为了显示整个器官，需要多帧（场）连续的断层图像。通过 X – CT 设备上图像重组程序的使用，还可以重组冠状面和矢状面的断层图像。

3. CT 诊断的应用　CT 检查对中枢神经系统疾病的诊断价值较高，应用普遍。对颅内肿瘤、脓肿、肉芽肿、寄生虫病、外伤性血肿、脑损伤、脑梗死、脑出血，以及椎管内肿瘤、椎间盘脱出等病诊断效果好，诊断较为可靠。CT 对头颈部疾病的诊断也很有价值。例如，对眶内占位病变、鼻窦早期癌、中耳小胆脂瘤、听骨破坏与脱位、内耳骨迷路的轻微破坏、耳先天发育异常，以及鼻咽癌的早期发现等。但明显病变，X 线平片已可确诊者则无需 CT 检查。

对胸部疾病的诊断，CT 检查随着高分辨力 CT 的应用，日益显示出它的优越性。通常采用造影增强扫描以明确纵隔和肺门有无肿块或淋巴结增大、支气管有无狭窄或阻塞，对原发和转移性纵隔肿瘤、淋巴结结核、中心型肺癌等的诊断，均很有帮助。

由于 X – CT 的特殊诊断价值，它已广泛应用于临床。但由于 X – CT 设备比较昂贵，检查费用较高，对某些组织器官的检查、诊断价值，尤其是定性诊断，还有一定限度，所以不宜将 X – CT 检查视为常规诊断手段，应在了解其优势的基础上，合理地选择使用。

4. CT 的检查范围

（1）头部　脑出血，脑梗死，动脉瘤，血管畸形，各种肿瘤，外伤，出血，骨折，先天畸形等。

（2）胸部　肺、胸膜及纵隔各种肿瘤，肺结核，肺炎，支气管扩张，肺脓肿，囊肿，肺不张，气胸，骨折等。

（3）腹、盆腔　各种实质器官的肿瘤、外伤、出血，肝硬化，胆结石，泌尿系结石、积水，膀胱、前列腺病变，某些炎症、畸形等。

（4）脊柱、四肢　骨折，外伤，骨质增生，椎间盘病变，椎管狭窄，肿瘤，结核等。

（5）骨骼、血管三维重建成像　各部位的多平面成像（MPR）、平面纹理成像（MIP）成像等。

（6）CTA（CT 血管成像）　大动脉炎，动脉硬化闭塞症，主动脉瘤及夹层等。

（7）甲状腺疾病　甲状腺腺瘤、甲状腺腺癌等。

（8）其他　眼科及眼眶肿瘤，副鼻窦炎，鼻息肉，肿瘤，囊肿，外伤等。

【思考题】

1. X 射线成像在医学临床上有哪些具体应用？

2. X – CT 的图像是怎样的？

（万东海）

附　录

附录一　国际制基本单位

物理量名称	单位名称	单 位 符 号	
		中　文	国　际
长度	米	米	m
质量	千克	千克	kg
时间	秒	秒	s
电流	安[培]	安	A
热力学温度	开[尔文]	开	K
物质的量	摩[尔]	摩	mol
发光强度	坎[德拉]	坎	cd

附录二　常见物理量的国际制单位

物 理 量		单 位			备 注
名　称	符　号	名　称	中文符号	国际符号	
面积	S	平方米	米^2	m^2	
体积	V	立方体	米^3	m^3	
位移	s	米	米	m	
速度	v	米每秒	米/秒	m/s	
加速度	a	米每二次方秒	米/秒^2	m/s^2	
平面角	θ	弧度	弧度	rad	
角速度	ω	弧度每秒	弧度/秒	rad/s	
频率	f、v	赫[兹]	赫	Hz	$1\text{Hz} = 1\text{s}^{-1}$
密度	ρ	千克每立方米	千克/米^3	kg/m^3	
力	F、f	牛[顿]	牛	N	$1\text{N} = 1\text{kg} \cdot \text{m/s}^2$
力矩	M	牛[顿]米	牛·米	N·m	
压强	p	帕[斯卡]	帕	Pa	$1\text{Pa} = 1\text{N/m}^2$

续表

物 理 量		单 位			备　注
名　称	符　号	名　称	中文符号	国际符号	
能、功、热量	E、W、Q	焦[耳]	焦	J	$1J = 1N \cdot m$
功率	P	瓦[特]	瓦	W	$1W = 1J/s$
动量	P	千克米每秒	千克·米/秒	kg·m/s	
黏滞系数	μ	帕斯卡秒	帕·秒	Pa·s	
流量	Q	立方米每秒	米³/秒	m³/s	
表面张力系数	α	牛顿每米	牛/秒	N/s	
电势、电压、电动势	U、V、E	伏[特]	伏	V	$1V = 1W/A$
电流强度	I	安[培]	安	A	
电量	Q、q	库[仑]	库	C	
电阻	R、r	欧[姆]	欧	Ω	$1\Omega = 1V/A$
电阻率	ρ	欧[姆]米	欧·米	$\Omega \cdot m$	
电感	L	亨[利]	亨	H	$1H = 1Wb/A$
电容	C	法[拉]	法	F	$1F = 1C/V$
电场强度	E	牛每库	牛/库	N/C	
磁感应强度	B	特[斯拉]	特	T	$1T = 1Wb/s^2$
磁通量	φ	韦[伯]	韦	Wb	$1Wb = 1V \cdot s$
焦度	D	屈光度	屈光度	D	
照射量	X	库仑每千克	库/千克	C/kg	
吸收剂量	D	戈瑞	戈	Gy	
当量剂量	H	希沃特	希	Sv	
放射性强度	I	贝克勒尔	贝克	Bq	
摄氏温标	t	摄氏度	摄氏度	℃	
声强级	L	贝尔	贝	B	

附录三　常用物理常数与数据

物 理 量	常 数
万有引力恒量	$G = 6.67 \times 10^{-11} N \cdot m^2/kg^2$
重力加速度	$g = 9.80665 m/s^2$
地球的质量	$5.975 \times 10^{24} kg$
地球的平均半径	$6.371 \times 10^6 m$
太阳的质量	$1.99 \times 10^{30} kg$
太阳的直径	$1.39 \times 10^9 m$
地球到太阳的平均距离	$1.49 \times 10^{11} m$

物　理　量	常　　数
地球到月球的平均距离	$3.84 \times 10^{8}\,m$
真空中的光速	$c = 2.9979 \times 10^{8}\,m/s$
温度的绝对零度	$0K = -273.15\,℃$
标准大气压	$P_0 = 1.013 \times 10^{5}\,Pa$
阿伏加德罗常数	$N_A = 6.02 \times 10^{23}/mol$
普适气体常数	$R = 8.31441\,J/(mol \cdot K)$
玻尔兹曼常数	$K = 1.380662 \times 10^{-23}\,J/K$
电子电量	$e = -1.60 \times 10^{-19}\,C$
电子静止质量	$m_e = 9.1095 \times 10^{-31}\,kg$
质子静止质量	$m_p = 1.6726 \times 10^{-27}\,kg$
中子静止质量	$m_n = 1.6749 \times 10^{-27}\,kg$
α 粒子的质量	$m_\alpha = 6.64 \times 10^{-27}\,kg$
原子质量单位	$1u = 1.6605655 \times 10^{-27}\,kg$
普朗克恒量	$h = 6.63 \times 10^{-34}\,J \cdot s$
氢原子的半径	$\alpha_o = 0.529 \times 10^{-10}\,m$
电子的荷质比	$e/m = 1.76 \times 10^{11}\,C/kg$
静电力恒量	$k = 8.987776 \times 10\,N \cdot m/C^2$
电子伏特	$1eV = 1.60 \times 10^{-19}\,J$
真空中的介电常数	$\varepsilon_o = 8.854187818 \times 10^{23}\,C/(N \cdot m^2)$

附录四　希腊字母表

大写	小写	英文注音	中文注音	意　　义
A	α	alpha	阿尔法	角度；系数
B	β	beta	贝塔	磁通系数；角度；系数
Γ	γ	gamma	伽马	电导系数(小写)
Δ	δ	delta	德尔塔	变动；密度；屈光度
E	ε	epsilon	依普西隆	对数之基数
Z	ζ	zeta	泽塔	系数；方位角；阻抗；相对黏度；原子序数
H	η	eta	艾塔	磁滞系数；效率(小写)
Θ	θ	thet	西塔	温度；相位角
I	ι	iot	约塔	微小；一点儿
K	κ	kappa	卡帕	介质常数
Λ	λ	lambda	拉姆达	波长(小写)；体积
M	μ	mu	米尤	磁导系数；微(千分之一)；放大因素(小写)

续表

大写	小写	英文注音	中文注音	意　义
N	ν	nu	纽	磁阻系数
Ξ	ξ	xi	克西	
O	o	omicron	奥密克隆	
Π	π	pi	派	圆周率 = 圆周长/直径 ≈ 3.1415926
P	ρ	rho	柔	电阻系数(小写)
Σ	σ	sigma	西格马	总和(大写)；表面密度；跨导(小写)
T	τ	tau	套	时间常数
Y	υ	upsilon	宇普西隆	位移
Φ	φ	phi	费	磁通；角
X	χ	chi	希	
Ψ	ψ	psi	普塞	角速；介质电通量静电力线；角
Ω	ω	omega	欧米伽	欧姆(大写)；角速(小写)；角

附录五　十进制数的倍数和分数的词头名称与符号

分数与倍数	词头	符号	分数与倍数	词头	符号
10^{24}	尧[它]	Y	10^{-1}	分	d
10^{21}	泽[它]	Z	10^{-2}	厘	c
10^{18}	艾[可萨]	E	10^{-3}	毫	m
10^{15}	拍[它]	P	10^{-6}	微	μ
10^{12}	太[拉]	T	10^{-9}	纳[诺]	n
10^{9}	吉[咖]	G	10^{-12}	皮[可]	p
10^{6}	兆	M	10^{-15}	飞[母托]	f
10^{3}	千	k	10^{-18}	阿[托]	a
10^{2}	百	h	10^{-21}	仄[普托]	z
10^{1}	十	da	10^{-24}	幺[科托]	y

参 考 文 献

〔1〕刘发武. 物理[M]. 北京：人民卫生出版社，2001.

〔2〕邵长泰. 物理(上、下册)[M]. 北京：高等教育出版社，2001.

〔3〕由芸. 医用物理学[M]. 北京：人民卫生出版社，2007.

〔4〕宋大卫. 物理应用基础[M]. 北京：人民卫生出版社，2008.

〔5〕李迅达. 放射物理学[M]. 北京：人民卫生出版社，2002.

〔6〕王震宇. 医学物理学基础[M]. 北京：军事医学科学出版社，2010.

〔7〕梁路光，赵大源. 医用物理学[M]. 北京：高等教育出版社，2004.

〔8〕潘志达. 医用物理学[M]. 北京：人民卫生出版社，2009.

〔9〕楼渝英. 物理(2 版)[M]. 北京：人民卫生出版社，2011.

〔10〕李长驰. 物理应用基础[M]. 北京：科学出版社，2007.

〔11〕张泽宝. 医学影像物理学[M]. 北京：人民卫生出版社，2005.

〔12〕徐龙海. 物理学[M]. 北京：科学出版社，2003.

〔13〕武宏. 物理学[M]. 北京：人民卫生出版社，2011.

〔14〕梅宾，陈菲[M]. 北京：人民卫生出版社，2011.